1日1500kcalの
らくらく
ダイエット
ごはん

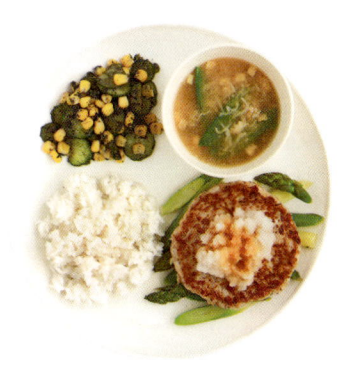

成美堂出版

Contents

ダイエットを成功させる\お言葉/集 …… 004
1日1500kcal以下の食事のとり方 …… 006

Part 1 野菜たっぷり献立で、充実度アップ。
600kcal以下の夕食

250kcal以下のメインおかず

豚肉で
豚肉と玉ねぎのしょうが焼き …… 012
エリンギとオクラの豚肉巻き …… 014
豚肉ともやしのケチャップ炒め …… 015
豚肉、キャベツ、ピーマンのみそ炒め …… 016
豚しゃぶのせおかずサラダ …… 017
豚肉とブロッコリーのスープ煮 …… 018
豚肉、れんこん、小松菜のにんにく炒め …… 019

鶏肉で
ささ身の筑前煮風 …… 020
ささ身のチーズ焼き …… 022
鶏肉の南蛮漬け風 …… 023
鶏肉と青梗菜の塩炒め …… 024
鶏肉のから揚げ風 …… 025
チキンソテー 焼きトマト添え …… 026
鶏レバー、もやし、にらの炒めもの …… 027

牛肉で
牛肉とこんにゃくのステーキ …… 028
牛もも肉の青椒肉絲風 …… 030
牛肉とまいたけのトマト煮 …… 031
牛肉、青梗菜、プチトマトの炒めもの …… 032
肉じゃが …… 033

ひき肉で
れんこん入りハンバーグ …… 034
豚ひき肉といんげんのカレー煮 …… 036
しいたけ入りレンジシューマイ …… 037
もやしと赤ピーマンのひき肉あんかけ …… 038
合いびき肉とキャベツの炒めもの …… 039

魚介で
まぐろのステーキ …… 040
たいと帆立て貝のお刺し身サラダ …… 042
あじのソテー 野菜あんかけ …… 043
かじのチーズ焼き …… 044
さばのみそ煮風 …… 045
鮭のみそマヨネーズ焼き …… 046
ブロッコリー入りえびチリ …… 047
たことセロリのソテー …… 048
シーフードミックスのうま煮 …… 049
帆立て貝とかぶのオイスターソース炒め …… 050
カキの豚肉巻きソテー …… 051

卵で
卵とトマトの中華炒め …… 052
ほうれん草の落とし卵焼き …… 054
ちくわと三つ葉の卵とじ …… 055
しらすと野菜入りオムレツ …… 056
卵とブロッコリーのカレー炒め …… 057

大豆・大豆製品で
麻婆なす豆腐 …… 058
豆腐、ツナ、ゴーヤのチャンプルー …… 060
豆腐ステーキ きのこソース …… 061
大豆とポテトのトマト煮 …… 062
おからとコーンのしっとり煮 …… 063

80kcal以下のサブおかず

桜えびとキャベツのあえもの …… 064
なすのピリ辛あえ／かぼちゃのポン酢あえ …… 065
アスパラのマヨネーズ炒め／
　焼き豚ともやしのあえもの …… 066
ベーコンとピーマンの炒めもの／
　トマトとザーサイのあえもの …… 067
ソーセージとレタスの炒めもの／
　じゃがいものナムル …… 068
ほうれん草のすりごまあえ／
　にんじんとピーナッツのサラダ …… 069
油揚げと青梗菜の煮びたし／
　ごぼうのきんぴら …… 070
魚肉ソーセージとセロリの炒めもの／
　プチトマトのにんにく炒め …… 071
かにかまとブロッコリーのレンジ蒸し／
　大根と厚揚げの煮もの …… 072
ハムといんげんのサラダ／れんこんの梅あえ …… 073
コーンときゅうりの黒ごまあえ／
　ツナと白菜の煮もの …… 074
さつま揚げと小松菜の煮もの／
　長いものりあえ …… 075
にらの納豆あえ／ハムとかぶのバターソテー …… 076
ゴーヤの酢みそあえ／里いもの甘みそかけ …… 077

70kcal以下の汁もの

麩とわかめのみそ汁 …… 078
なすとみょうがのみそ汁／
　じゃこと絹さやのみそ汁 …… 079
あさりと豆腐のみそ汁／
　厚揚げと小松菜のみそ汁 …… 080
トマトとわかめのスープ／
　大根とザーサイのスープ …… 081
キャベツと玉ねぎのスープ／
　ベーコンとレタスのスープ …… 082
豆腐ともやしのスープ／白菜と春雨のスープ …… 083

Part 2 おうちで食べる人も、お弁当の人もOK。
500kcal以下の昼食

ご飯で
しめじ入り親子丼献立 ……………………… 094
鮭フレークとれんこんの焼きめし献立 ……… 096
簡単ビビンバ献立 …………………………… 097
焼き豚と野菜のチャーハン献立 ……………… 098
豚肉と野菜の中華風混ぜご飯献立 …………… 099
えびとミックスベジタブルの炒めピラフ献立 … 100
まぐろとオクラのちらしずし献立 …………… 101
豚肉と野菜のみそ雑炊献立 …………………… 102
ささ身とアスパラガスのリゾット風献立 …… 103
ドライカレー献立 …………………………… 104
ささ身のソースカツ丼献立 …………………… 105

麺で
ささ身ときのこのパスタ献立 ………………… 106
明太子とポテトのペンネ献立 ………………… 108
豚肉、油揚げ、小松菜のうどん献立 ………… 109
牛肉とにらの焼きそば献立 …………………… 110
ひき肉と野菜のそうめんチャンプルー献立 … 111
豚肉と野菜のほうとう風献立 ………………… 112
かにかま入りサラダそば献立 ………………… 113

Part 3 必ず食べたり、飲んだりする習慣をつけて。
400kcal以下の朝食

しっかり食べたい人のおすすめ献立
納豆おろし献立 ……………………………… 122
目玉焼きのせ丼献立 ………………………… 123
ちくわと野菜のみそ雑炊献立 ………………… 124
ゆで卵とハムのオープンサンド献立 ………… 125
ソーセージと野菜のピザトースト献立 ……… 126
シリアルのフルーツのせ献立 ………………… 127

ササッと食べたい人の具だくさん汁もの
簡単とん汁 …………………………………… 128
けんちん汁／くずし豆腐のみそ汁 …………… 129
ひき肉と野菜の中華スープ／
　　あさり缶とかぶのトマトスープ ………… 130
ささ身と豆腐の酸辣湯風／
　　ソーセージと野菜のスープ ……………… 131

とにかく時間がない人のヘルシードリンク
バナナヨーグルトドリンク／レモン＋トマトジュースドリンク／
　　豆乳ココアドリンク ……………………… 132
黒ごま＋豆乳ドリンク／しょうが＋ウーロン茶ドリンク／
　　シナモン＋ミルクティードリンク ……… 133

🍴 あまった分は、これを食べても

30kcal以下のお助けおかず
きのこで
焼きしいたけのポン酢かけ／えのきの梅あえ ……… 084
しめじのにんにく炒め／エリンギのオイスターソースあえ／
　　ミックスきのこのめんつゆ煮 ……………… 085
海藻で
わかめとみょうがのポン酢あえ／ひじきのカレー炒め／
　　もずくのわさびあえ ……………………… 086
わかめのしょうが炒め／切り昆布の梅じょうゆ煮 … 087
こんにゃく類で
ピリ辛こんにゃく／しらたきのおかかあえ／
　　玉こんにゃくのみそ煮 …………………… 088
糸こんにゃくのウスターソース炒め／
　　しらたきのにんにく炒め ………………… 089
野菜で
ほうれん草のおひたし／きゅうりのピクルス／
　　キャベツのごまあえ ……………………… 090
レタスのしょうがあえ／トマトのナムル …… 091

80kcal以下のお楽しみおやつ
かぼちゃの茶巾 ……………………………… 114
さつまいものはちみつ焼き …………………… 115
オレンジシャーベット ………………………… 116
グレープフルーツゼリー ……………………… 117
いちごのシロップ煮 ………………………… 118
りんごのバターソテー／キウイのカッテージチーズかけ … 119

30kcal以下のおつまみメニュー
ちぎりキャベツ／もずく酢 …………………… 134
冷やしトマトのポン酢かけ／きゅうりのみそマヨあえ／
　　野菜スティック …………………………… 135
焼きピーマンのおかかのせ／しらすおろし／
　　貝割れ菜ののりあえ ……………………… 136
かぶの塩昆布あえ／なすとみょうがの塩もみ／
　　長いものポン酢かけ ……………………… 137

ダイエットの基礎知識 ………………………… 138
知っておきたい 食品のエネルギー量 ……… 146

Index エネルギー量つき 素材・料理別さくいん ……… 152
即実践「ちり積も」ダイエット集 …………… 158

★この本の使い方
- 材料表に記した重量はすべて正味の分量（実際に食べる量）です。
- レシピの中に表示した大さじ1は15㎖、小さじ1は5㎖、1カップは200㎖です。
- 塩は粗塩（小さじ1＝塩分5g）を使用しています。また、塩少々とは、親指と人差し指でかるくつまんだ量（小さじ⅛以下＝塩分0.2〜0.6g）です。
- フライパンは、特に記してない以外は直径22〜24cm、フッ素樹脂加工のものを使用しています。
- 作り方の中の電子レンジの加熱時間は、600Wの場合の目安。500Wの場合は、1.2倍にして加熱してください。なお、機種や気候によって多少異なることがあります。

ダイエットを成功させるお言葉集

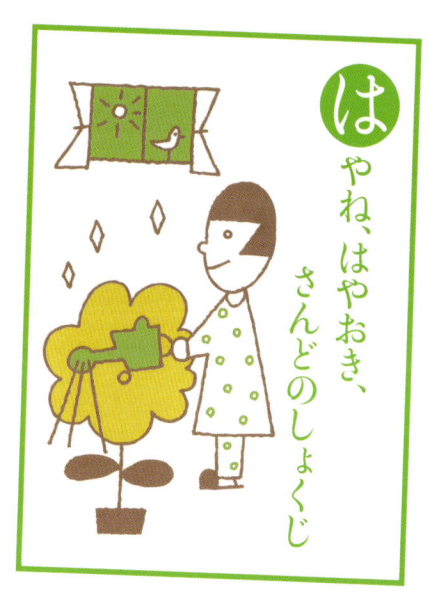

は やね、はやおき、さんどのしょくじ

早寝、早起き、三度の食事 ● 早寝、早起き、三度の食事は、生活にリズムを与え、自律神経のバランスも整えます。自律神経が上手に働くと代謝がアップし、血液中の脂質や糖質がエネルギーに変換されて、ダイエットにも効果的。特に朝食は、眠っていた脳に刺激を与える、大事なエネルギー源です。

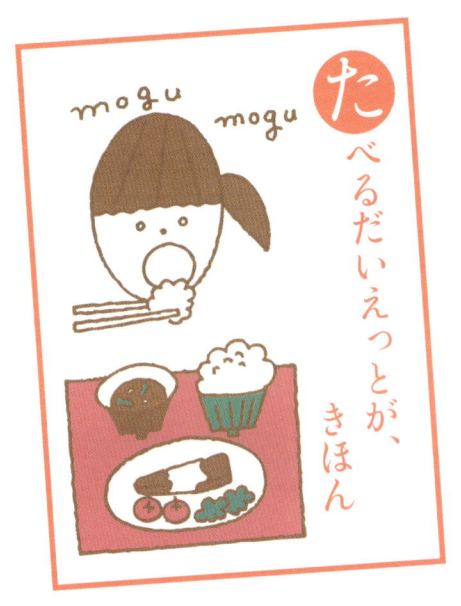

た べるだいえっとが、きほん

食べるダイエットが、基本 ● 食事をとらないで急激にやせると、次の食事をとったときに、体は危機を感じて脂肪としてため込もうとする働きをします。一方この本のように、栄養バランスよく、低エネルギーの食事をとっていれば、代謝が活発になり、美しく、やせやすい体を作ります。

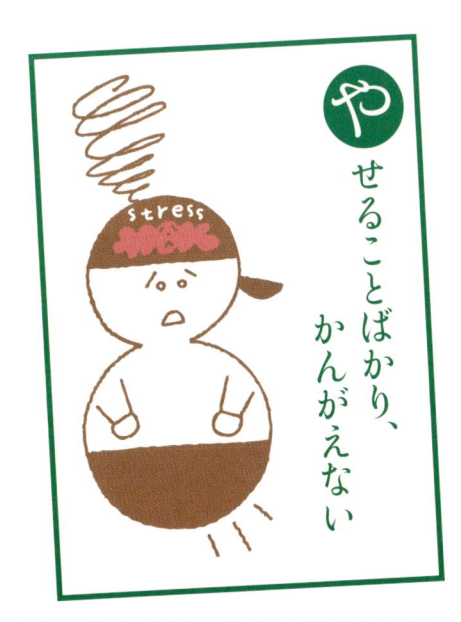

や せることばかり、かんがえない

やせることばかり、考えない ● 私たちが満腹感を感じるのは、実は胃袋ではなく、脳の食欲中枢がサインを出しているから。この器官は、ストレスを受けやすいのがウイークポイントです。やせることばかりを考えていると脳が疲労し、代謝が悪くなる原因に。楽しく、長続きするダイエットを心がけましょう。

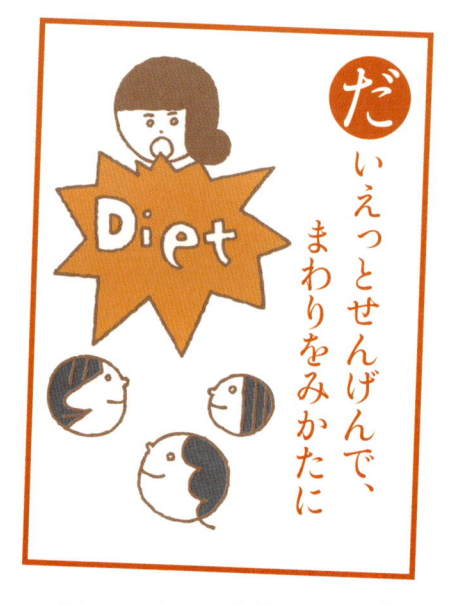

だ いえっとせんげんで、まわりをみかたに

ダイエット宣言で、周りを味方に ● 「失敗をしたらはずかしいし、こっそり始めたい」という人もいると思いますが、周囲の人に思いきってダイエット宣言をするのも、手。口に出すことによってやる気が出るし、外食や甘いものをすすめられても、「ダイエット中だから」と、きっぱり断ることもできます。

ダイエットをして美しくやせるには、食事のとり方はもちろん、毎日のライフスタイルも大事。
ちょっとした毎日の積み重ねが、やせやすい環境と体を作ります。

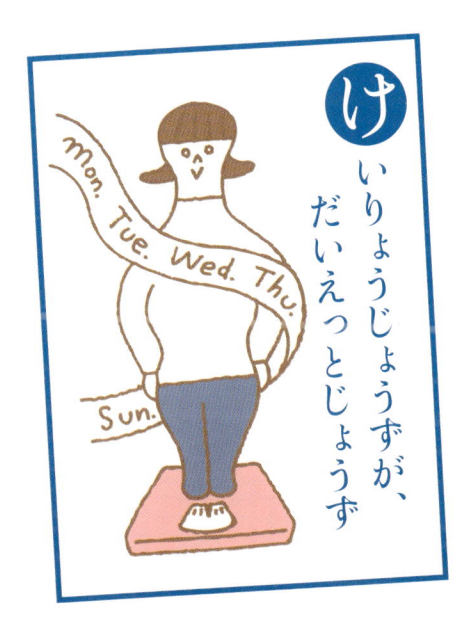

け　けいりょうじょうずが、だいえっとじょうず

計量上手が、ダイエット上手 ● ダイエット中は、「今の自分」を知るためにも、毎日体重計にのることをおすすめします。量ることによってダイエットのモチベーションが上がり、食べ過ぎなどの食行動にブレーキをかけることも。同じ条件になるように、毎日、朝と夜の2回、同じ時間に量るようにしましょう。

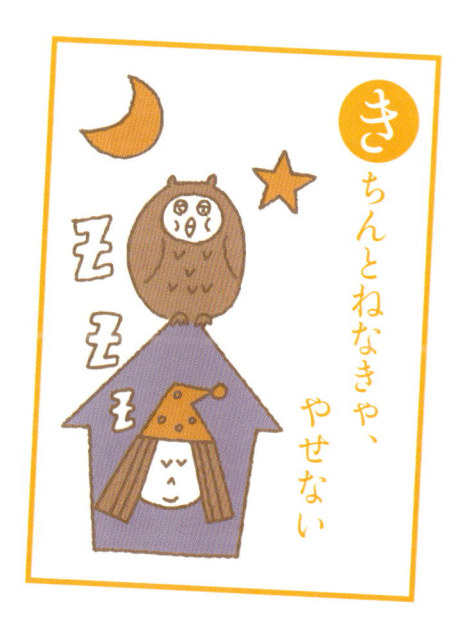

き　きちんとねなきゃ、やせない

きちんと寝なきゃ、やせない ● 「睡眠時間が少ない人に、肥満が多い」という研究結果があります。それは、睡眠時間が減るとグレリンというホルモンが増え、レプチンというホルモンが減るから。グレリンは食欲を増進させ、レプチンは食欲を抑えるという作用があります。また、夜更かしは夜食をとる引き金にも。

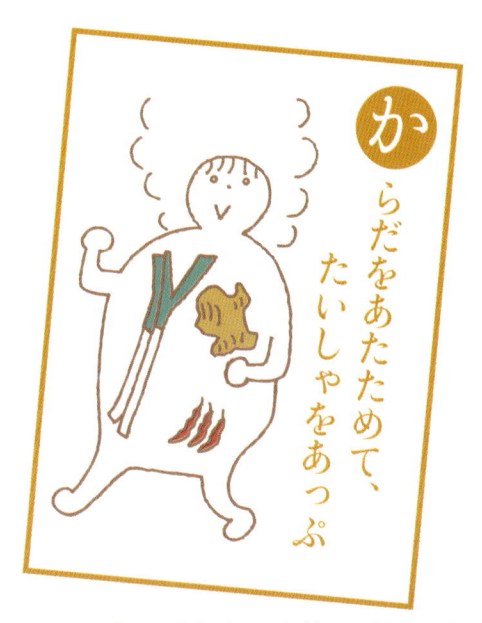

か　からだをあたためて、たいしゃをあっぷ

体を温めて、代謝をアップ ● 体温が1℃低いと、1日に約140kcalが代謝されないというデータがあります。つまり、体温が低い人ほど脂肪が燃焼されにくく、肥満になりがち。体を中から温める成分を含む、しょうがや赤唐辛子、長ねぎなどを料理に取り入れたり、適度な運動をすることが大事です。

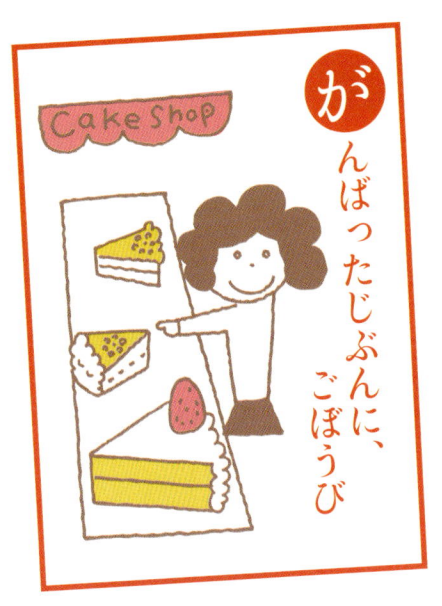

が　がんばったじぶんに、ごほうび

頑張った自分に、ご褒美 ● 仕事も勉強もダイエットも毎日頑張り過ぎると、疲労の原因に。仕事や勉強にも休みがあるように、ダイエットにもフリーの日を設けると、長続きできます。がまんしていたケーキを食べたり、ジュースを飲んだり。パワーを充電して、次の日からまた頑張りましょう。

1日1500kcal以下の食事のとり方

Part1・夕食は600kcal以下

メインおかずは250kcal以下

メインおかず **01** ～ メインおかず **45**
の中から一品をチョイス

たとえば、メインおかず **20** ｜ れんこん入りハンバーグ

＋

サブおかずは80kcal以下

サブおかず **01** ～ サブおかず **27**
の中から一品をチョイス

たとえば、サブおかず **20** ｜ コーンときゅうりの黒ごまあえ

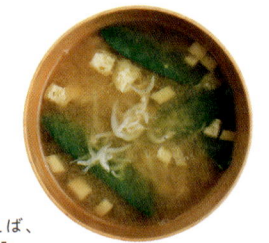

＋

汁ものは70kcal以下

汁もの **01** ～ 汁もの **11**
の中から一品をチョイス

たとえば、汁もの **03** ｜ じゃこと絹さやのみそ汁

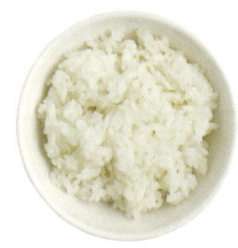

＋

ご飯120g　202kcal

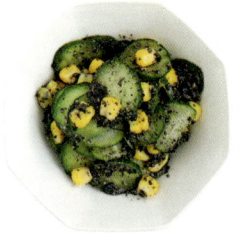

ご飯

※組み合わせる料理によっては、最大で502kcalになる場合もあります。
そのほかの食事などで調整しましょう。

焦らず、ゆっくり、きれいにやせるための、1日1500kcal以下の食事例をご紹介します。
ダイエットの最大の要は、夕食のとり方。いろんな素材や味からチョイスできるように、たくさんのメニューを掲載しています。
「ダイエットの基礎知識」は、P138〜145を参照してください。

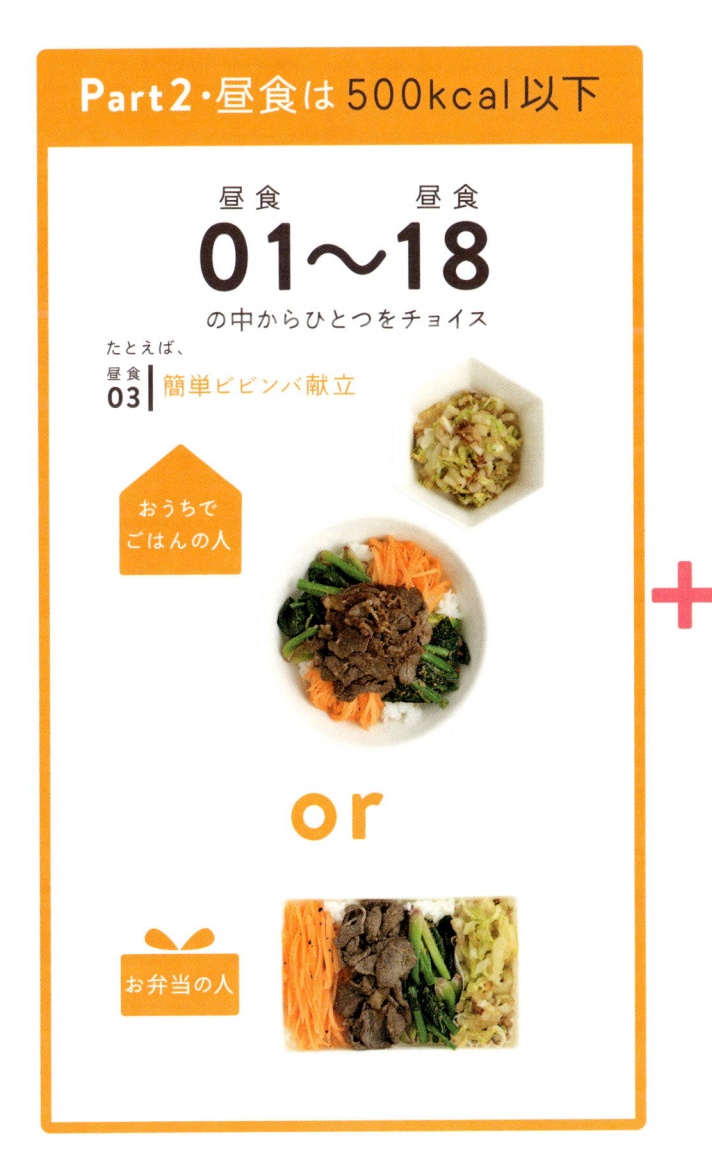

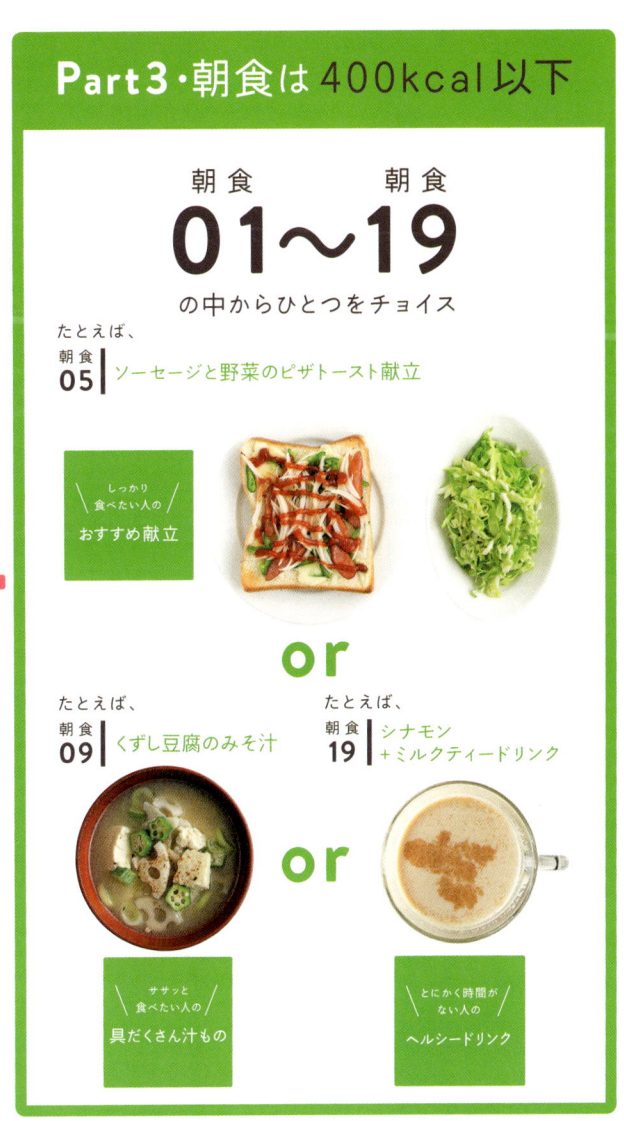

Part2・昼食は500kcal以下

昼食　昼食
01〜18
の中からひとつをチョイス

たとえば、
昼食 03 | 簡単ビビンバ献立

おうちでごはんの人

or

お弁当の人

Part3・朝食は400kcal以下

朝食　朝食
01〜19
の中からひとつをチョイス

たとえば、
朝食 05 | ソーセージと野菜のピザトースト献立

しっかり食べたい人のおすすめ献立

or

たとえば、
朝食 09 | くずし豆腐のみそ汁

たとえば、
朝食 19 | シナモン+ミルクティードリンク

or

ササッと食べたい人の具だくさん汁もの

とにかく時間がない人のヘルシードリンク

🍴 あまった分は、これを食べても

朝、昼、夕食のそれぞれに設定したエネルギー量（kcal）は、20kcal以下までにしています（朝食の具だくさん汁もの・ヘルシードリンク、昼食のお弁当は除く）。
たとえば250kcal以下のときの料理は、230〜250kcal。
なので、すべての料理を組み合わせると、1日の総エネルギー量が1500kcalよりも少なくなります。
あまった分＝食べていい分は、右から好きなものをチョイスすることができます。

あまった分は	あまった分は	
01〜20		超低エネルギー素材で30kcal以下のお助けおかず
21〜27		野菜とフルーツで80kcal以下のお楽しみおやつ
28〜38		これなら安心30kcal以下のおつまみメニュー

007

Part1

野菜たっぷり献立で、充実度アップ。
600kcal以下の夕食

満足感のある夕食をとることが、ダイエットを成功させるいちばんの秘訣。
朝食、昼食がせっかくうまくいっても、家に帰ってきた途端、
ほっとしてドカ食いをしてしまっては、意味がありません。
1日の疲れをいやしながら、のんびり、ゆったり気分で楽しんでください。
ここでは、中で紹介した料理の、おすすめコーディネート例を紹介します。
昼食を食べ過ぎたり、外食をしたりしたときは、汁ものをとらずに、ご飯を100gにして。

鶏ひき肉を使った、
あっさりとしたハンバーグがメイン。
いろんな調理法、味わいを組み合わせて、
献立にメリハリをつけます。

メインおかず
20 | れんこん入りハンバーグ
236kcal ▶ P34〜35

＋

サブおかず
20 | コーンときゅうりの黒ごまあえ
69kcal ▶ P74

＋

汁もの
03 | じゃこと絹さやのみそ汁
54kcal ▶ P79

＋

ご飯 120g 202kcal

Total 561kcal

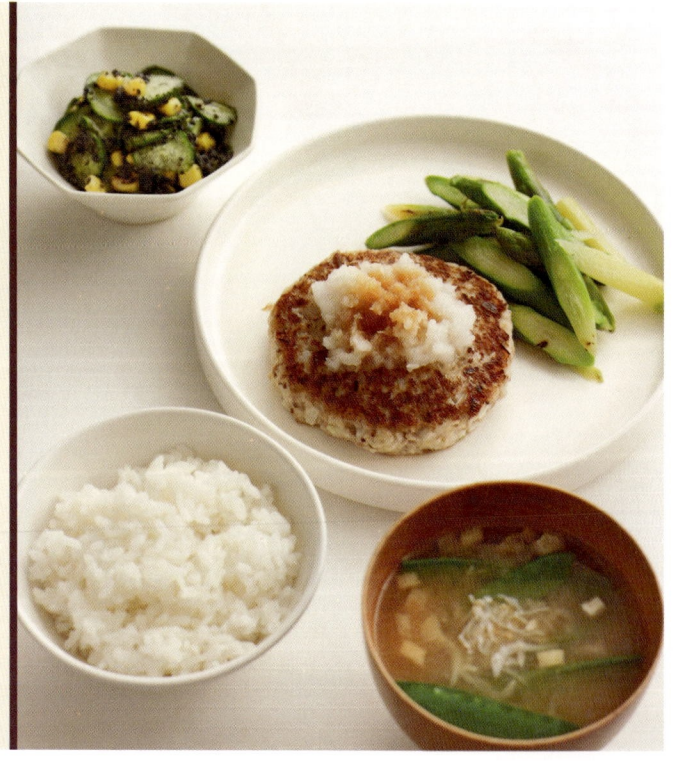

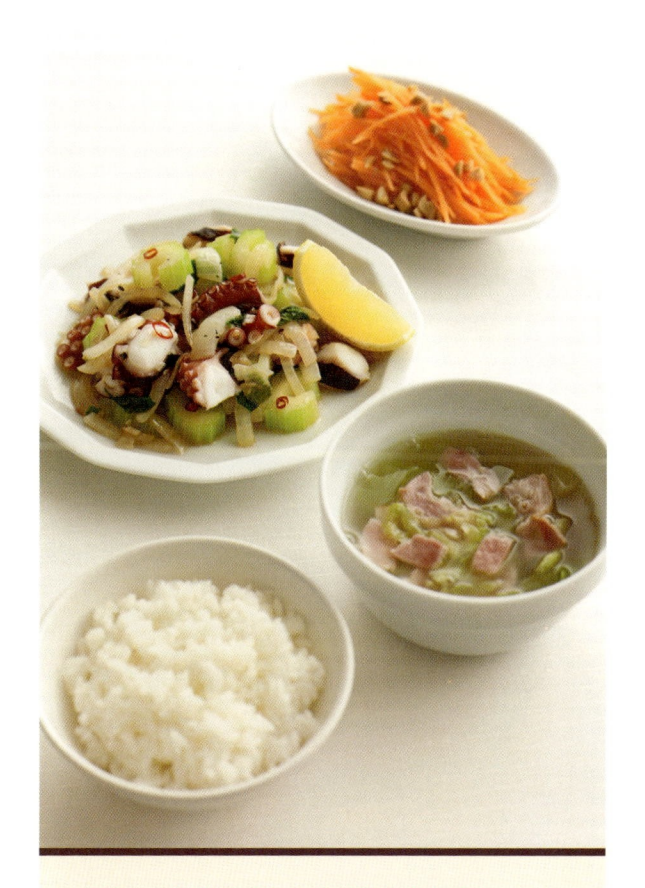

ソテー、サラダ、スープを組み合わせた
洋風献立。セロリ、にんじん、レタスと
歯ごたえのいい野菜ばかりなので、
自然とスローペースに。

メインおかず **32** | たことセロリのソテー
（241kcal） ▶ P48

＋

サブおかず **11** | にんじんとピーナッツのサラダ
（80kcal） ▶ P69

＋

汁もの **09** | ベーコンとレタスのスープ
（64kcal） ▶ P82

＋

ご飯 120g （202kcal） Total **587kcal**

しょうが焼きをメインにした、
定食屋さん風の献立。
サブおかずのかぼちゃの素朴な甘みが、
しょうが焼きのおいしさを引き立てます。

メインおかず **01** | 豚肉と玉ねぎのしょうが焼き
（238kcal） ▶ P12〜13

＋

サブおかず **03** | かぼちゃのポン酢あえ
（75kcal） ▶ P65

＋

汁もの **02** | なすとみょうがのみそ汁
（67kcal） ▶ P79

＋

ご飯 120g （202kcal） Total **582kcal**

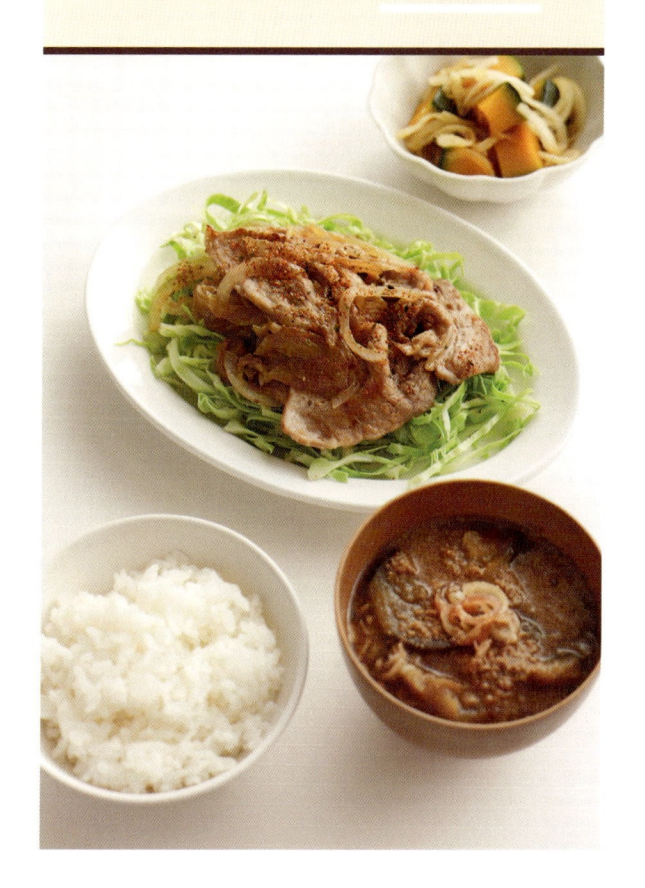

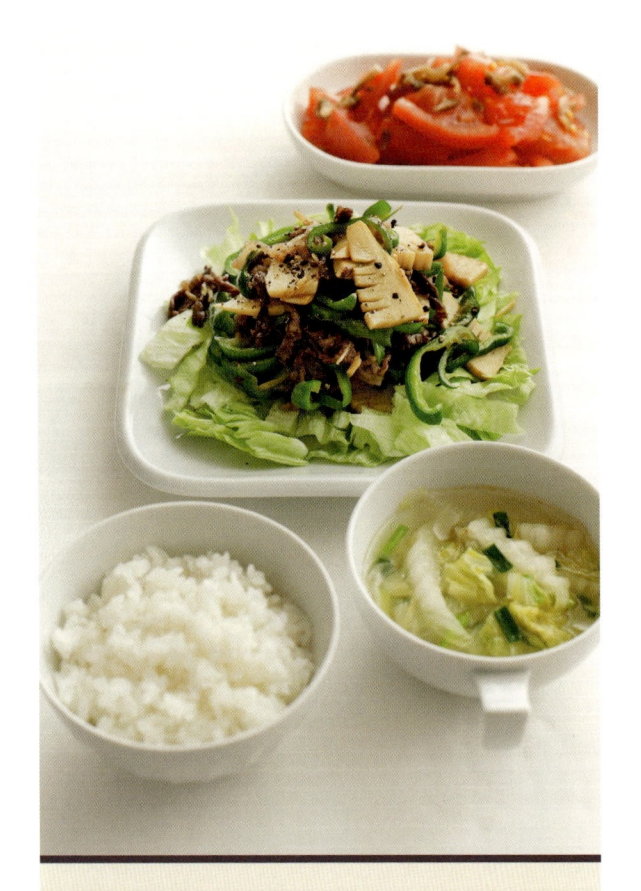

ダイエット中はあきらめていた中華献立も、
手作りすれば大丈夫。
肉、ご飯、油、調味料の量をきちんと守って
仕上げましょう。

メインおかず **16** | 牛もも肉の青椒肉絲風(チンジャオロースー)
243kcal ▶ P30

+

サブおかず **07** | トマトとザーサイのあえもの
65kcal ▶ P67

+

汁もの **11** | 白菜と春雨のスープ
52kcal ▶ P83

+

ご飯 120g　202kcal

Total **562**kcal

たっぷりの油で揚げずに、香ばしく焼けば、
から揚げ風おかずのでき上がり。
淡泊な大根は、メインとスープに使って、
味の違いを楽しんで。

メインおかず **12** | 鶏肉のから揚げ風
238kcal ▶ P25

+

サブおかず **01** | 桜えびとキャベツのあえもの
61kcal ▶ P64

+

汁もの **07** | 大根とザーサイのスープ
60kcal ▶ P81

+

ご飯 120g　202kcal

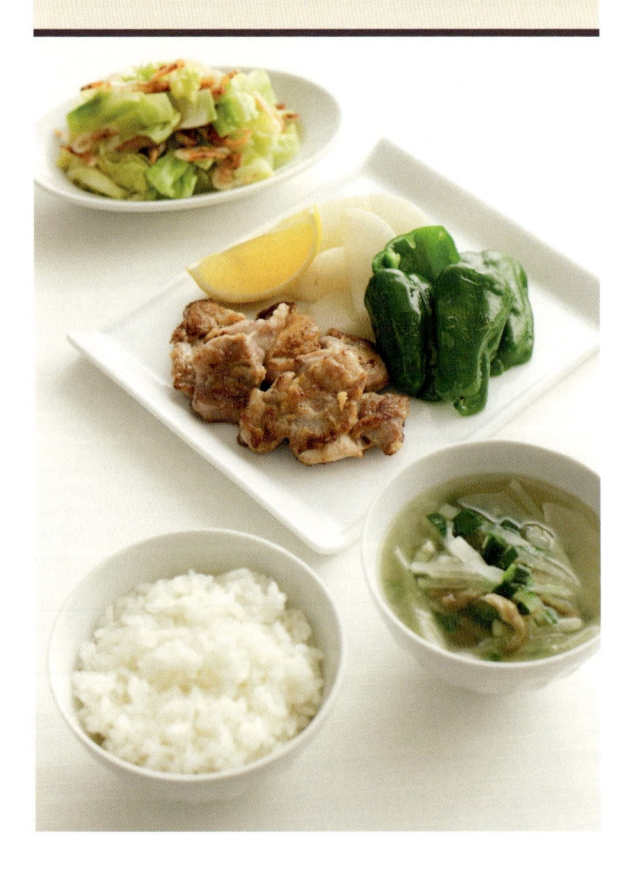

Total **561**kcal

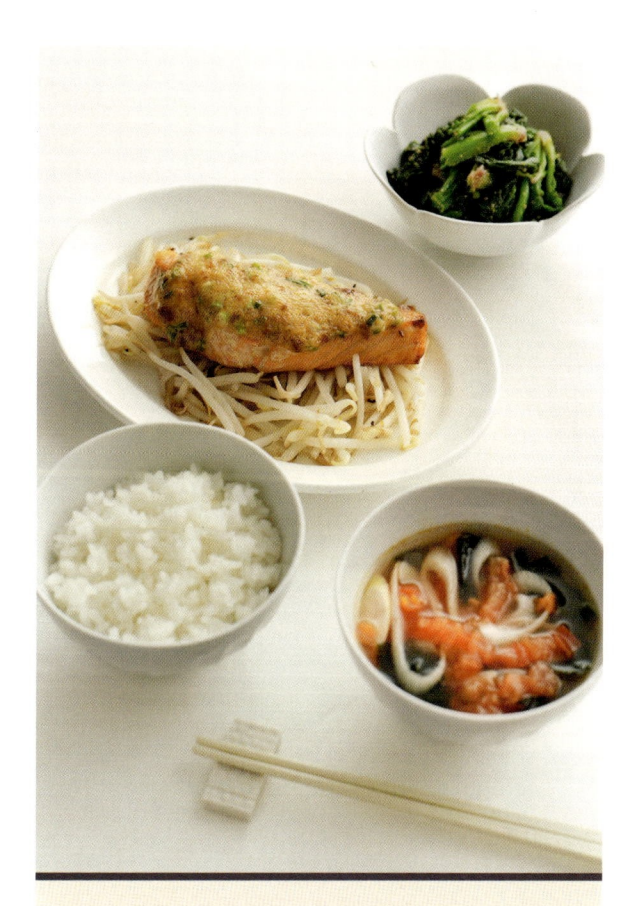

おなじみの鮭の切り身を、
和洋折衷の楽しい味に仕上げました。
甘辛味のサブおかず、
あっさりスープを添えて、バランスよく。

メインおかず	鮭のみそマヨネーズ焼き
30	238kcal ▶ P46

+

サブおかず	ほうれん草のすりごまあえ
10	66kcal ▶ P69

+

汁もの	トマトとわかめのスープ
06	63kcal ▶ P81

+

ご飯 120g　202kcal　**Total 569kcal**

オムレツの中にしらす、キャベツ、
玉ねぎを入れておいしくボリュームアップ。
つけ合わせには生野菜を添えて、
アクセントをつけました。

メインおかず	しらすと野菜入りオムレツ
39	240kcal ▶ P56

+

サブおかず	ベーコンとピーマンの炒めもの
06	69kcal ▶ P67

+

汁もの	キャベツと玉ねぎのスープ
08	70kcal ▶ P82

+

ご飯 120g　202kcal　**Total 581kcal**

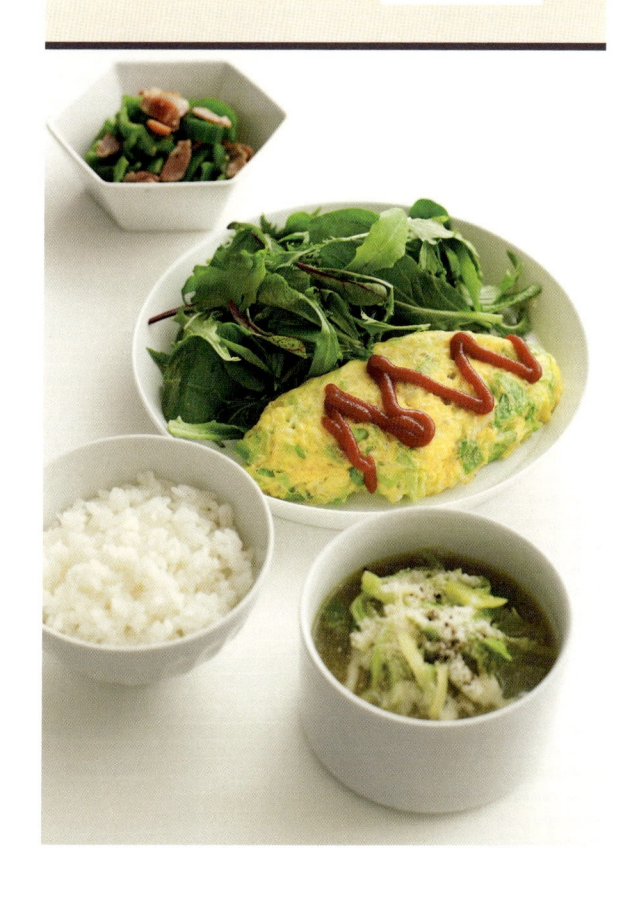

250kcal以下のメインおかず
豚肉で

豚肉はたんぱく質をはじめ、ビタミンB1などを豊富に含みます。
部位の選び方、分量、調理の仕方をきちんと守れば、ボリュームたっぷりのヘルシーおかずが作れます。

メインおかず **01**
たっぷり野菜を加えて、食べごたえ満点。
豚肉と玉ねぎのしょうが焼き

「ダイエット中は食べられない」と思っていたしょうが焼きも、こんなテクニックを使えば大丈夫。
脂肪が少なめの部位を使い、玉ねぎといっしょにソテー。山盛りキャベツの上にドカン！とのせれば、完成です。

材料(1人分)と下ごしらえ

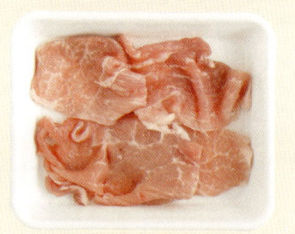

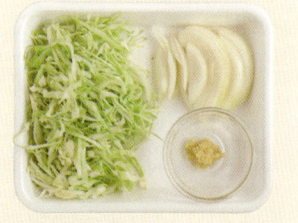

- 豚もも薄切り肉 …… 70g
  長さを半分に切る。
- キャベツ …… 大1枚(70g)
  せん切りにする。
- 玉ねぎ …… 1/4個(50g)
  縦に5mm幅に切る。
- しょうがのすりおろし …… 小さじ1
- 下味用
  - 酒 …… 小さじ2
  - しょうゆ …… 小さじ1と1/3
  - 片栗粉 …… 小さじ1/4
- サラダ油 …… 大さじ1/2
- 七味唐辛子 …… 少々

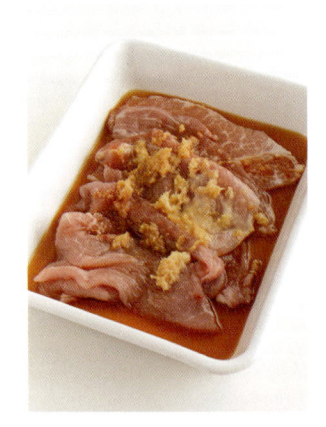

1 下味をつける
バットに下味用の材料を入れて混ぜ、豚肉を加える。しょうがをさらに加えてさっと混ぜ合わせる。器にキャベツを盛る。

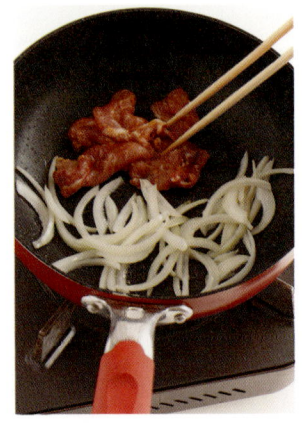

2 焼く
フライパンにサラダ油を中火で熱し、玉ねぎを入れて炒める。
↓
玉ねぎが透き通ったら端に寄せ、あいたところに汁けをきった豚肉を入れて両面を焼く。

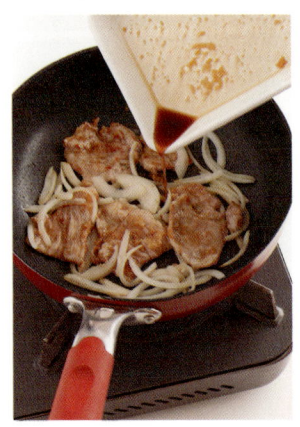

3 調味する
豚肉の両面に薄い焼き色がついたら、全体をさっと炒め合わせ、残った下味の調味料を加えて手早くからめる。
↓
1のキャベツにのせ、七味唐辛子をふる。

---

memo

豚肉は、ビタミンB1たっぷりの優秀素材

別名「疲労回復に最適なビタミン」と呼ばれる、ビタミンB1。牛肉の約10倍の量を含んでいます。ビタミンB1が不足すると疲れやすくなったり、イライラの原因になったりします。ダイエット中はなるべく脂肪の少ない部位を選びましょう。100gのエネルギーはもも肉は183kcal、ヒレ肉は115kcal、ロース肉は263kcal。

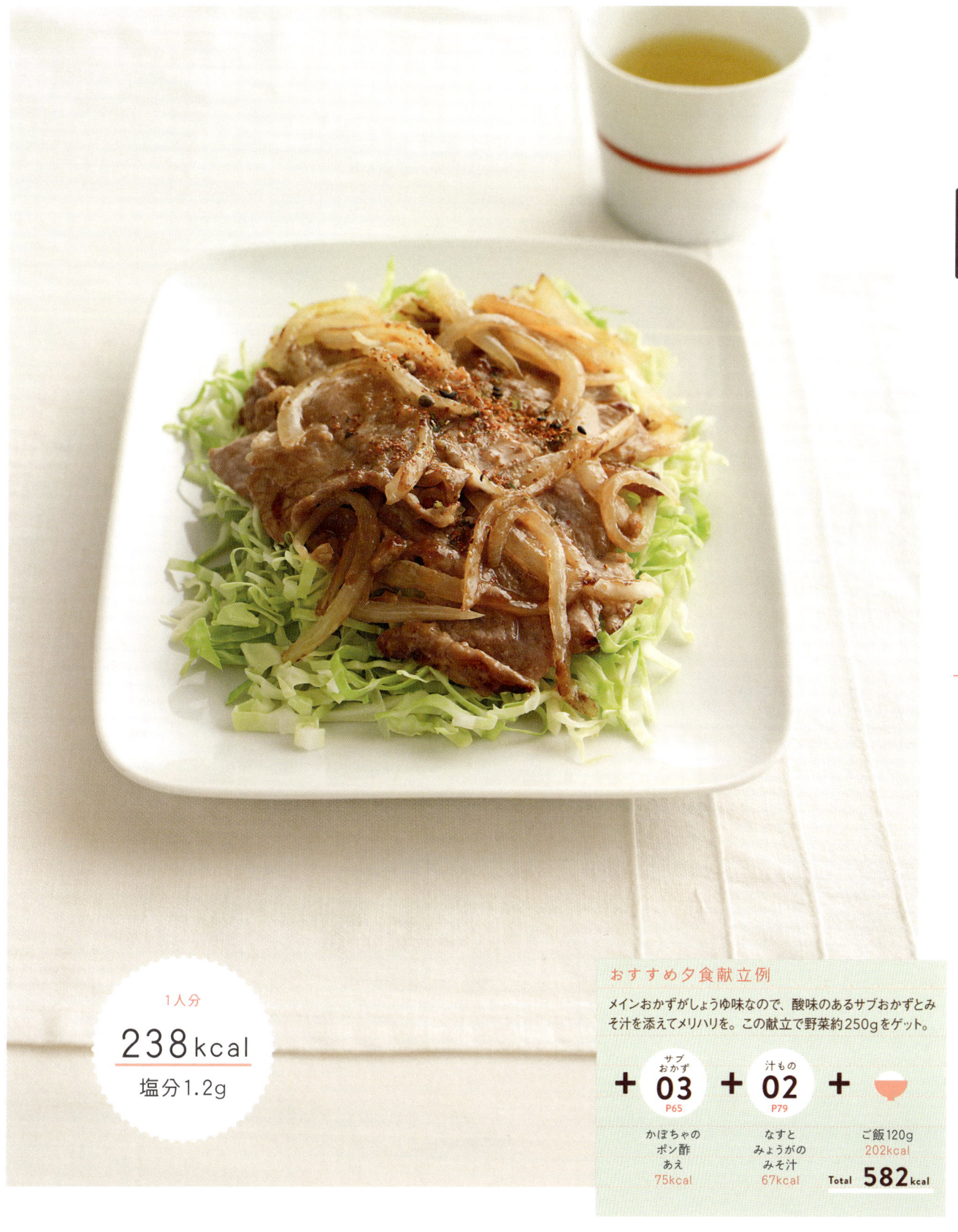

Part1 夕食　メインおかず 01

豚肉で

1人分
238 kcal
塩分1.2g

おすすめ夕食献立例

メインおかずがしょうゆ味なので、酸味のあるサブおかずとみそ汁を添えてメリハリを。この献立で野菜約250gをゲット。

サブおかず **+ 03** P65　かぼちゃのポン酢あえ　75kcal

汁もの **+ 02** P79　なすとみょうがのみそ汁　67kcal

+ ご飯120g　202kcal

Total **582** kcal

メインおかず **02** やさしい甘さ、しょうゆの香りが絶妙。
エリンギとオクラの豚肉巻き

大人気の「野菜の肉巻き」も、こんなスタイルにすれば、大満足。
かみごたえのあるエリンギ、オクラを巻いてボリュームアップ。
小麦粉をまぶすと、肉がしっとりやわらかな食感に。シャキシャキのレタスといっしょにどうぞ。

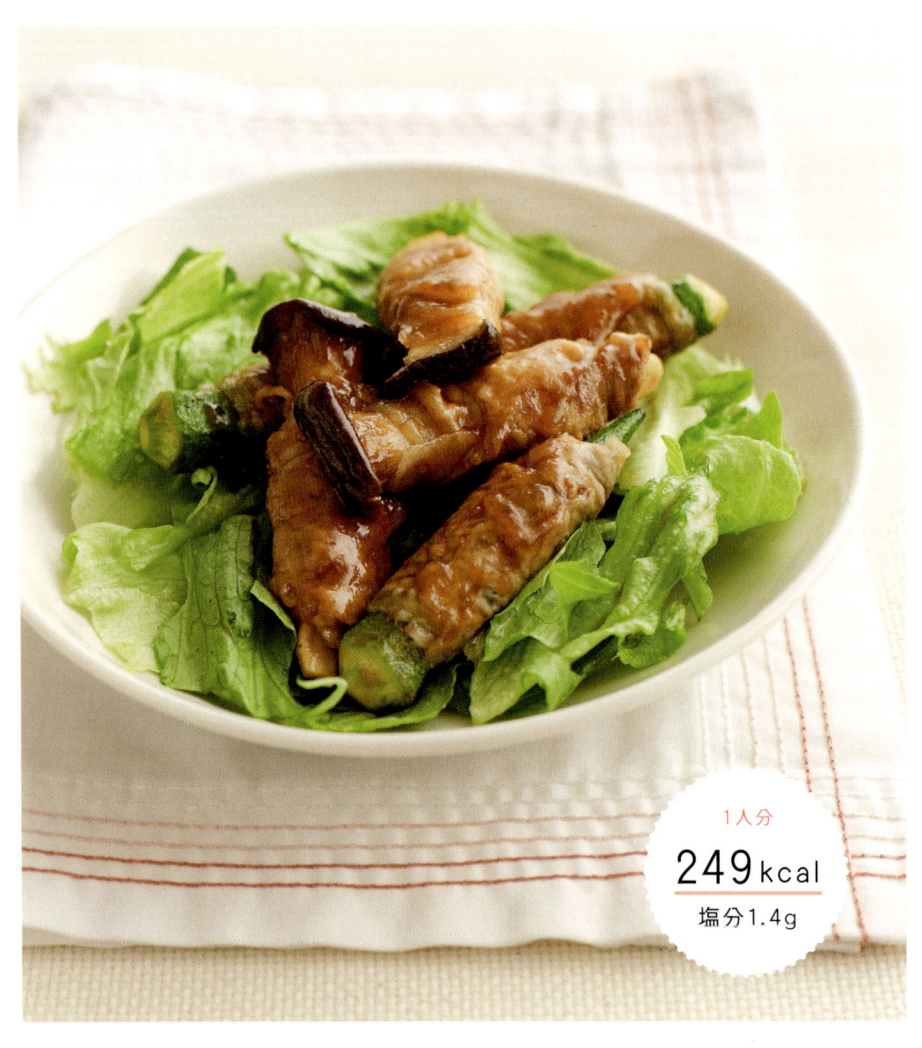

材料(1人分)と下ごしらえ

- **豚ロース肉(しゃぶしゃぶ用)** ...... 6枚(60g)
- **レタス** 60g
  食べやすい大きさにちぎる。
- **エリンギ** ...... 小1本(30g)
  縦3等分に切る。
- **オクラ** ...... 3本(30g)
  がくを削り取る。
- **小麦粉** 小さじ1
- **サラダ油** 小さじ1
- **調味用**
  - 酒、しょうゆ 各大さじ½
  - 砂糖 小さじ½

1人分 249kcal　塩分1.4g

1 巻く
エリンギ、オクラに豚肉を1枚ずつ巻きつけ、小麦粉を薄くまぶしつける。器にレタスを盛る。

2 焼く
フライパンにサラダ油を中火で熱し、1の豚肉巻きの巻き終わりを下にして入れ、ときどきころがしながら焼く。

3 調味して蒸し焼きにする
豚肉の色が変わったら、調味用の材料を加えて混ぜ、弱火にしてふたをし、30秒ほど蒸し焼きにする。
↓
ふたを取って中火にし、煮からめる。調味料がほぼなくなったら、1のレタスにのせる。

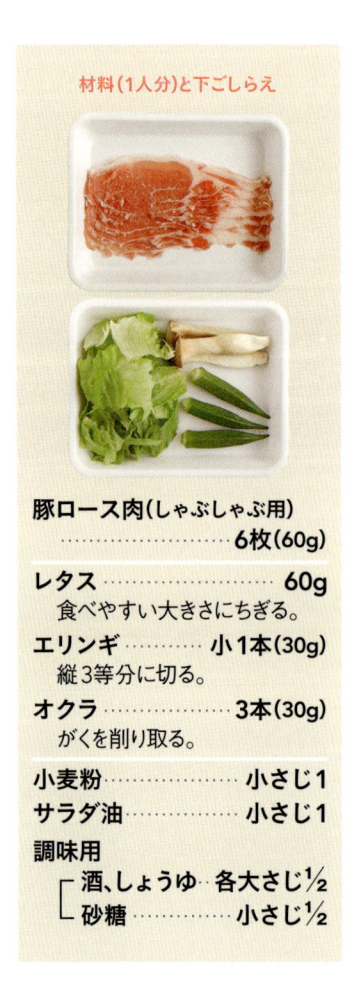

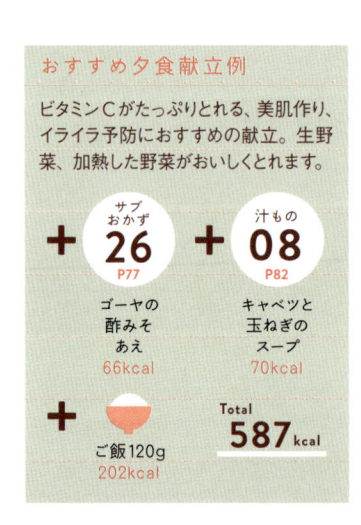

おすすめ夕食献立例

ビタミンCがたっぷりとれる、美肌作り、イライラ予防におすすめの献立。生野菜、加熱した野菜がおいしくとれます。

+ サブおかず **26** P77 ゴーヤの酢みそあえ 66kcal
+ 汁もの **08** P82 キャベツと玉ねぎのスープ 70kcal
+ ご飯120g 202kcal

Total 587kcal

メインおかず 03 | 豚肉ともやしのケチャップ炒め

オイスターソースを加えて、コクのある味に。

豚肉、もやし、にらのゴールデントリオ。オイスターソースを加えると、味がキリッと引きしまります。このメニューは、油小さじ1杯で炒めるだけで、充分おいしく仕上がります。きちんと計量して作りましょう。

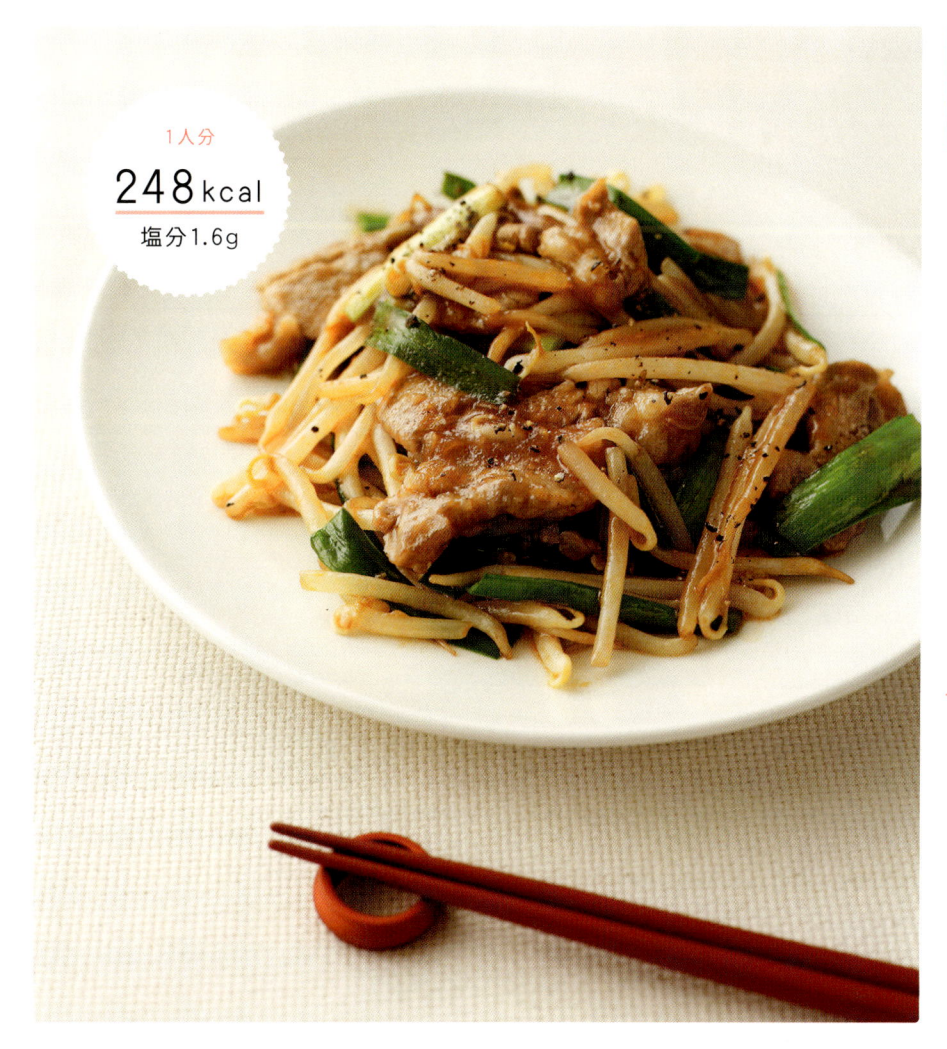

材料(1人分)と下ごしらえ

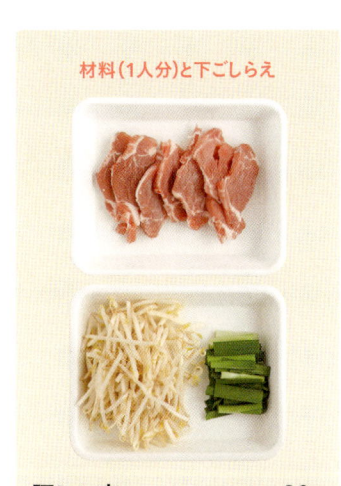

- **豚ヒレ肉** …… 80g
  5mm幅に切る。
- **もやし** …… 120g
  ざるに入れて水洗いをし、水けをきる。
- **にら** …… 1/4束(25g)
  4cm長さに切る。
- **下味**
  - 塩、こしょう …… 各少々
  - 酒、片栗粉、サラダ油 …… 各小さじ1
- **合わせ調味料**
  - 酒、トマトケチャップ …… 各大さじ1
  - オイスターソース …… 小さじ1
  - 砂糖 …… 小さじ1/2
- **サラダ油** …… 小さじ1
- **こしょう**(あれば粗びき黒こしょう) …… 少々

1人分 248kcal 塩分1.6g

おすすめ夕食献立例

オイスターソース、ごま油、ザーサイなどを効果的に使った、満足感いっぱいの中華風献立。テーブルの上も華やかに。

+ サブおかず **07** P67 トマトとザーサイのあえもの 65kcal
+ 汁もの **11** P83 白菜と春雨のスープ 52kcal
+ ご飯120g 202kcal
Total **567kcal**

Part1 夕食 メインおかず 02 03 豚肉で

1 下味をつける
豚肉に下味の材料を順にからめる。ボウルに合わせ調味料の材料を入れて混ぜる。

2 炒める
フライパンにサラダ油を中火で熱し、豚肉を入れて両面を焼く。
↓
豚肉の色が変わったら、もやしを加えて1分ほど炒め合わせ、にらを加えてさっと炒める。

3 調味する
全体に油が回ったら、1の合わせ調味料を加えて手早く炒め合わせる。器に盛り、こしょうをふる。

メインおかず **04** ほんのり甘くて、ピリッと辛い。
豚肉、キャベツ、ピーマンのみそ炒め

低エネルギーのキャベツとピーマンを使えば、
こんなにボリュームたっぷりの肉野菜炒めに大変身。
香ばしいみそ味に、ちょっぴりの砂糖と豆板醤をかくし味に使って、奥行きのある味に。

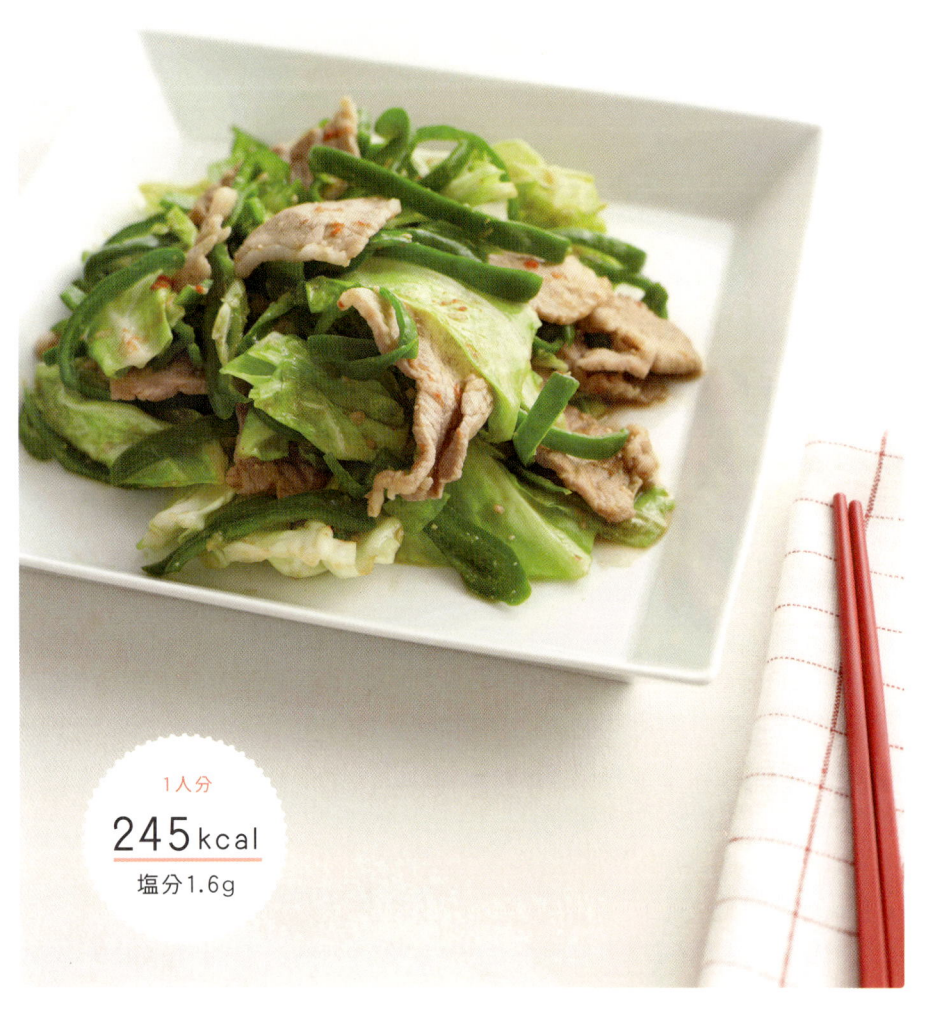

1人分
245kcal
塩分1.6g

材料(1人分)と下ごしらえ

豚もも薄切り肉	60g

一口大に切る。

キャベツ	2枚(100g)

一口大に切る。

ピーマン	2個(60g)

縦半分に切ってへたと種を取り除き、縦に5mm幅に切る。

下味
- 酒 …… 小さじ1
- 塩 …… 少々

合わせ調味料
- 酒 …… 大さじ1
- みそ …… 大さじ½
- 砂糖 …… 小さじ½
- 豆板醤(トウバンジャン) …… 少々

サラダ油 …… 大さじ½

1 下味をつける
豚肉に下味の材料をからめる。ボウルに合わせ調味料の材料を入れて混ぜる。

2 炒める
フライパンにサラダ油を中火で熱し、豚肉を入れて炒める。豚肉の色が変わったら、ピーマンを加えて炒め合わせる。
↓
全体に油が回ったら、キャベツを加えてさっと炒める。

3 調味する
1の合わせ調味料を加え、手早く炒め合わせる。

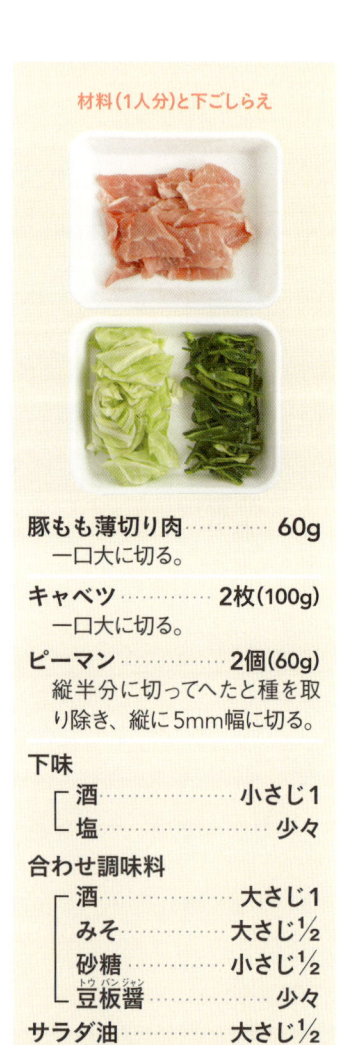

おすすめ夕食献立例
メインのおかずを引き立てる、さっぱりとしたサブおかず、キムチをきかせたスープを添えて。疲労回復にもおすすめ。

+ サブおかず **23** P75 長いものりあえ 72kcal
+ 汁もの **10** P83 豆腐ともやしのスープ 54kcal
+ ご飯120g 202kcal
Total **573kcal**

メインおかず 05 豚しゃぶのせおかずサラダ

市販のポン酢を使って、手早く簡単に。

「食欲がない」ときでも、口当たりのいいものを食べるように心がけましょう。そんなときにおすすめなのが、このメニュー。豚肉をゆでてレタス、水菜、プチトマトと盛り合わせて。さっぱり味のポン酢ドレッシングがよく合います。

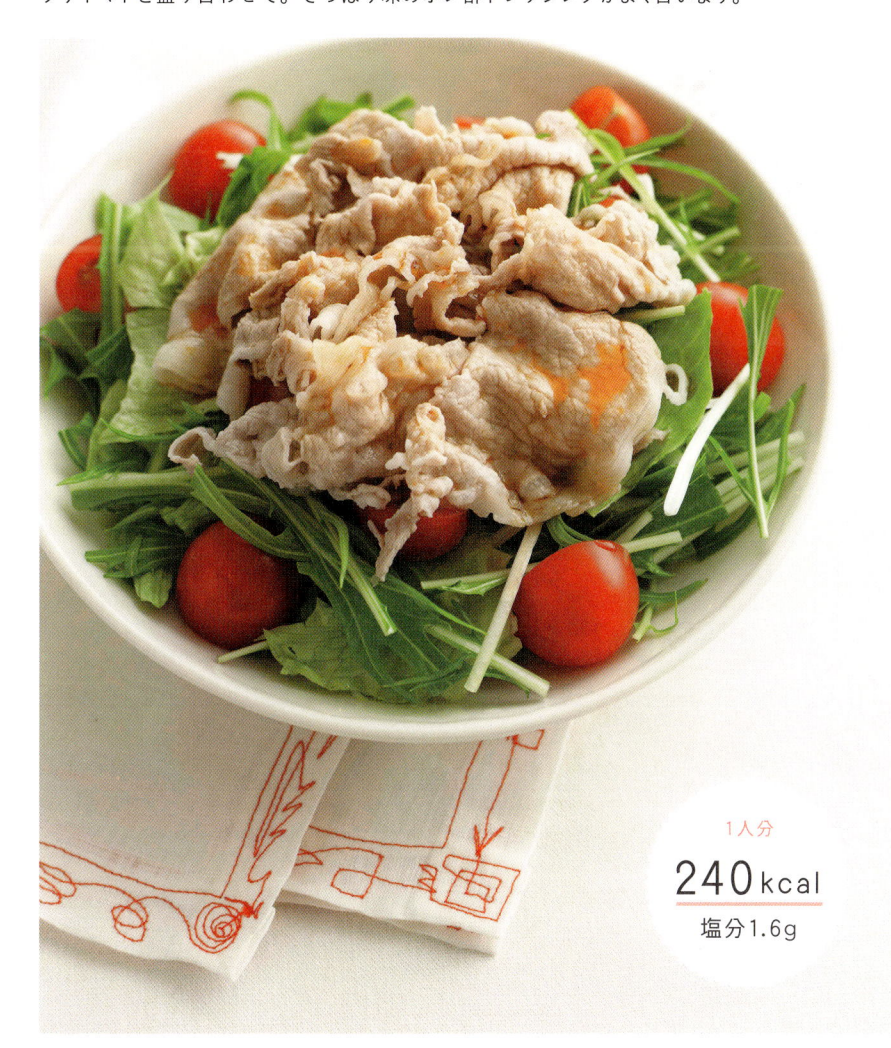

材料(1人分)と下ごしらえ

- 豚ロース肉(しゃぶしゃぶ用) ...... 7枚(70g)
- レタス 30g
  食べやすい大きさにちぎる。
- 水菜 ...... 1/4束(50g)
  4cm長さに切る。レタスといっしょにかぶるくらいの水に3分ほどさらし、水けを拭く。
- プチトマト ...... 5個(50g)
  へたを取り除き、縦半分に切る。
- 酒 大さじ1
- 塩 小さじ1/2
- ドレッシング
  - ポン酢しょうゆ(市販品) 大さじ1
  - 砂糖 小さじ1/2
  - ラー油 ...... 少々

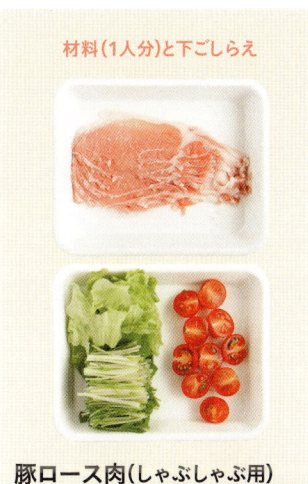

1人分 **240kcal** 塩分1.6g

おすすめ夕食献立例

生野菜たっぷりで、歯ごたえ満点。赤、黄、緑のカラフルな野菜が食べられます。「野菜不足だな」と感じたときにも。

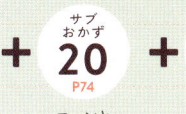

+ サブおかず **20** P74 コーンときゅうりの黒ごまあえ 69kcal
+ 汁もの **01** P78 麩とわかめのみそ汁 53kcal
+ ご飯120g 202kcal
= Total **564kcal**

1 ゆでる
鍋に水1と1/2カップを入れて強火で沸かし、酒、塩を加える。弱火にして、豚肉を1枚ずつ加えてゆでる。
↓
豚肉の色が変わったら、ざるに上げて水けをきる。粗熱が取れたら、食べやすい大きさにちぎる。

2 ドレッシングを作る
ボウルにドレッシングの材料を入れ、よく混ぜる。

3 仕上げる
器にレタスと水菜、プチトマトを合わせて盛り、豚肉を上にのせる。2のドレッシングをかける。

メインおかず 06

豚肉のうまみがじんわりしみて、美味。

豚肉とブロッコリーのスープ煮

スープ煮にするときは、うまみの出る肩ロースを使って。
いっしょに煮た白菜、玉ねぎ、ブロッコリーにも、しっかり味がしみています。
白菜の代わりに、キャベツやきのこを使ってもヘルシーに仕上がります。

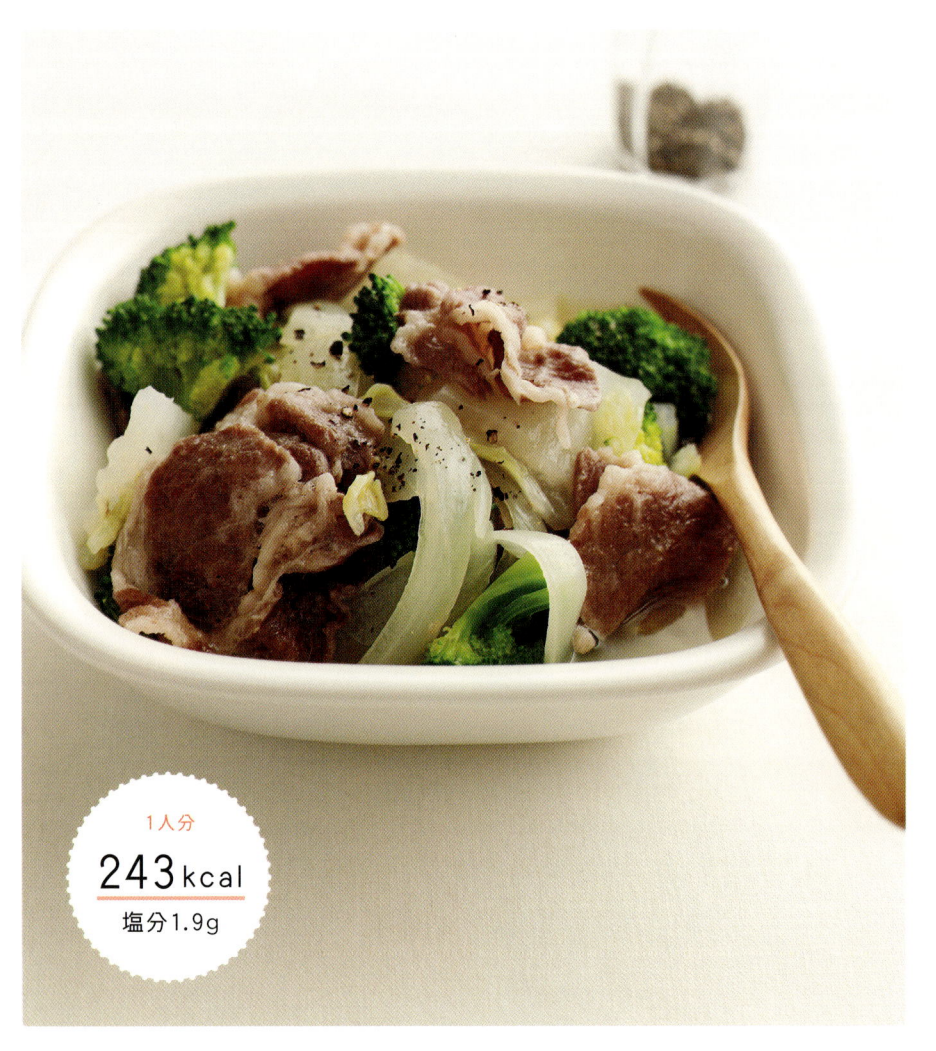

1人分 243kcal 塩分1.9g

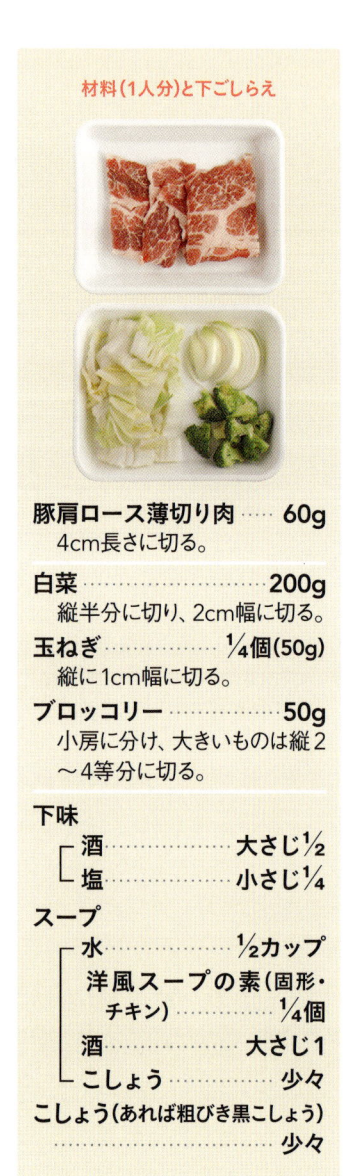

材料(1人分)と下ごしらえ

- 豚肩ロース薄切り肉 …… 60g
  4cm長さに切る。
- 白菜 …… 200g
  縦半分に切り、2cm幅に切る。
- 玉ねぎ …… ¼個(50g)
  縦に1cm幅に切る。
- ブロッコリー …… 50g
  小房に分け、大きいものは縦2〜4等分に切る。
- 下味
  - 酒 …… 大さじ½
  - 塩 …… 小さじ¼
- スープ
  - 水 …… ½カップ
  - 洋風スープの素(固形・チキン) …… ¼個
  - 酒 …… 大さじ1
  - こしょう …… 少々
- こしょう(あれば粗びき黒こしょう) …… 少々

1 下味をつける
豚肉に下味の材料をからめる。

2 煮る
フライパンに白菜を入れ、豚肉と玉ねぎをのせる。スープの材料を加えて中火にかける。
↓
煮立ったら、弱火にしてふたをし、8分ほど煮る。

3 ブロッコリーを加える
ふたを取り、ブロッコリーを加えて混ぜる。再びふたをして弱めの中火にし、2〜3分煮る。
↓
野菜がしんなりとしたら器に盛り、こしょうをふる。

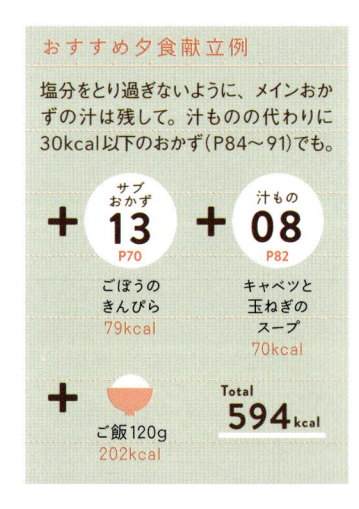

おすすめ夕食献立例

塩分をとり過ぎないように、メインおかずの汁は残して。汁ものの代わりに30kcal以下のおかず(P84〜91)でも。

+ **サブおかず 13** P70 ごぼうのきんぴら 79kcal
+ **汁もの 08** P82 キャベツと玉ねぎのスープ 70kcal
+ ご飯120g 202kcal

Total 594kcal

メインおかず 07 | 豚肉、れんこん、小松菜のにんにく炒め

野菜の持ち味、歯ごたえが生きています。

れんこん、小松菜のおいしさをぐっと引き立てる塩味仕立て。
また、にんにくを加えることで、豚肉に含まれるビタミンB₁の吸収をアップし、
ご飯などに含まれる糖質を効率よくエネルギーに変えます。

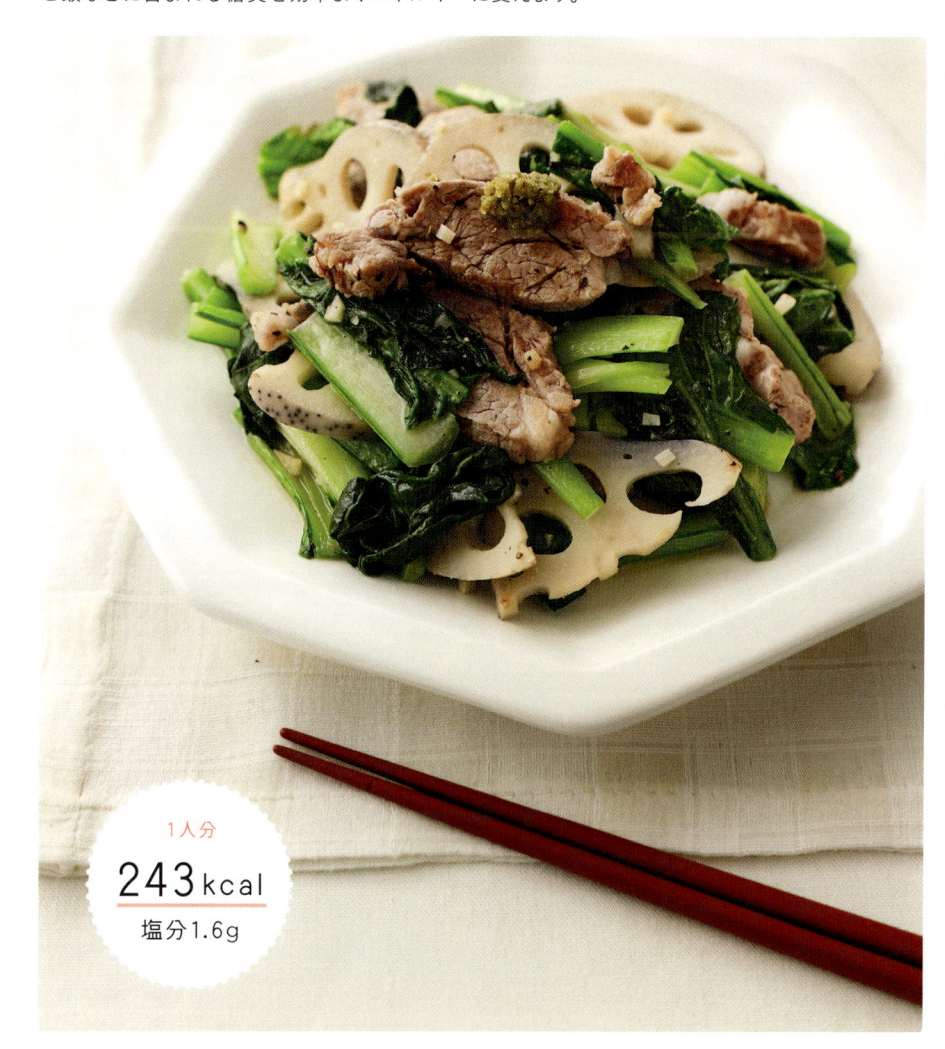

材料（1人分）と下ごしらえ

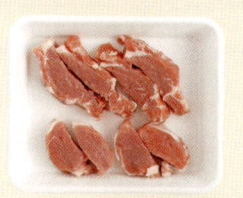

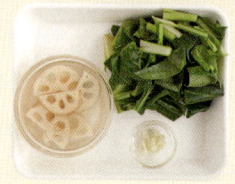

- **豚ヒレ肉** …… 100g
  1cm幅に切り、半分に切る。
- **れんこん** …… 80g
  皮をつけたまま、3〜4mm幅の半月切りにする。酢水（酢小さじ1＋水1カップ）に5分ほどさらし、水けを拭く。
- **小松菜** …… 100g
  根元に十文字の切り込みを入れて、4cm長さに切る。
- **にんにく** …… 小1かけ
  みじん切りにする。
- **下味**
  - 塩、こしょう（あれば粗びき黒こしょう） …… 各少々
- **オリーブ油** …… 大さじ½
- 塩、こしょう（あれば粗びき黒こしょう） …… 各少々
- 柚子こしょう …… 少々

1人分 243kcal
塩分1.6g

おすすめ夕食献立例

和洋折衷の楽しい献立。メインおかずの塩味の炒めものにみそ味のサブおかず、コンソメ味のスープがマッチ。

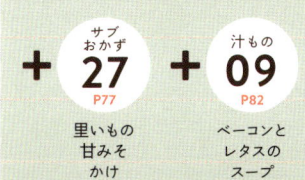

- ＋ **サブおかず 27** P77 里いもの甘みそかけ 61kcal
- ＋ **汁もの 09** P82 ベーコンとレタスのスープ 64kcal
- ＋ ご飯120g 202kcal

Total 570kcal

1 下味をつける
豚肉に下味の材料をふる。

2 焼く
フライパンにオリーブ油を中火で熱し、豚肉、れんこんを入れて両面を焼く。

3 炒める
豚肉の色が変わったら、にんにくを加えてさっと炒め合わせる。
↓
香りが立ったら、小松菜を加えて炒め、塩、こしょうを加えて炒め合わせる。器に盛って柚子こしょうをのせる。

Part1 夕食 メインおかず 06 07 — 豚肉で

250kcal以下の
メインおかず
鶏肉で

鶏肉は豚肉や牛肉に比べると、脂肪分が少なく、高たんぱく質、低エネルギーの素材です。
ダイエット中は、部位選び、調理の仕方に注意して、体にもおいしいメニューに仕上げて。

メインおかず 08

鶏肉の中でもダントツに低エネルギー。
ささ身の筑前煮風

ささ身を使えば、たっぷり100gも食べられます。あとは、かみごたえとうまみのある野菜を組み合わせれば、OK。
野菜は大きめに切って調理すれば、食べごたえもあるし、切るのもラク。一度に2回分作って、翌日食べても。

材料（1人分）と下ごしらえ

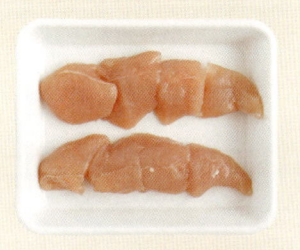

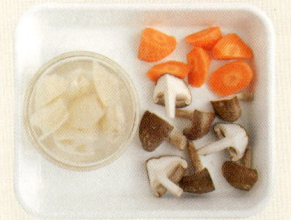

材料	分量
鶏ささ身	2本(100g)

あれば筋を取り除き、2cm幅のそぎ切りにする。

れんこん	60g

皮をむいて縦4等分に切り、一口大の乱切りにする。酢水（酢小さじ1+水1カップ）に5分ほどさらし、水けを拭く。

にんじん	小½本(50g)

皮をむき、一口大の乱切りにする。

生しいたけ	大2個(45g)

石づきを切り落とし、縦4等分に切る。

酒	小さじ1
ごま油	小さじ1
煮汁	
めんつゆ（市販品・3倍濃縮タイプ）	大さじ1
酒	大さじ1
砂糖	小さじ¼
水	⅓カップ

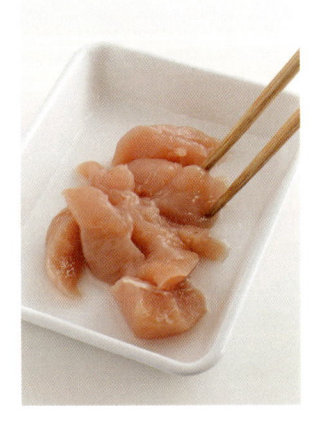

1 下味をつける

ささ身に酒をふり、からめる。

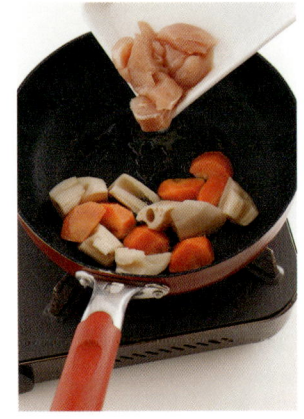

2 炒める

フライパンにごま油を中火で熱し、れんこん、にんじんを入れて炒める。
↓
全体に油が回ったら、ささ身を加えて炒め合わせる。

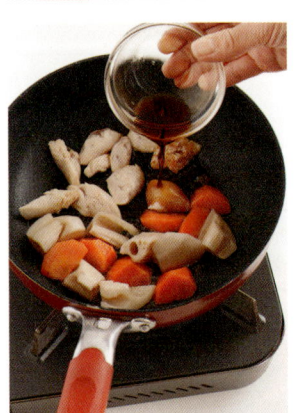

3 煮る

ささ身の色が変わったら、煮汁の材料を加えて混ぜる。
↓
煮立ったら、しいたけを加えて混ぜる。再び煮立ったら弱火にし、ふたをして10分ほど煮る。

---

memo

鶏肉に含まれる脂肪は、病気予防に効果的

ほかの肉に比べると、動脈硬化や血栓予防に効果のある、多価不飽和脂肪酸が多いのが特徴。ただ酸化しやすいので、早めに食べるのがおすすめ。レバーは、ビタミンAや鉄分なども豊富。100gのエネルギーは、ささ身で105kcal、もも肉（皮なし）で116kcal、胸肉（皮なし）で108kcal。

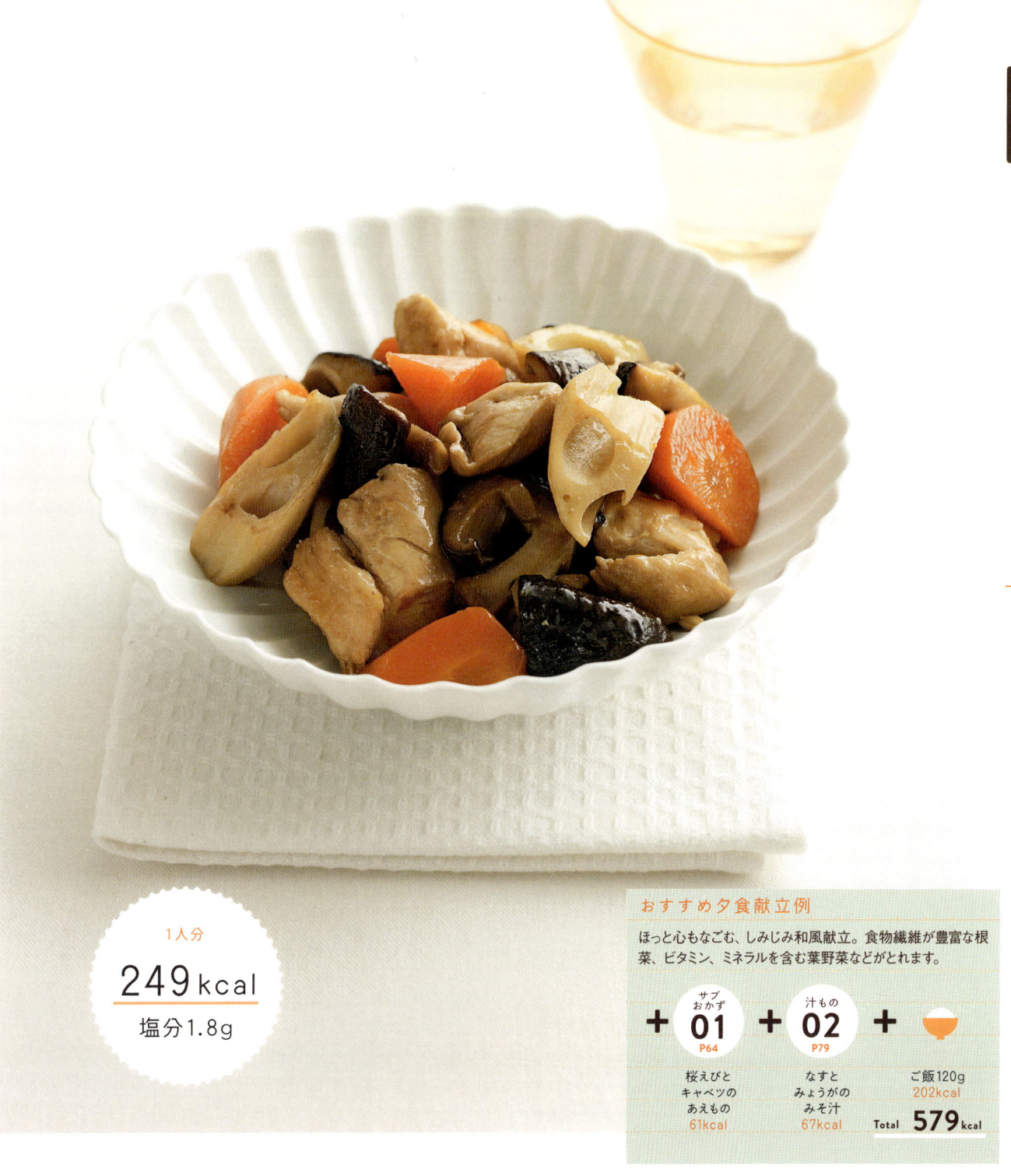

夕食 Part1　メインおかず　08　鶏肉で

1人分
249 kcal
塩分1.8g

おすすめ夕食献立例
ほっと心もなごむ、しみじみ和風献立。食物繊維が豊富な根菜、ビタミン、ミネラルを含む葉野菜などがとれます。

+ **サブおかず 01** P64
桜えびとキャベツのあえもの
61kcal

+ **汁もの 02** P79
なすとみょうがのみそ汁
67kcal

+ ご飯120g
202kcal

Total **579** kcal

021

メインおかず

09 | ささ身のチーズ焼き

プチプチの明太子、あつあつチーズが相性抜群。

「これがダイエットメニュー？」と聞きたくなるほど、コクもボリュームもあります。
開いたささ身を香ばしくソテーして、マヨネーズを混ぜた明太子、
ピザ用チーズをのせてふっくら蒸し焼き。あっさりとした中にも、うまみ満点。

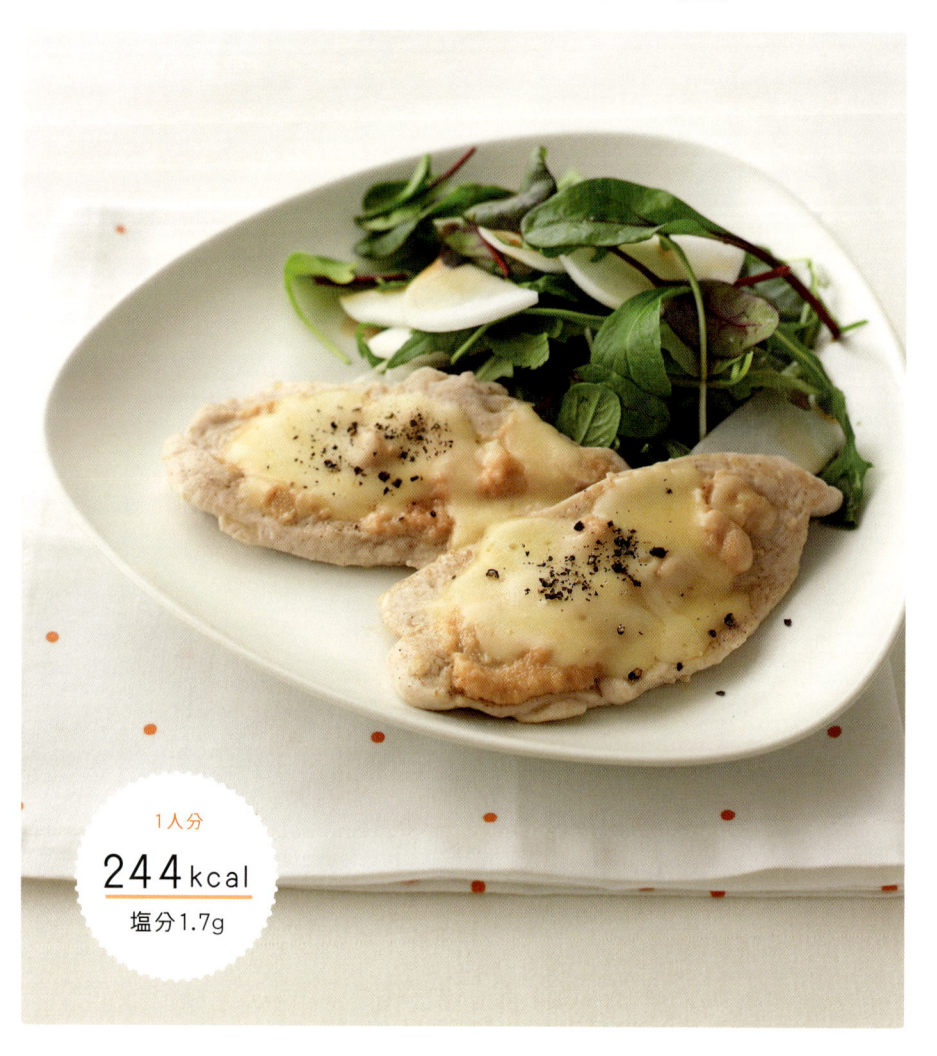

1人分
244kcal
塩分1.7g

材料(1人分)と下ごしらえ

鶏ささ身	小2本(90g)

あれば筋を取り除く。縦に1本、切り込みを入れて左右に切り開く(観音開き)。

ピザ用チーズ	15g
辛子明太子	15g

スプーンなどで中身をしごき出す。

ベビーリーフミックス	15g

さっと水洗いをし、水けを拭く。

かぶ	小1個(50g)

皮をむき、縦半分に切ってさらに横に3mm幅に切る。

下味
- 塩、こしょう ……… 各少々

小麦粉	小さじ1
マヨネーズ	小さじ1
オリーブ油	小さじ1/2
こしょう(あれば粗びき黒こしょう)	少々
ポン酢しょうゆ(市販品)	小さじ1/2

1 下味をつける

ささ身に下味の材料をふり、小麦粉をまぶしつける。器にベビーリーフミックスとかぶを合わせて盛る。

↓

ボウルに明太子を入れ、マヨネーズを加えて混ぜる。

2 蒸し焼きにする

フライパンにオリーブ油を中火で熱し、ささ身を入れて2分ほど焼く。

↓

返して弱火にし、1の明太子を塗ってピザ用チーズを散らす。ふたをして2分ほど蒸し焼きにする。

3 仕上げる

チーズが溶けたら、1の器に盛り、こしょうをふる。野菜に、ポン酢しょうゆをかける。

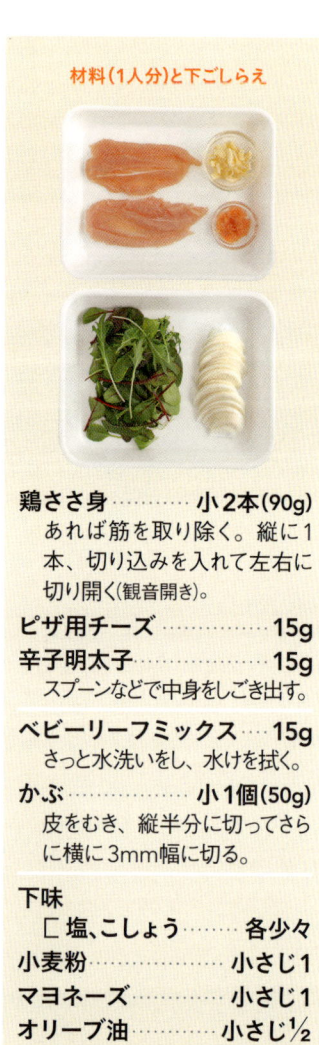

おすすめ夕食献立例

和風、洋風をおいしくミックスした献立です。それぞれのメニューの歯ごたえ、味の違いを楽しみましょう。

サブおかず + 15 P71
プチトマトのにんにく炒め
67kcal

汁もの + 03 P79
じゃこと絹さやのみそ汁
54kcal

+ ご飯120g
202kcal

Total 567kcal

メインおかず 10 鶏肉の南蛮漬け風

水菜とせん切りの野菜で、おいしく増量。

鶏肉は揚げずに少量の油で焼けば、ぐんとヘルシー。
それをせん切り野菜を加えた漬け汁にからませて、シャキシャキ水菜の上にのせて完成。
フレッシュな野菜の食感が、おいしい、楽しい一品です。

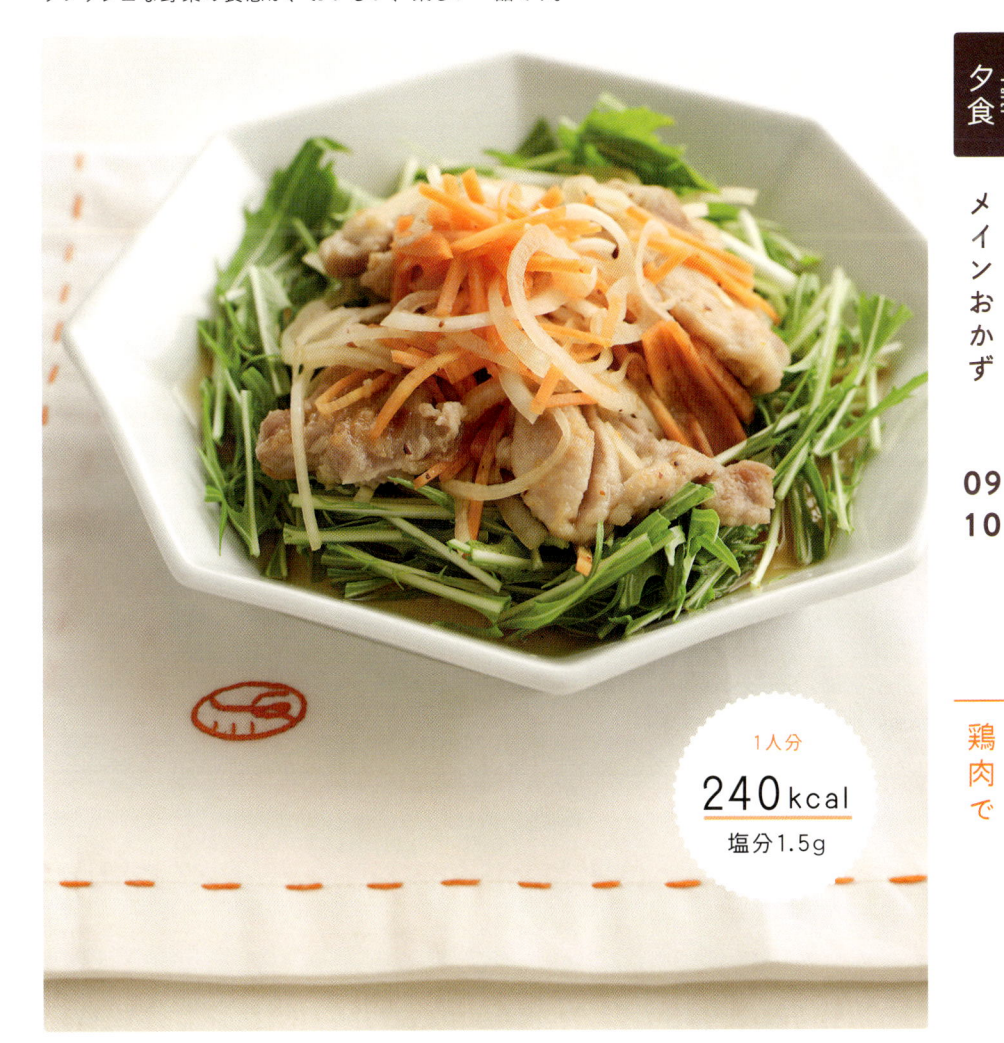

Part1 夕食　メインおかず　09 10　鶏肉で

1人分 240kcal　塩分1.5g

材料(1人分)と下ごしらえ

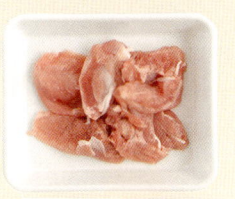

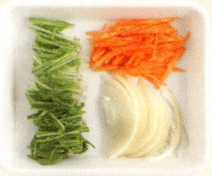

- 鶏もも肉(皮なし)　90g
  一口大の薄いそぎ切りにする。
- 水菜　1株(30g)
  4cm長さに切る。
- にんじん　2cm(30g)
  皮をむき、2mm幅の輪切りにしてから、せん切りにする。
- 玉ねぎ　小1/5個(30g)
  横に2mm幅に切る。
- 漬け汁
  - 酢　大さじ1
  - めんつゆ(市販品・3倍濃縮タイプ)　大さじ1
  - 水　大さじ1
  - 一味唐辛子　少々
- 塩　少々
- 小麦粉　大さじ1/2
- サラダ油　小さじ2

おすすめ夕食献立例

メインおかずに生野菜を使ったので、サブおかずには煮ものを添えてバランスよく。いろいろな栄養素がゲットできます。

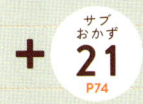

+ サブおかず **21** P74　ツナと白菜の煮もの　74kcal
+ 汁もの **01** P78　麩とわかめのみそ汁　53kcal
+ ご飯120g　202kcal

Total **569kcal**

1 野菜を漬ける
バットなどに漬け汁の材料を入れて混ぜ、にんじん、玉ねぎを加える。

2 下味をつけて焼く
鶏肉に塩をふり、小麦粉をまぶしつける。フライパンにサラダ油を弱めの中火で熱し、鶏肉を入れて両面を焼く。
↓
鶏肉に火が通ったら、1のバットに加えて5分ほどおく。

3 仕上げる
器に水菜を盛り、鶏肉、にんじん、玉ねぎを漬け汁ごとのせる。

メインおかず 11

ごま油のコクと香りで、満足感いっぱい。

鶏肉と青梗菜(チンゲンサイ)の塩炒め

上品な味わい、低エネルギーの胸肉を使って、炒めものに仕上げました。素材の持ち味を生かしてシンプルな味つけに。青梗菜は歯ごたえが残るように、大ぶりに切るのがポイント。ササッと手早く作れるのも、魅力です。

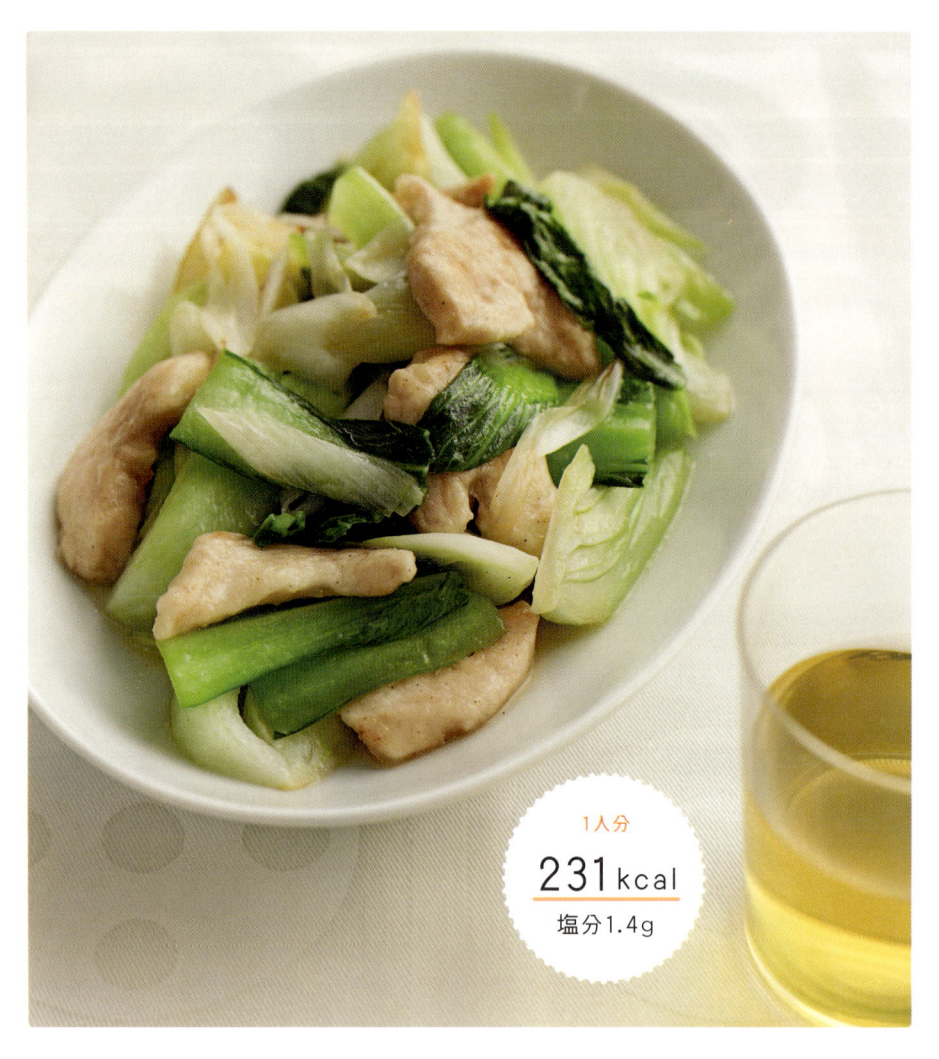

1人分 231kcal　塩分1.4g

材料(1人分)と下ごしらえ

- 鶏胸肉(皮なし)……80g
  5mm幅に切る。
- 青梗菜……小1株(100g)
  葉と茎に切り分ける。葉は5cm長さに切り、茎は縦8〜10等分に切る。
- 長ねぎ……1/2本(50g)
  1cm幅の斜め切りにする。
- 下味
  - 塩、こしょう……各少々
  - 酒、片栗粉……各小さじ1
- ごま油……小さじ2
- 調味用
  - 酒……大さじ1
  - みりん……小さじ1
  - 鶏ガラスープの素(顆粒)……小さじ1/4
  - 塩、こしょう……各少々

1 下味をつけて炒める

鶏肉に下味の材料を順にからめる。
↓
フライパンにごま油を中火で熱し、鶏肉、長ねぎを入れて炒める。

2 青梗菜を加える

鶏肉の色が変わったら、青梗菜の茎を加えてふたをし、30秒ほど蒸し焼きにする。
↓
青梗菜の茎がしんなりとしたら、ふたを取って青梗菜の葉を加え、さっと炒め合わせる。

3 調味する

全体に油が回ったら、調味用の材料を加えて手早く炒める。

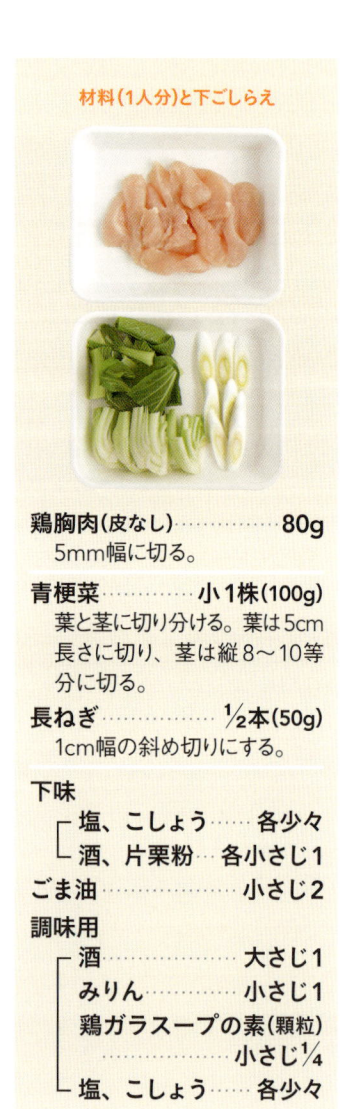

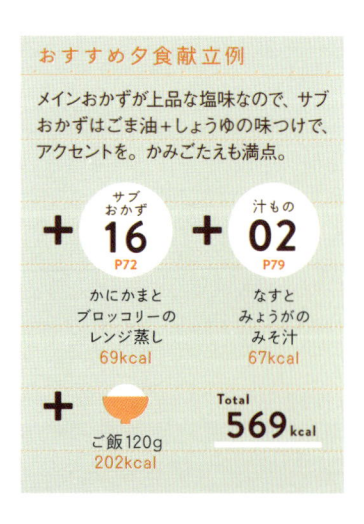

おすすめ夕食献立例

メインおかずが上品な塩味なので、サブおかずはごま油+しょうゆの味つけで、アクセントを。かみごたえも満点。

- サブおかず **16** P72　かにかまとブロッコリーのレンジ蒸し　**69kcal**
- 汁もの **02** P79　なすとみょうがのみそ汁　**67kcal**
- ご飯120g　**202kcal**

Total 569kcal

材料(1人分)と下ごしらえ

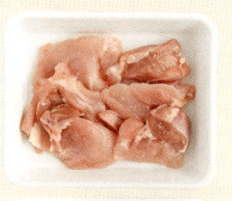

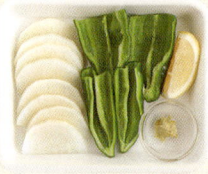

鶏もも肉(皮なし) ……… 100g
1cm幅のそぎ切りにする。

大根 ……… 100g
皮をむき、4mm幅の半月切りにする。

ピーマン ……… 2個(60g)
縦半分に切り、へたと種を取り除く。

レモンのくし形切り ……… 1/6個分
しょうがのすりおろし ……… 小さじ1

下味用
　しょうゆ ……… 小さじ1/2
　塩、こしょう ……… 各少々

サラダ油 ……… 小さじ2
塩、こしょう ……… 各少々
小麦粉 ……… 小さじ1

メインおかず | 見た目も、味も、から揚げみたいなでき上がり。

12　鶏肉のから揚げ風

から揚げが無性に食べたくなったら、このメニューにトライ。油はわずか小さじ2杯だけ。しかも、かみごたえのある焼いた大根とピーマンを添えてあるので、ゆっくり満足感が味わえます。レモンでさっぱりさせるのも、コツ。

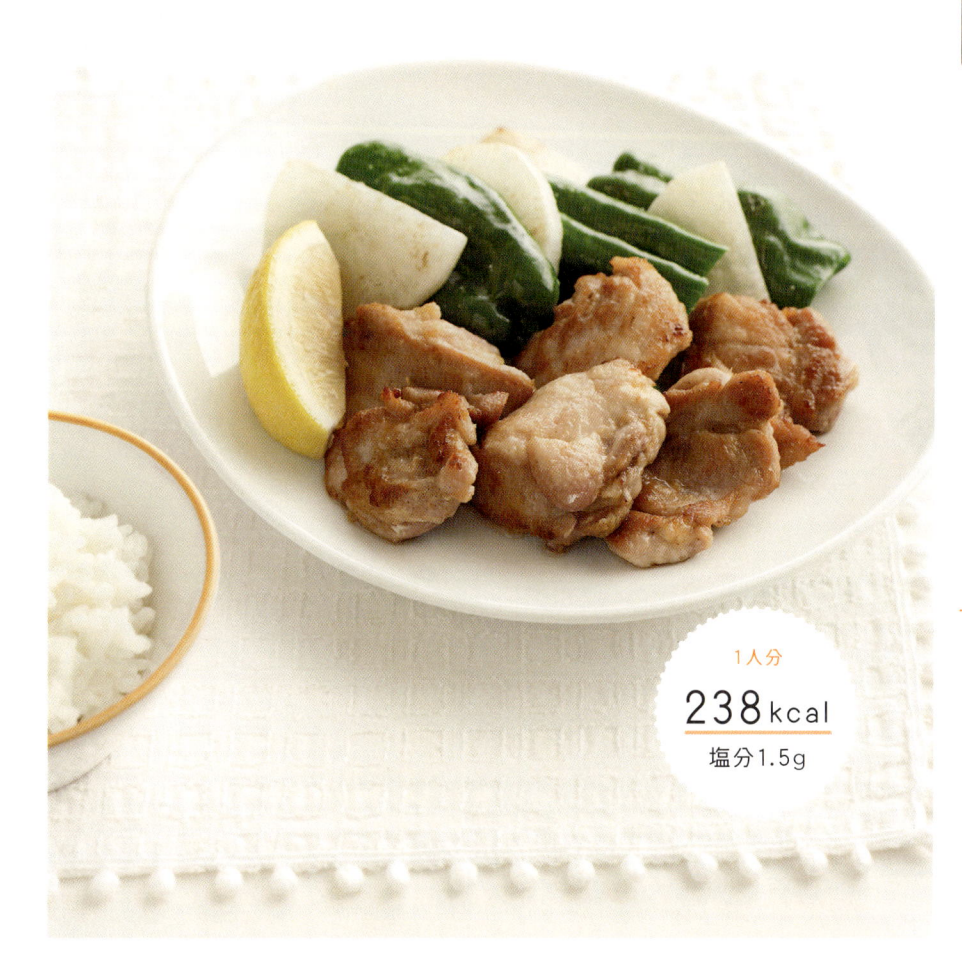

Part1 夕食　メインおかず　11　12　鶏肉で

1人分 238kcal 塩分1.5g

おすすめ夕食献立例

油を効果的に使った献立です。ボリュームもアップし、腹もちも抜群。野菜は、焼く、煮る、チンするで変化をつけて。

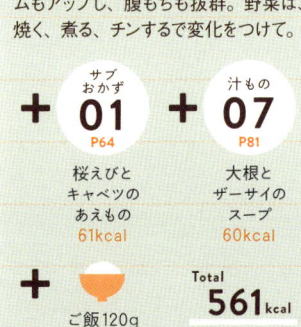

+ サブおかず **01** P64　桜えびとキャベツのあえもの　61kcal
+ 汁もの **07** P81　大根とザーサイのスープ　60kcal
+ ご飯120g　202kcal

Total 561kcal

1　下味をつける
ボウルに鶏肉を入れ、しょうが、下味用の材料を加えてからめる。

2　野菜を焼く
フライパンにサラダ油小さじ1を中火で熱し、大根を並べて焼く。
↓
透き通ったら返して端に寄せ、あいたところにピーマンを入れ、ふたをして弱火で2分ほど蒸し焼きにする。ふたを取り、塩、こしょうをふって器に盛る。

3　鶏肉を焼く
鶏肉の汁けをかるく拭き、小麦粉をまぶしつける。フライパンにサラダ油小さじ1を弱めの中火で熱し、鶏肉を入れて両面を焼く。
↓
鶏肉に火が通ったら2の器に盛り、レモンを添える。

025

メインおかず **13**

皮をカリカリに焼いて、脂肪をカット。

チキンソテー 焼きトマト添え

鶏肉は油を引かずに入れ、皮をしっかりと焼くのがポイント。
鶏肉の脂肪を出すように焼けば、小さじ1杯分弱の油のエネルギーがカットできます。
焼いたトマトをソース代わりにして、いただきましょう。

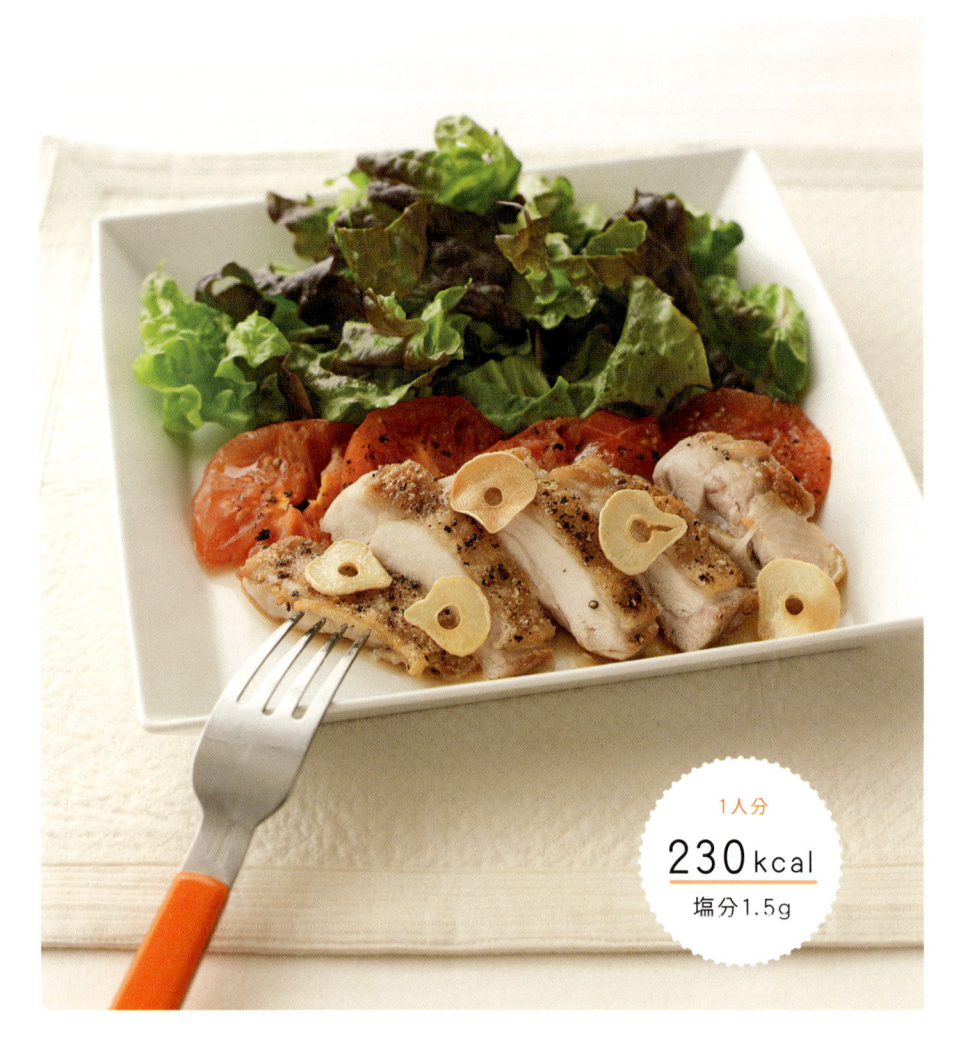

1人分 230kcal 塩分1.5g

材料(1人分)と下ごしらえ

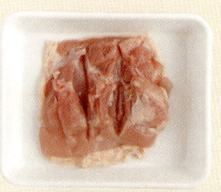

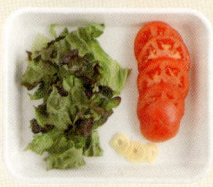

鶏もも肉(皮つき) …… 100g
余分な脂肪を取り除き、2本、切り込みを入れて筋を切る。

サニーレタス …… 30g
横に2cm幅に切る。

トマト …… 小1個(100g)
へたを取り除き、1cm幅の輪切りにする。

にんにく …… 小½かけ
横に1mm幅に切り、あれば芯を取り除く。

下味
[塩、こしょう(あれば粗びき黒こしょう) …… 各少々]

オリーブ油 …… 小さじ1
塩、こしょう(あれば粗びき黒こしょう) …… 各少々

1 下味をつける
鶏肉に下味の材料をふる。器にサニーレタスを盛る。

2 鶏肉を焼く
フライパンを弱めの中火で熱し、鶏肉を皮の面を下にして入れる。木べらで押さえつけ、ペーパータオルで余分な脂を拭き取りながら4〜5分焼く。
↓
鶏肉を返し、さらに4〜5分焼く。両面に焼き色がついたら、取り出す。

3 トマトを焼く
フライパンにオリーブ油、にんにくを入れ、弱火で炒める。香りが立ったら中火にし、トマトを入れて両面をさっと焼く。
↓
トマトに塩、こしょうをふって1の器に盛る。鶏肉を食べやすい大きさに切って盛り、にんにくを散らす。

おすすめ夕食献立例

ピーナッツ入りのサラダ、粉チーズ風味のスープを添えた洋風献立。3種の異なる食感、味わい、香りが絶妙。

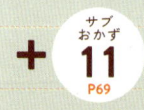

+ **サブおかず 11** P69 にんじんとピーナッツのサラダ 80kcal
+ **汁もの 08** P82 キャベツと玉ねぎのスープ 70kcal
+ ご飯120g 202kcal

Total 582kcal

材料(1人分)と下ごしらえ

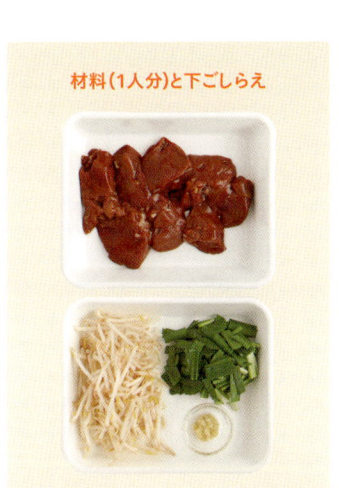

鶏レバー	80g
一口大のそぎ切りにする。塩水（塩少々+水1カップ）でよく洗い、水けを拭く。

もやし	120g
ざるに入れて水洗いをし、水けをきる。

にら	1/2束(50g)
2cm長さに切る。

しょうがのすりおろし	小さじ1

下味用
- 酒、しょうゆ　各小さじ1弱
- 片栗粉　　　　小さじ1/2

合わせ調味料
- みそ　　　　大さじ1/2
- 酒、みりん　各小さじ1
- 豆板醤（トウバンジャン）　少々

サラダ油	小さじ2

メインおかず 14 鶏レバー、もやし、にらの炒めもの

貧血予防にもおすすめのレバーを使って。

野菜たっぷりのレバにら炒めは、ダイエットにもぴったりの一品。
油や調味料の量、調理の仕方をきちんと守って、ヘルシーなメニューに仕上げて。
ゆっくりと食べて、さらに満足感をアップさせましょう。

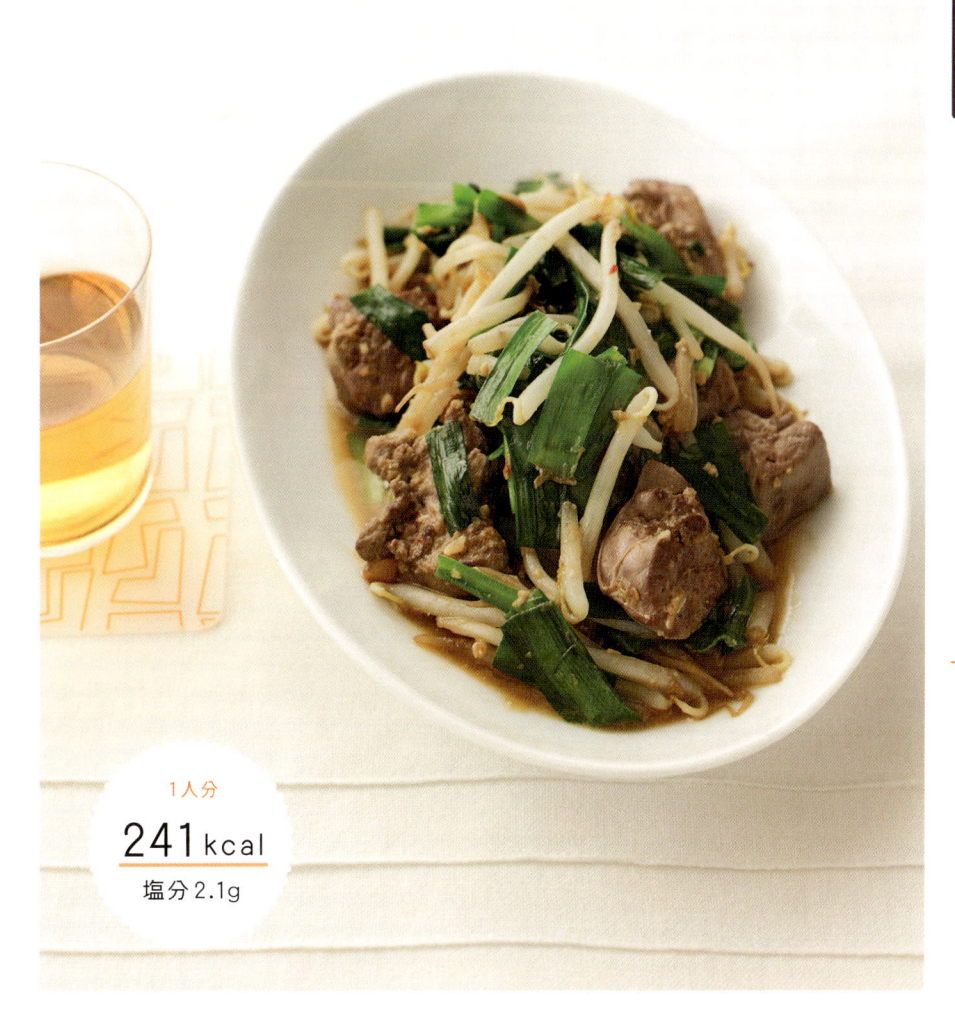

1人分 241kcal　塩分2.1g

Part1 夕食　メインおかず　13　14　鶏肉で

おすすめ夕食献立例

安心、おいしい、ヘルシーな中華風献立。メインおかずはみそ味、サブおかずはポン酢しょうゆ味、汁ものは塩味で。

+ **サブおかず 02** P65　なすのピリ辛あえ　63kcal
+ **汁もの 11** P83　白菜と春雨のスープ　52kcal
+ ご飯120g　202kcal

Total 558kcal

1 下味をつける
ボウルにレバー、下味用の材料、しょうがを入れて混ぜ、5分ほどおく。
↓
別のボウルに合わせ調味料の材料を入れ、よく混ぜる。

2 焼く
フライパンにサラダ油を中火で熱し、レバーを入れて両面を焼く。
↓
レバーの色が変わったら、もやしを加えてふたをし、1分ほど蒸し焼きにする。

3 にらを加えて調味する
ふたを取り、にらを加えてさっと炒め合わせる。全体に油が回ったら、1の合わせ調味料を加えて手早く炒める。

250kcal以下のメインおかず

牛肉で

牛肉にはさまざまな部位があります。ダイエット中は、なるべく脂肪の少ないものをチョイスすることが大事。赤身が鮮やかで、肉汁がパックにドリップしてないものが良質です。

メインおかず **15**

ダイエット中だって、ステーキもOK。

牛肉とこんにゃくのステーキ

あきらめていたステーキも、ちょっとしたワザでダイエットおかずに大変身。牛肉にこんにゃくをプラスして、おいしくかさ増し。たっぷり野菜も加えて、にんにく風味で香ばしく。仕上げのしょうゆも、よく合います。

材料(1人分)と下ごしらえ

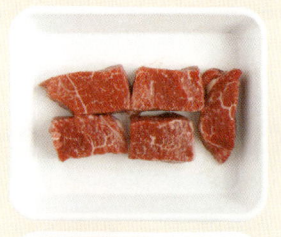

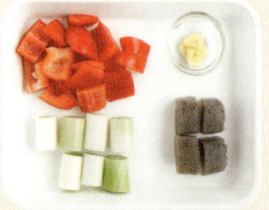

牛もも肉(赤身・かたまり) …… 70g
一口大に切る。

パプリカ(赤) …… 1/2個(60g)
へたと種を取り除き、2cm四方に切る。

長ねぎ …… 1/2本(50g)
2cm長さに切る。

にんにく …… 小1/2かけ
横に2mm幅に切り、あれば芯を取り除く。

こんにゃく …… 50g
両面に浅い切り目を格子状に入れ、2cm角に切る。

下味
塩、こしょう(あれば粗びき黒こしょう) …… 各少々

合わせ調味料
レモン汁 …… 小さじ1
酒、しょうゆ …… 各大さじ1/2

オリーブ油 …… 大さじ1/2

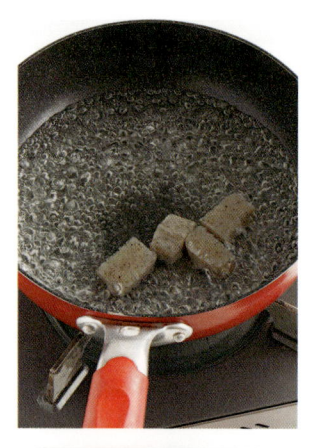

1 こんにゃくをゆでる

フライパンにこんにゃくを入れ、かぶるくらいの水を加えて中火にかける。沸騰したら、ざるに上げて水けをきる。

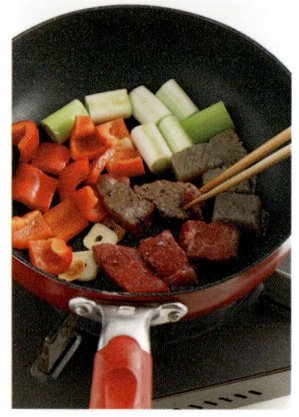

2 焼く

牛肉に下味の材料をふる。ボウルに合わせ調味料の材料を入れて混ぜる。フライパンにオリーブ油を中火で熱し、こんにゃく、パプリカ、長ねぎ、にんにくを入れてさっと焼く。

↓

端に寄せ、あいたところに牛肉を入れる。牛肉、野菜、こんにゃくを返しながら2分ほど焼く。

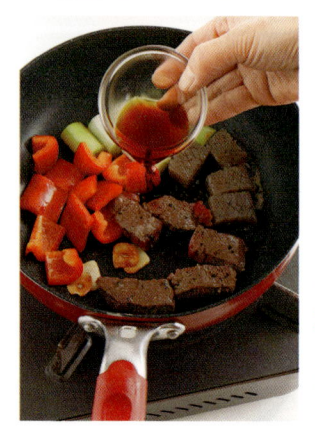

3 調味する

野菜がしんなりとしたら2の合わせ調味料を加え、手早く煮からめる。器に盛り、フライパンに残った調味料を牛肉にかける。

---

memo

牛肉は、鉄分を多く含むのが特徴

牛肉には、ヘム鉄という鉄分が豊富に含まれています。ヘム鉄は野菜に含まれる非ヘム鉄に比べ、吸収がよいのが特徴。鉄分は、冷え性、貧血を予防する働きをし、免疫力を高める効果があります。野菜などに含まれるビタミンCと組み合わせると、鉄分の吸収アップに効果的です。

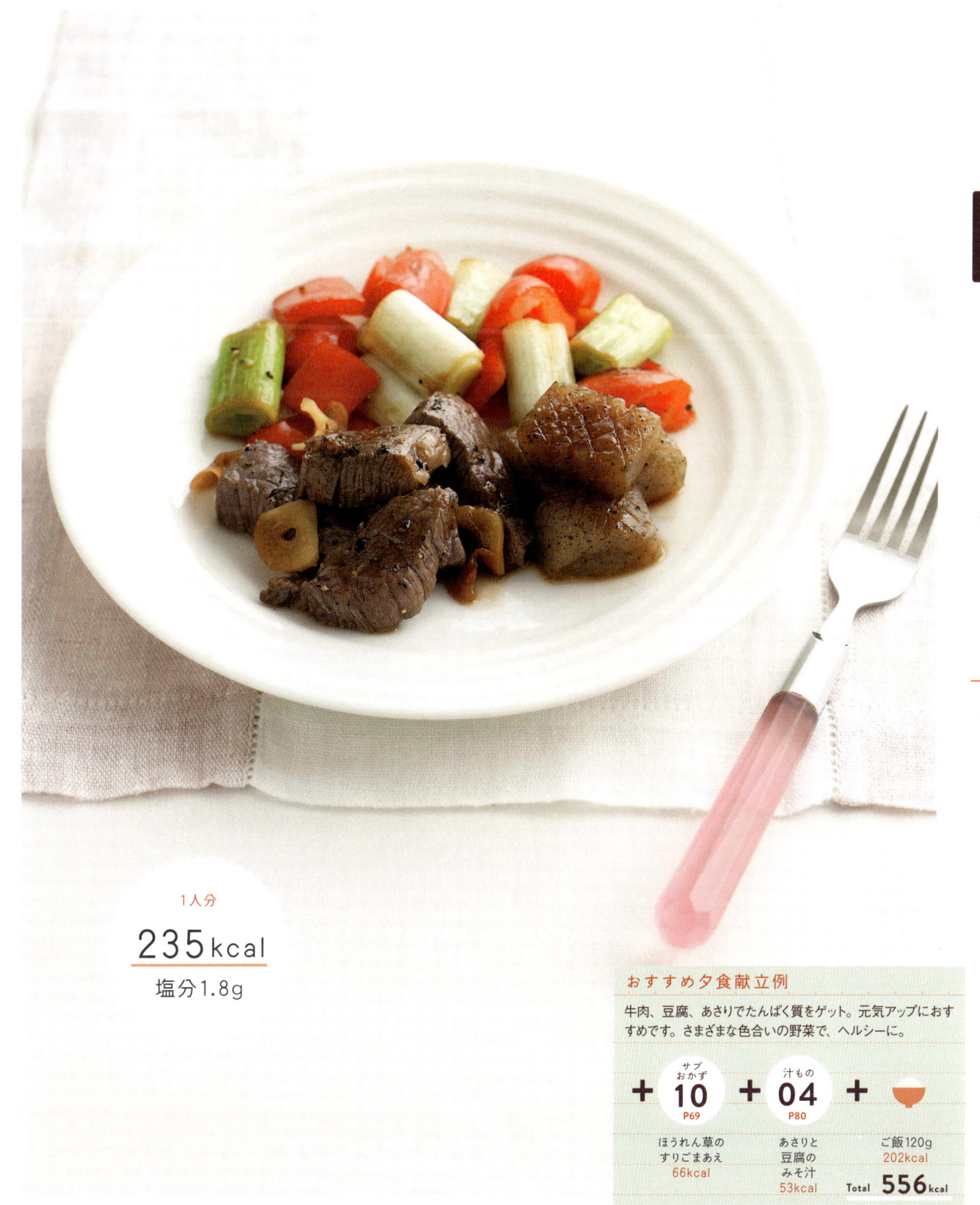

Part1 夕食 メインおかず 15

牛肉で

1人分
235 kcal
塩分1.8g

おすすめ夕食献立例

牛肉、豆腐、あさりでたんぱく質をゲット。元気アップにおすすめです。さまざまな色合いの野菜で、ヘルシーに。

+ サブおかず 10 P69	+ 汁もの 04 P80	+ 🍚
ほうれん草のすりごまあえ 66kcal	あさりと豆腐のみそ汁 53kcal	ご飯120g 202kcal Total 556kcal

029

メインおかず **16** | こんなにたっぷり食べても、大丈夫。
牛もも肉の青椒肉絲風(チンジャオロースー)

牛もも肉にピーマン、たけのこ、しょうがをたっぷりと組み合わせて、
シャキシャキのレタスの上にのせるだけ。
生のレタスにほどよく火が入り、おいしい食感に。かみごたえ、食べごたえ120％の一品です。

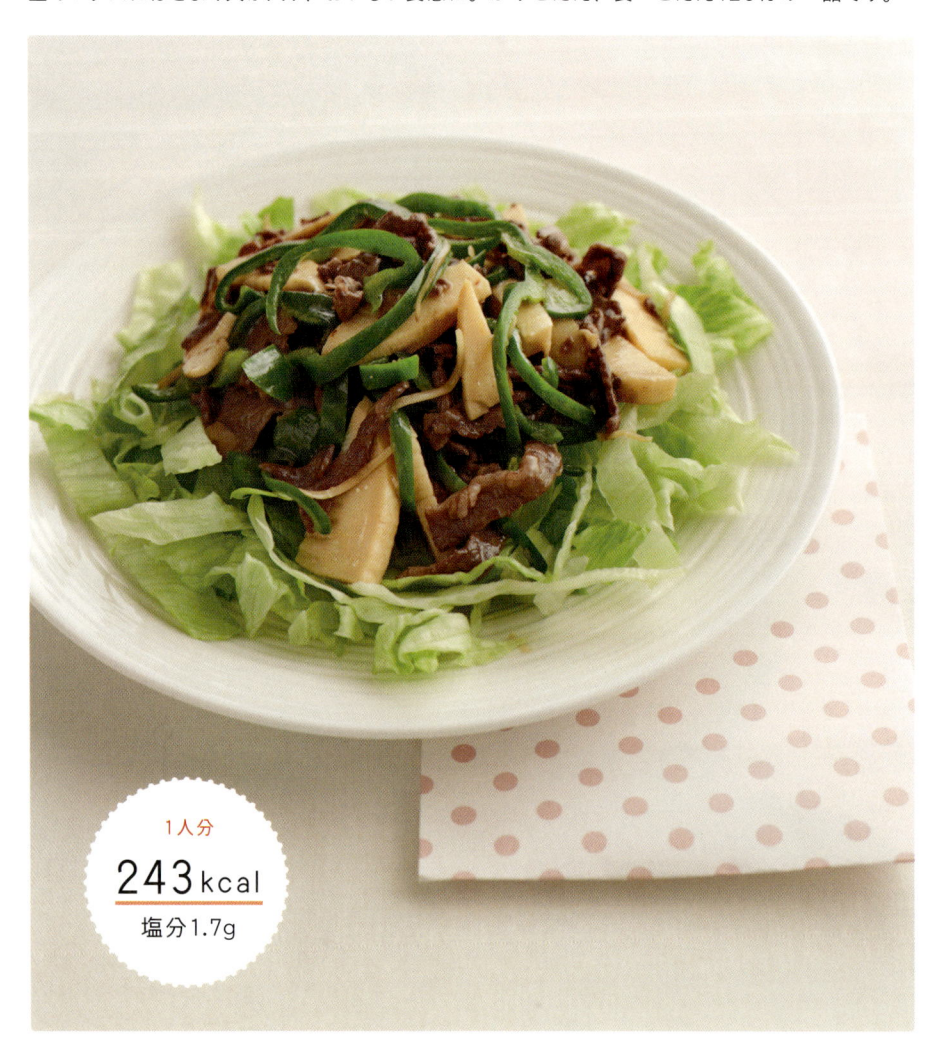

1人分
243 kcal
塩分1.7g

材料(1人分)と下ごしらえ

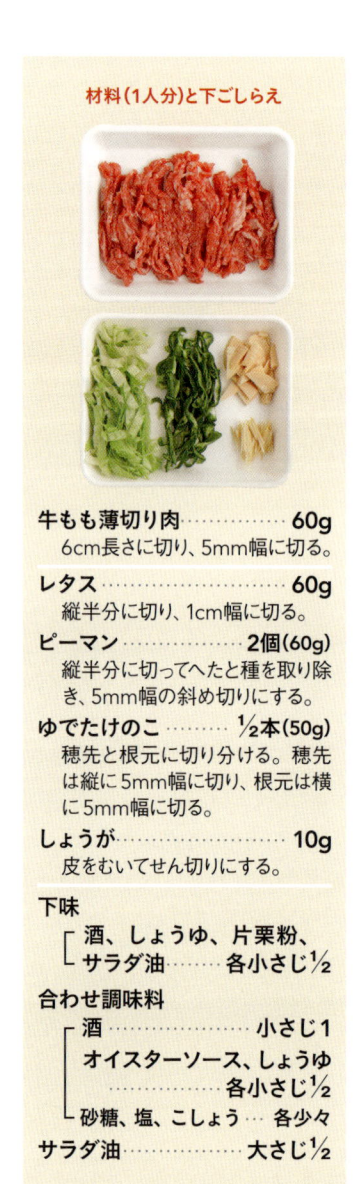

牛もも薄切り肉 ……… 60g
6cm長さに切り、5mm幅に切る。

レタス ……… 60g
縦半分に切り、1cm幅に切る。

ピーマン ……… 2個(60g)
縦半分に切ってへたと種を取り除き、5mm幅の斜め切りにする。

ゆでたけのこ ……… ½本(50g)
穂先と根元に切り分ける。穂先は縦に5mm幅に切り、根元は横に5mm幅に切る。

しょうが ……… 10g
皮をむいてせん切りにする。

下味
酒、しょうゆ、片栗粉、
サラダ油 ……… 各小さじ½

合わせ調味料
酒 ……… 小さじ1
オイスターソース、しょうゆ
 ……… 各小さじ½
砂糖、塩、こしょう 各少々

サラダ油 ……… 大さじ½

1 たけのこをゆでる

鍋にたけのこを入れ、かぶるくらいの水を加えて中火にかける。沸騰したらざるに上げ、水けをきる。
↓
牛肉に下味の材料を順にからめる。ボウルに合わせ調味料の材料を入れて混ぜる。器にレタスを盛る。

2 炒める

フライパンにサラダ油を中火で熱し、しょうが、牛肉を入れて炒める。
↓
牛肉の色が変わったら、たけのこ、ピーマンを加えて炒め合わせる。

3 調味する

全体に油が回ったら、1の合わせ調味料を加えて手早く炒め、1のレタスにのせる。

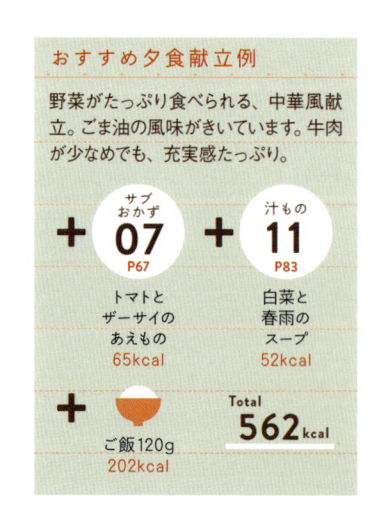

おすすめ夕食献立例

野菜がたっぷり食べられる、中華風献立。ごま油の風味がきいています。牛肉が少なめでも、充実感たっぷり。

+ サブおかず 07 P67
トマトとザーサイのあえもの
65kcal

+ 汁もの 11 P83
白菜と春雨のスープ
52kcal

+ ご飯120g
202kcal

Total 562 kcal

メインおかず 17 牛肉とまいたけのトマト煮

トマトジュース缶を使えば、簡単＆ラクチン。

材料を炒めて、トマトジュースで煮るだけのお手軽さ。
だけど、玉ねぎ、にんにく、しょうがを加えているので、じんわり奥深い味わいに。
これらやまいたけは、免疫力をアップする働きがあり、血液サラサラ効果もあります。

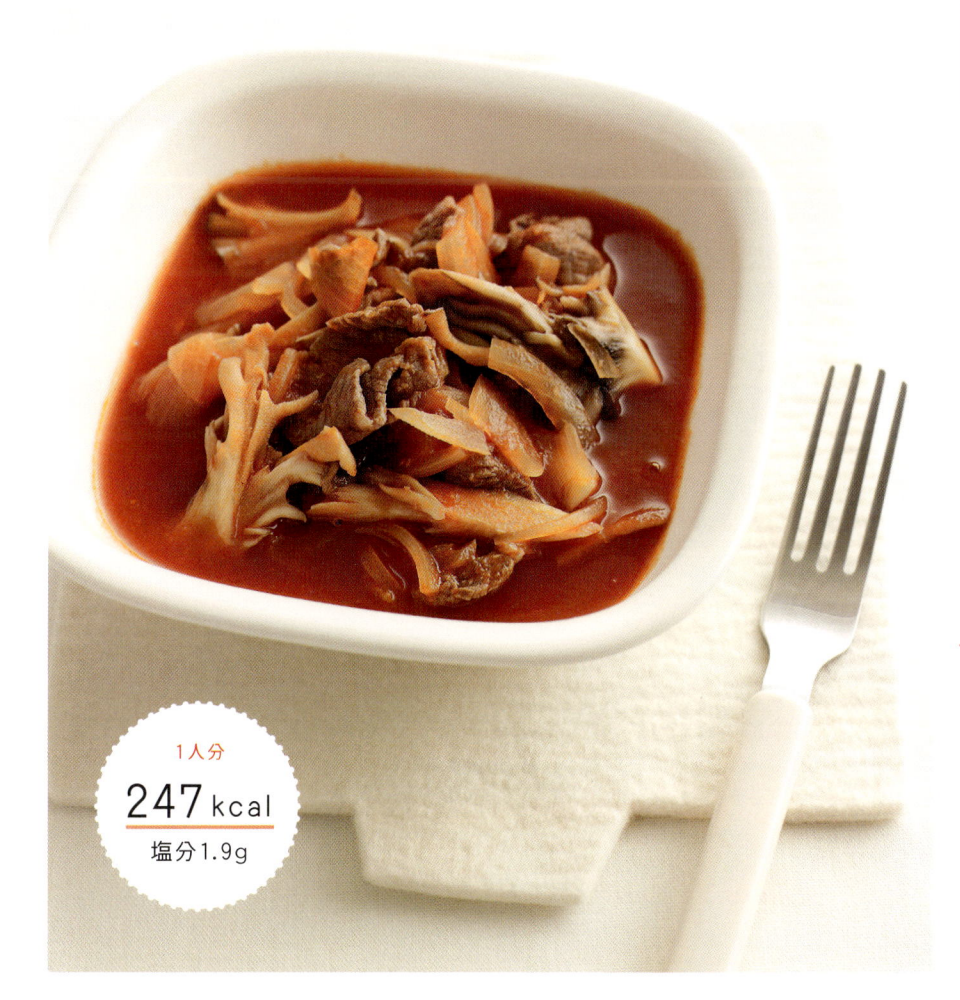

材料(1人分)と下ごしらえ

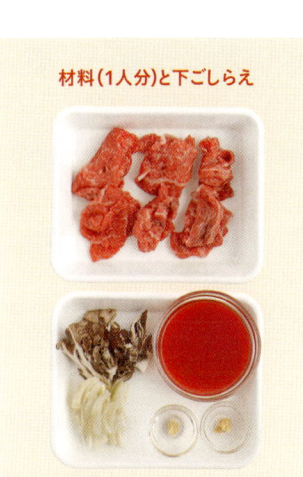

- 牛もも薄切り肉 …… 70g
  4cm長さに切る。
- まいたけ …… ½パック(50g)
  食べやすい大きさにほぐす。
- 玉ねぎ …… ¼個(50g)
  長さを半分に切り、縦に3mm幅に切る。
- トマトジュース(食塩添加) …… 1缶(190g)
- にんにくのすりおろし …… 少々
- しょうがのすりおろし …… 小さじ1
- 下味
  - 塩、こしょう …… 各少々
- オリーブ油 …… 小さじ1
- スープ用
  - 水 …… ¼カップ
  - 洋風スープの素(固形・チキン) …… ¼個
  - 酒 …… 小さじ2
- 塩、こしょう …… 各少々

1人分 247kcal 塩分1.9g

おすすめ夕食献立例

塩分をとり過ぎないように、汁もののスープを少し残すのがコツ。ビタミン、ミネラル、食物繊維がとれます。

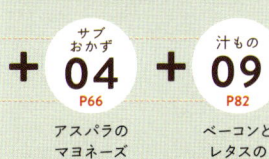

- ＋ サブおかず 04 P66 アスパラのマヨネーズ炒め 76kcal
- ＋ 汁もの 09 P82 ベーコンとレタスのスープ 64kcal
- ＋ ご飯120g 202kcal

Total 589kcal

Part1 夕食 メインおかず 16 17 牛肉で

1 下味をつける
牛肉に下味の材料をふる。

2 炒める
フライパンにオリーブ油を中火で熱し、玉ねぎ、にんにく、しょうがを入れて炒める。
↓
玉ねぎがしんなりとしたら、牛肉を加えて炒め合わせる。

3 煮る
牛肉の色が変わったら、トマトジュース、スープ用の材料を加えて混ぜる。
↓
煮立ったらまいたけを加え、弱火にしてふたをし、3分ほど煮る。塩、こしょうを加えて混ぜる。

メインおかず **18**

コクとうまみのある、オイスターソースで。

牛肉、青梗菜(チンゲンサイ)、プチトマトの炒めもの

テーブルの上がパッと華やかになる、栄養バランス抜群の一品です。
オイスターソースの味わい、しょうがのさわやかさが絶妙にマッチ。
青梗菜の代わりにキャベツや白菜、プチトマトの代わりににんじんなどを使っても。

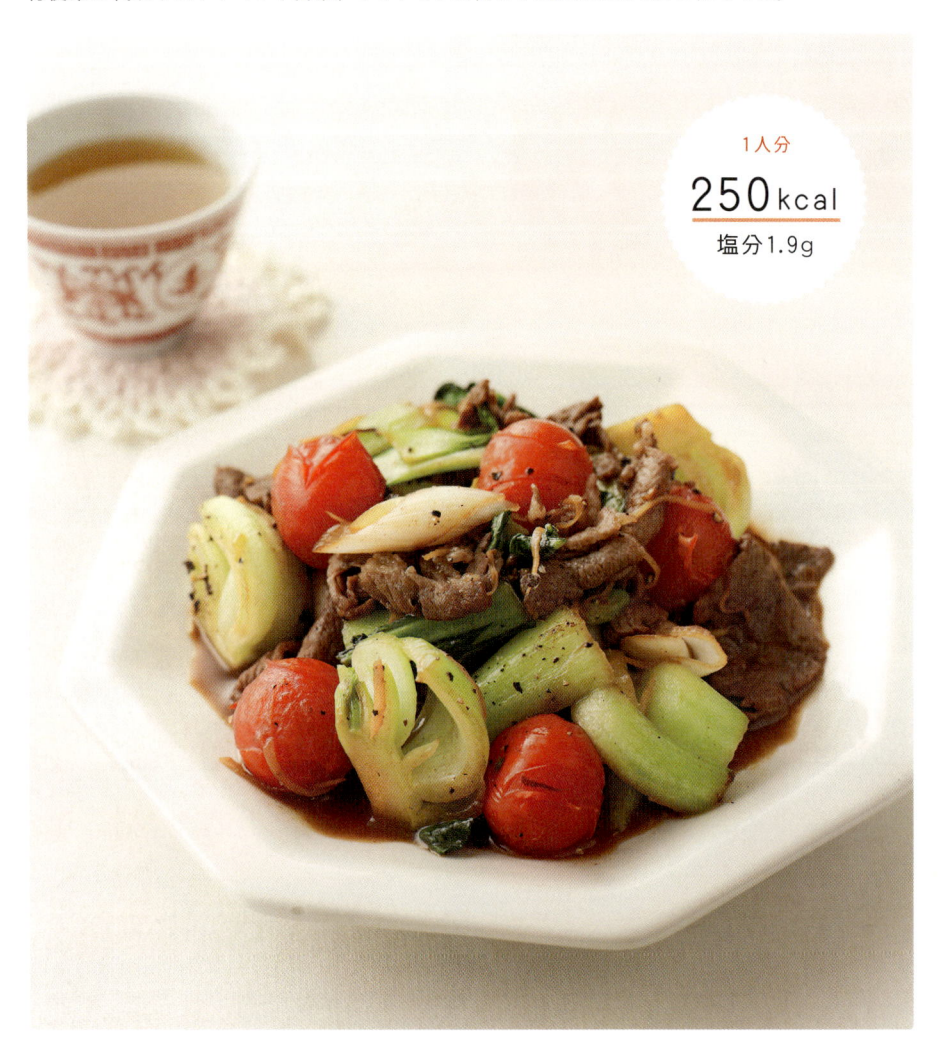

1人分
250 kcal
塩分 1.9g

材料(1人分)と下ごしらえ

- **牛もも薄切り肉** ……… 70g
  4cm長さに切る。
- **青梗菜** ……… 小1株(100g)
  葉と茎に切り分ける。葉は3cm長さに切り、茎は4つ割りにして2cm長さに切る。
- **長ねぎ** ……… ½本(50g)
  1.5cm幅の斜め切りにする。
- **しょうが** ……… ½かけ
  皮をむいてせん切りにする。
- **プチトマト** ……… 5個(50g)
  へたを取り除く。
- **下味**
  - 塩、こしょう ……… 各少々
  - 酒 ……… 小さじ1
  - 片栗粉 ……… 小さじ½
- **オリーブ油** ……… 大さじ½
- **調味用**
  - オイスターソース ……… 小さじ2
  - 酒 ……… 小さじ1
  - こしょう(あれば粗びき黒こしょう) ……… 少々

1 下味をつける
牛肉に下味の材料を順にからめる。

2 炒める
フライパンにオリーブ油を中火で熱し、牛肉、長ねぎ、しょうが、青梗菜の根元を入れて炒める。
↓
牛肉の色が変わったら、青梗菜の残りの部分、プチトマトを順に加えて炒め合わせる。

3 調味する
全体に油が回ったら、調味用の材料を加えて、手早く炒める。

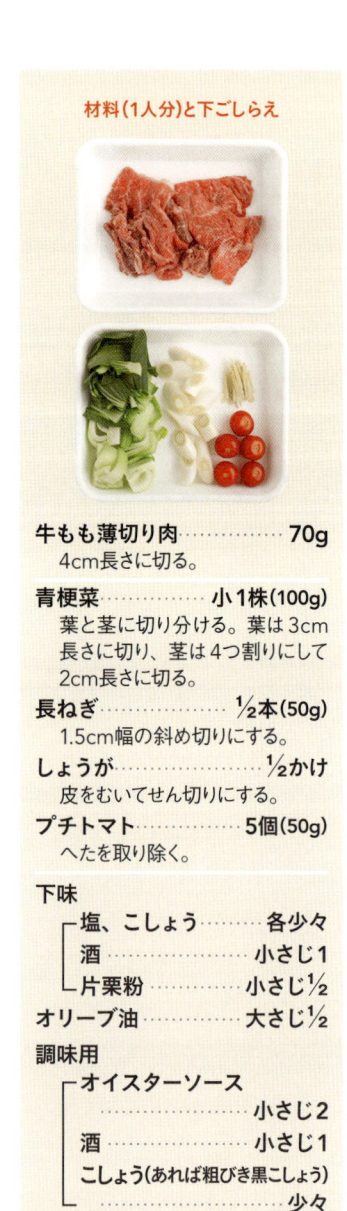

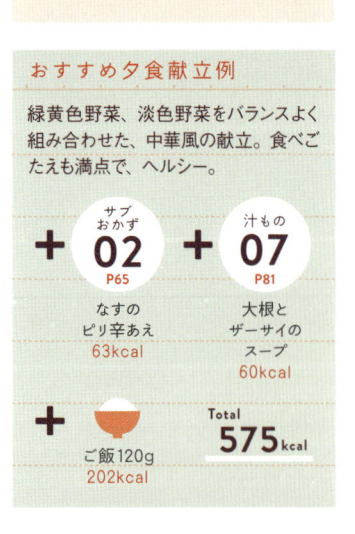

おすすめ夕食献立例

緑黄色野菜、淡色野菜をバランスよく組み合わせた、中華風の献立。食べごたえも満点で、ヘルシー。

+ サブおかず **02** P65
  なすのピリ辛あえ
  63kcal

+ 汁もの **07** P81
  大根とザーサイのスープ
  60kcal

+ ご飯120g
  202kcal

Total **575** kcal

メインおかず 19 | 肉じゃが

市販のめんつゆを使えば、味つけ簡単。

肉じゃがを作るときのポイントは、牛肉の部位と材料の分量をきちんと守ること。牛肉は脂肪の少ないもも肉を選び、エネルギーが高めのじゃがいもはやや少なめに。調味にはめんつゆを使って、砂糖のとり過ぎも防いで。

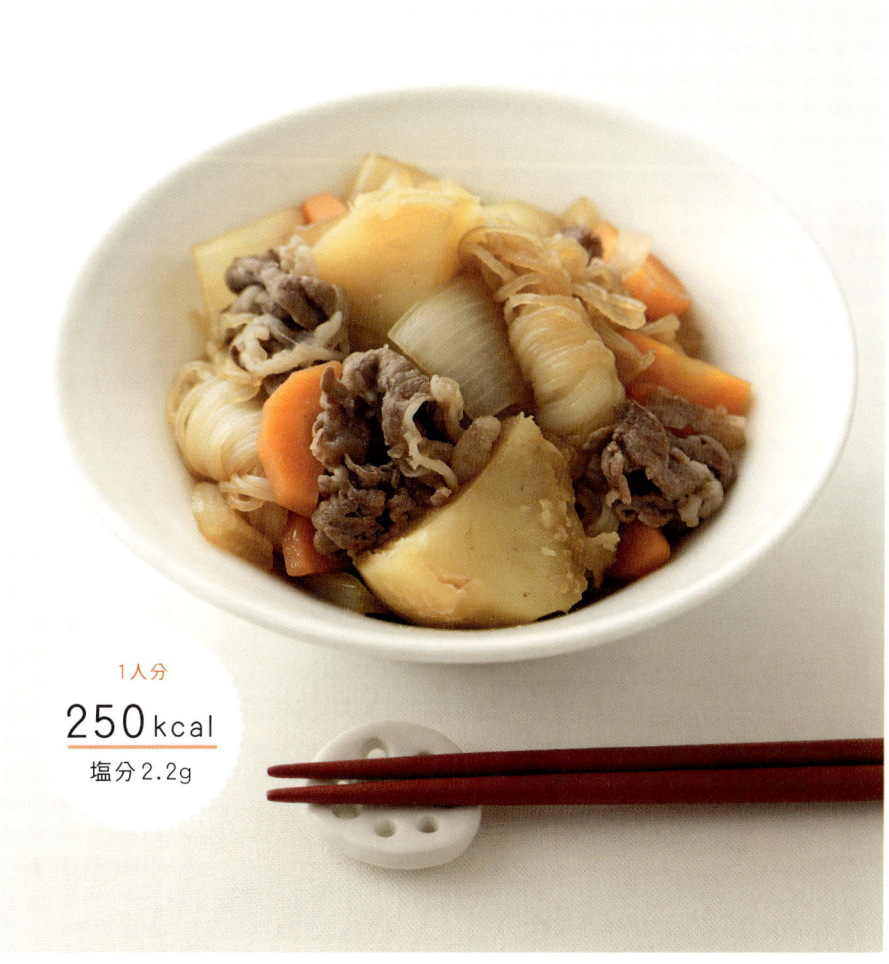

Part1 夕食　メインおかず　18 19　牛肉で

材料(1人分)と下ごしらえ

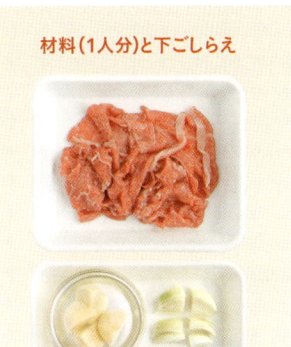

- **牛もも肉**(しゃぶしゃぶ用) … 50g
  5cm長さに切る。
- **じゃがいも** … 小1個(90g)
  皮をむいて4等分に切る。かぶるくらいの水にさっとさらし、かるく水けをきる。
- **にんじん** … 小1/4本(25g)
  皮をむき、5mm幅の半月切りにする。
- **玉ねぎ** … 1/4個(50g)
  縦半分に切り、長さを半分に切る。
- **しらたき**(結んであるもの) … 50g
- **下味**
  - 酒 … 小さじ1
  - 砂糖 … 小さじ1/3
- **サラダ油** … 小さじ1/2
- **煮汁**
  - 水 … 1/4カップ
  - めんつゆ(市販品・3倍濃縮タイプ) … 大さじ1と1/3
  - 酒 … 小さじ2

1人分 250kcal　塩分2.2g

おすすめ夕食献立例

市販のめんつゆ、ポン酢を使ったアイデア献立。それぞれ甘辛味、酸味のあるしょうゆ味、みそ味に仕上げて。

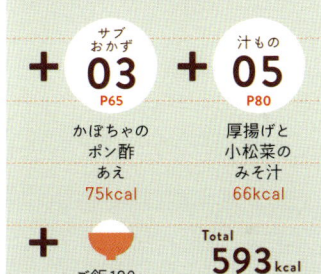

+ サブおかず **03** P65 かぼちゃのポン酢あえ 75kcal
+ 汁もの **05** P80 厚揚げと小松菜のみそ汁 66kcal
+ ご飯120g 202kcal
Total **593kcal**

1 じゃがいもを電子レンジで加熱する

耐熱皿にじゃがいもをのせ、ふんわりとラップをかけて電子レンジで1分30秒ほど加熱する。

↓

鍋にしらたきを入れ、かぶるくらいの水を加えて中火にかける。沸騰したら、ざるに上げて水けをきる。

2 炒める

牛肉に下味の材料をからめる。フライパンにサラダ油を中火で熱し、にんじん、玉ねぎを入れて炒める。

↓

玉ねぎが透き通ったら、しらたきを加えてさっと炒め合わせ、牛肉を加えて炒める。

3 煮る

牛肉の色が変わったら、煮汁の材料を加えて混ぜる。煮立ったら、弱火にしてアクをすくい、じゃがいもを加える。

↓

ふたをして、ときどき上下を返しながら5分ほど煮る。

250kcal以下のメインおかず ひき肉で

安価でさまざまな調理に使えるひき肉は、毎日のごはん作りの強い味方。ただし、ダイエット中は選ぶときにご注意を。どの部位のものかわからない場合は、脂肪の少ないものをチョイスして。

メインおかず 20

たねの中には、れんこん、長ねぎがたっぷり。

れんこん入りハンバーグ

ハンバーグだって、ダイエット中でもおいしくいただけます。鶏ひき肉に刻んだれんこんと長ねぎを加えて、香ばしくソテー。アスパラガスのソテーを添えて、さっぱりとした大根おろしをのせて、大満足の仕上がりです。

材料(1人分)と下ごしらえ

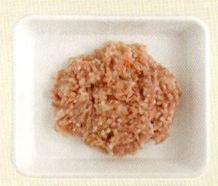

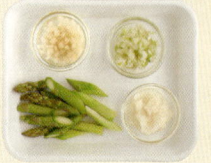

材料	分量
鶏ひき肉(胸肉)	80g
れんこん	20g

皮をむいて5mm角に切る。酢水(酢少々+水1/3カップ)に5分ほどさらし、水けを拭く。

グリーンアスパラガス	3本(60g)

根元を切り落とし、根元から1/3のところまで皮をむいて4cm幅の斜め切りにする。

長ねぎ	8cm(20g)

みじん切りにする。

大根	60g

皮をむいてすりおろし、ざるに上げて汁けをきる。

たね用
- パン粉 …… 大さじ3
- 牛乳 …… 大さじ1
- 片栗粉、粒マスタード …… 各小さじ1/2
- 塩、こしょう(あれば粗びき黒こしょう) …… 各少々

- サラダ油 …… 小さじ1強
- 酒 …… 大さじ1/2
- 塩 …… 少々
- ポン酢しょうゆ(市販品) …… 小さじ1

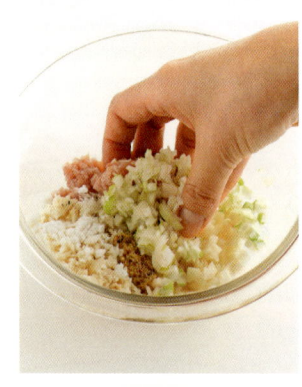

1 たねを作る

ボウルにひき肉、れんこん、長ねぎ、たね用の材料を入れてよく練り混ぜ、平たい円形に整える。

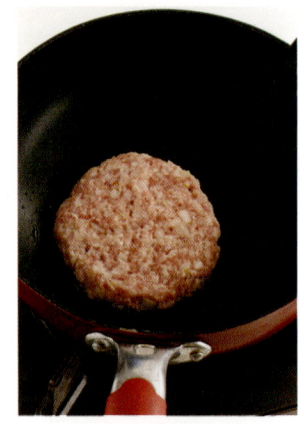

2 焼く

フライパンにサラダ油を中火で熱し、1のたねを入れる。3分ほど焼いて返し、1分ほど焼く。

3 アスパラガスを加える

たねを端に寄せて、あいたところにアスパラガスを入れてさっと炒める。全体に油が回ったら、酒をふって弱火にし、ふたをして4分ほど蒸し焼きにする。

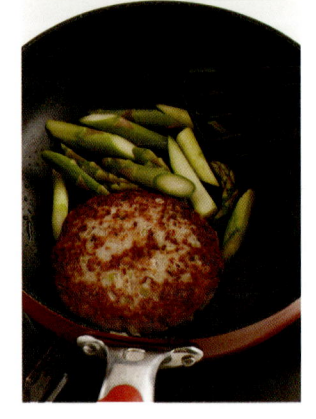

↓

ふたを取り、アスパラガスに塩をふる。器にハンバーグを盛って大根おろしをのせ、ポン酢しょうゆをかける。アスパラガスを添える。

---

memo

ひき肉は、好みの部位をお店でひいてもらっても

ダイエット中にひき肉を選ぶとき、どれを選んだらいいかわからない場合は、部位を伝えてお店の人にひいてもらうと安心です。豚肉・牛肉ならももなどの赤身肉、鶏肉ならささ身や胸肉などをチョイス。ひき肉は空気に触れている部分が多くて酸化しやすいので、なるべく早めに調理に使って。

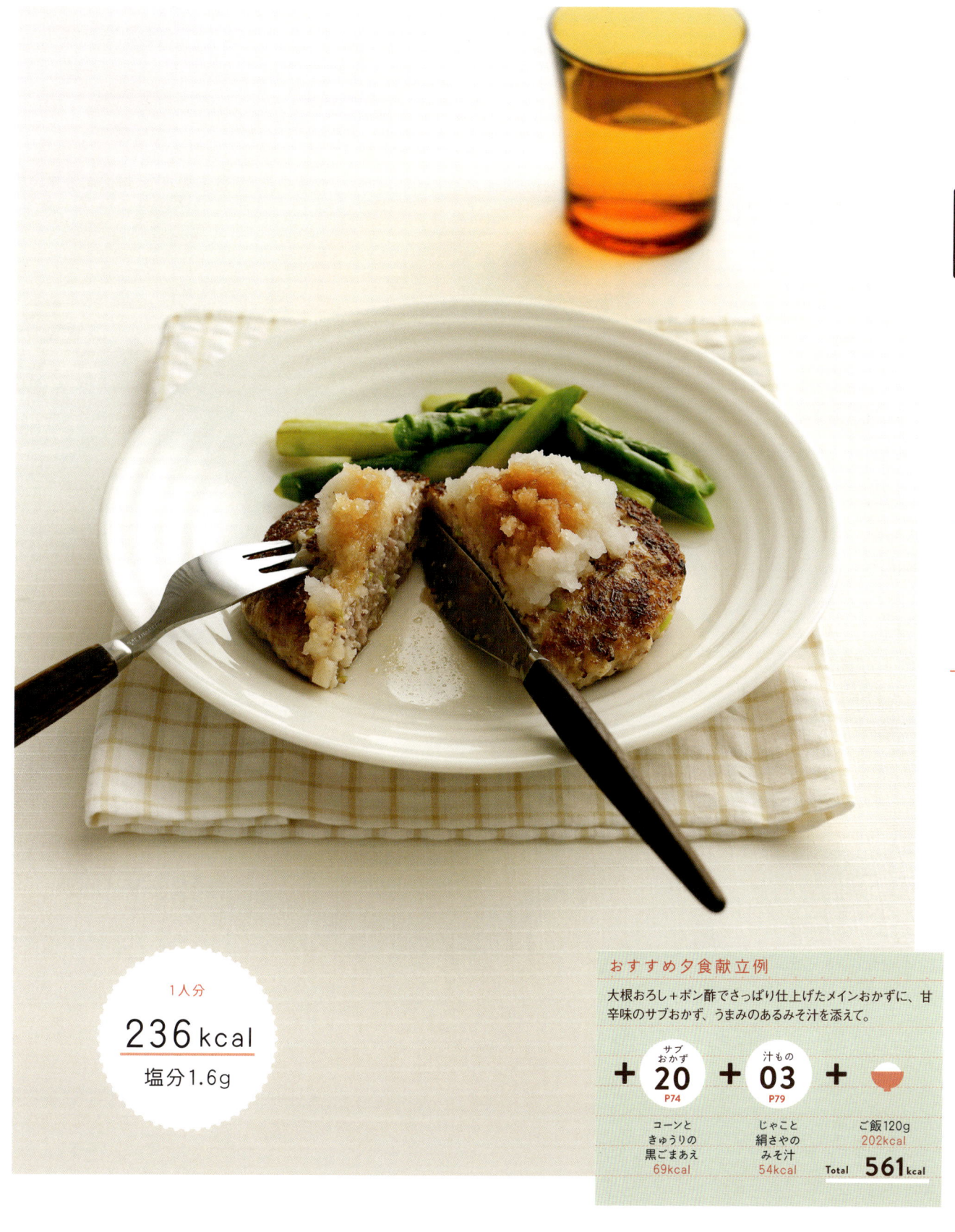

Part1 夕食　メインおかず　20

ひき肉で

1人分
236 kcal
塩分1.6g

おすすめ夕食献立例
大根おろし＋ポン酢でさっぱり仕上げたメインおかずに、甘辛味のサブおかず、うまみのあるみそ汁を添えて。

＋ **サブおかず 20** P74 ＋ **汁もの 03** P79 ＋ 🍚

| コーンと
きゅうりの
黒ごまあえ
69kcal | じゃこと
絹さやの
みそ汁
54kcal | ご飯120g
202kcal
Total **561 kcal** |

035

メインおかず **21** さらりとした口当たりの、クイック煮もの。

豚ひき肉といんげんのカレー煮

材料を油で炒めてから煮るので、コク満点。しかも火の通りがスピーディーになります。
いんげんの緑、トマトの赤、カレー粉の黄色で見た目の満足感もいっぱい。
さわやかなしょうがのかくし味も、アクセント。

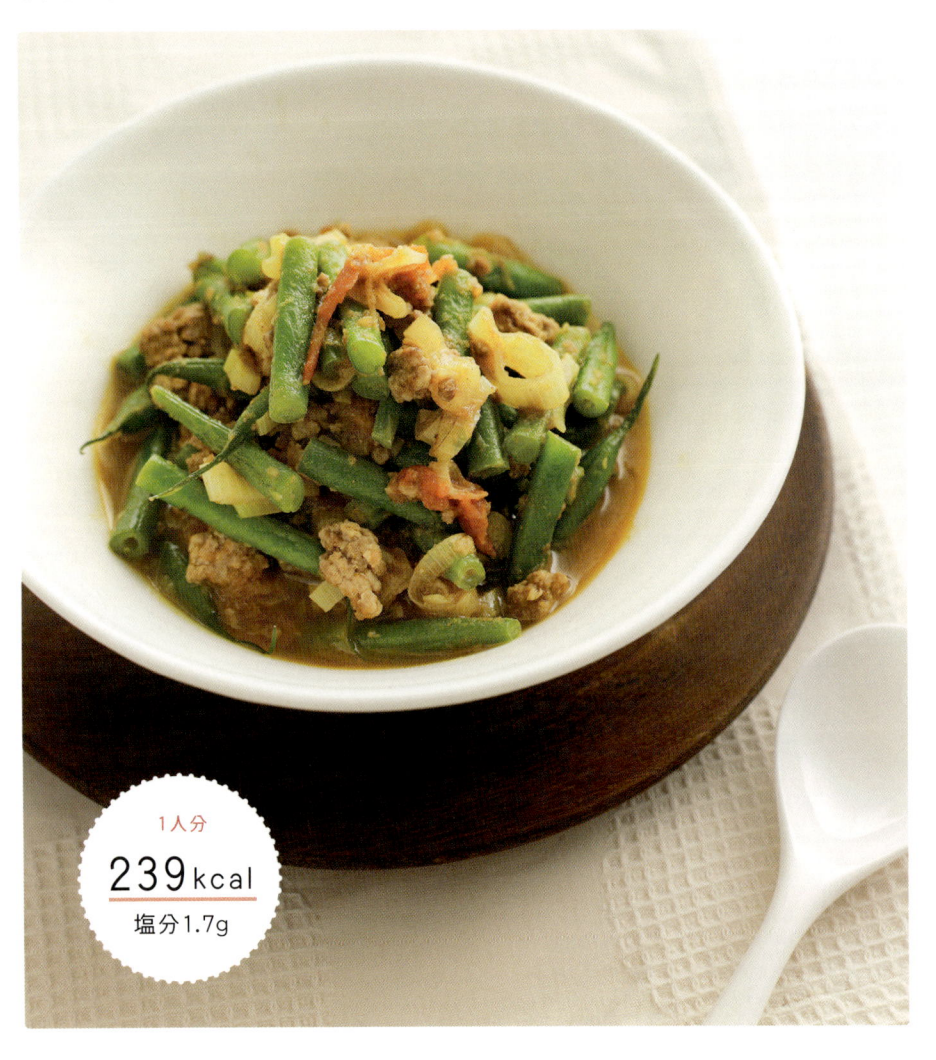

1人分 239kcal 塩分1.7g

材料(1人分)と下ごしらえ

材料	分量
豚ひき肉(赤身)	60g
さやいんげん	80g
3cm長さに切る。	
長ねぎ	1/2本(50g)
3mm幅に切る。	
トマト	1/2個(75g)
へたを取り除いて縦半分に切り、横に1cm幅に切る。	
しょうがのすりおろし	小さじ1
サラダ油	大さじ1/2
調味用	
カレー粉	小さじ1
塩	小さじ1/4
スープ	
水	1/2カップ
鶏ガラスープの素(顆粒)	小さじ1/4
酒	大さじ1

1 炒める

フライパンにサラダ油を中火で熱し、ひき肉、長ねぎ、しょうがを入れて炒める。

↓

ひき肉の色が変わったら、いんげん、トマトを順に加えて炒め合わせる。

2 調味する

全体に油が回ったら、調味用の材料を加えて手早く炒める。

3 煮る

カレー粉が全体になじんだら、スープの材料を加えて混ぜる。

↓

煮立ったら弱火にし、ふたをして5分ほど煮る。ふたを取って中火にし、1分ほど煮る。

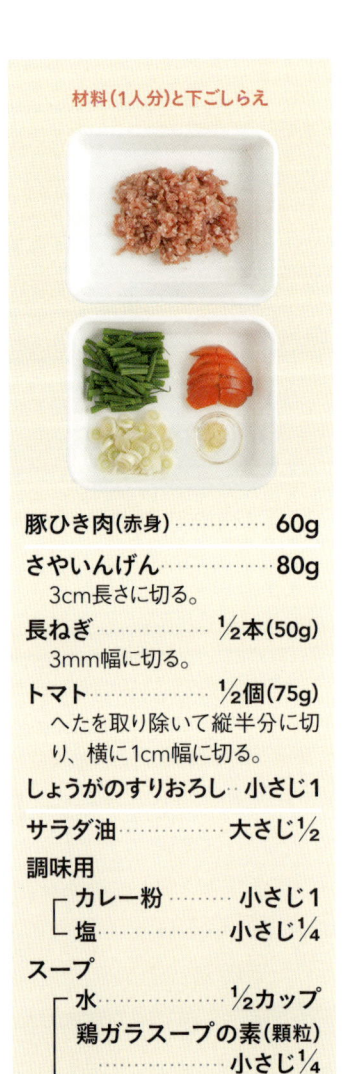

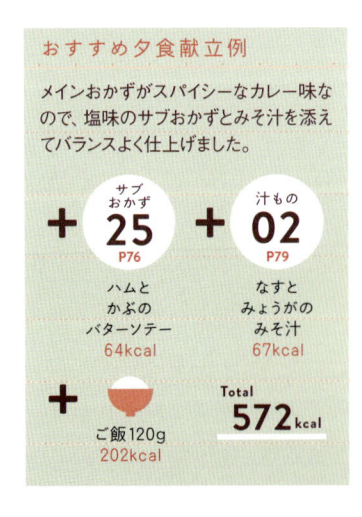

おすすめ夕食献立例

メインおかずがスパイシーなカレー味なので、塩味のサブおかずとみそ汁を添えてバランスよく仕上げました。

+ サブおかず 25 P76 ハムとかぶのバターソテー 64kcal

+ 汁もの 02 P79 なすとみょうがのみそ汁 67kcal

+ ご飯120g 202kcal

Total 572kcal

メインおかず 22 | しいたけ入りレンジシューマイ

鶏ひき肉を使った、上品であっさり味。

たっぷりの白菜の上に、鶏ひき肉で作ったシューマイをのせて、レンジでチン！
ヘルシーで超簡単、やさしい味わいの一品ができました。
にら＋ポン酢しょうゆのたれで、さらにおいしく。たくさん作って、冷凍しておいても。

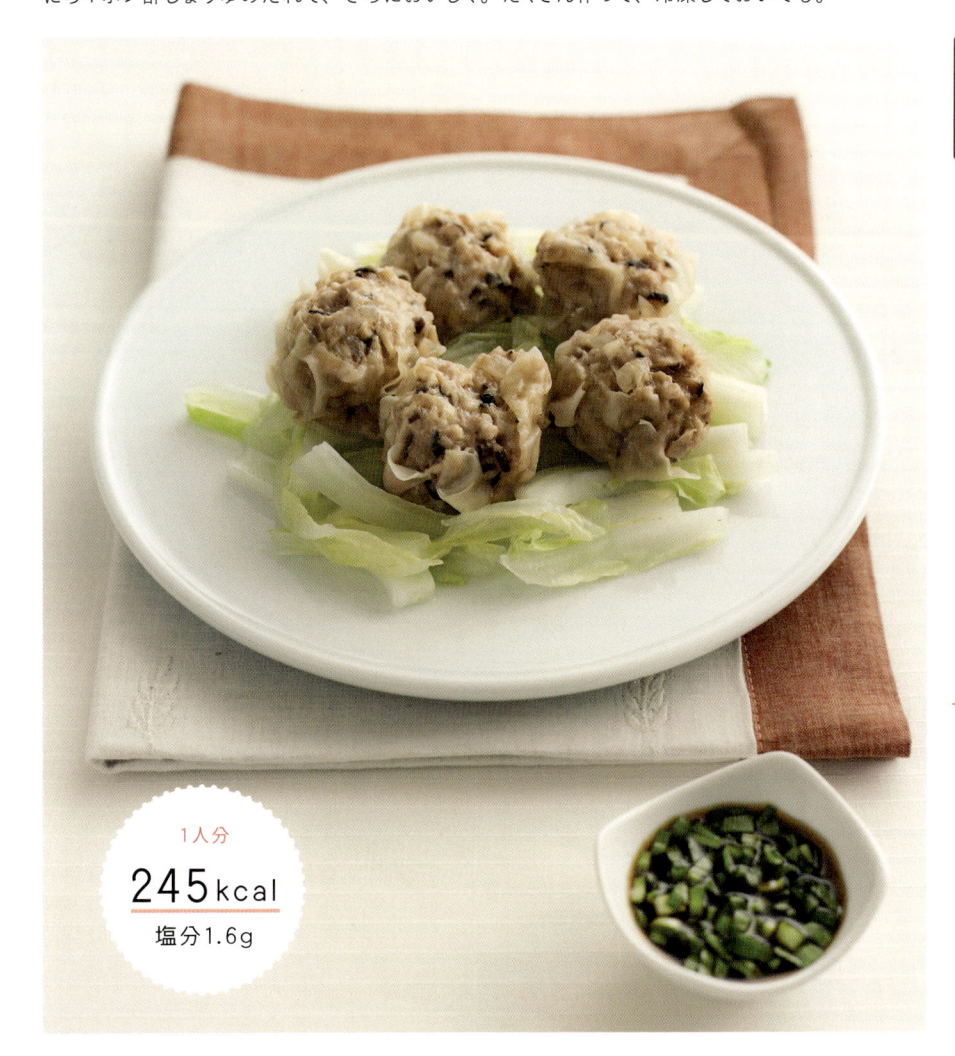

Part1 夕食 メインおかず 21 22 ひき肉で

材料(1人分)と下ごしらえ

- 鶏ひき肉(胸肉) ……… 70g
- 白菜 ……… 120g
  7cm長さに切り、縦に1cm幅に切る。
- 生しいたけ ……… 1個(15g)
  石づきを切り落とし、みじん切りにする。
- 玉ねぎ ……… 小1/5個(30g)
  みじん切りにする。
- にら ……… 1本(5g)
  5mm幅に切る。
- シューマイの皮 ……… 5枚
- ポン酢しょうゆ(市販品) ……… 大さじ1/2
- たね用
  - 酒、しょうゆ … 各小さじ1
  - ごま油 ……… 小さじ1/4
  - 砂糖、こしょう … 各少々
- 片栗粉 ……… 小さじ1

1人分 245kcal 塩分1.6g

おすすめ夕食献立例

メインおかずが上品な蒸しものなので、コクのあるめんつゆ味のサブおかず、パンチのある汁ものを添えて。

＋ サブおかず **12** P70 油揚げと青梗菜の煮びたし 60kcal
＋ 汁もの **10** P83 豆腐ともやしのスープ 54kcal
＋ ご飯120g 202kcal

Total 561kcal

1 たれを作る
器にポン酢しょうゆ、にらを入れて混ぜる。

2 シューマイを作る
ボウルにひき肉、しいたけ、たね用の材料を入れ、よく練り混ぜる。
↓
玉ねぎに片栗粉をまぶしてから加え、さらに混ぜる。シューマイの皮の中央にたねを1/5量ずつのせて包む。

3 電子レンジで加熱する
耐熱皿に白菜を敷き、2を間隔をあけてのせる。
↓
水大さじ1をふり、ふんわりとラップをかけて電子レンジで5分ほど加熱する。1のたれを添える。

メインおかず **23** | シャキシャキ野菜に、あんをとろ〜り。
もやしと赤ピーマンのひき肉あんかけ

もやしと赤ピーマンをチンして、しょうが風味のひき肉あんをかけました。
シャッキリとした野菜にほどよいとろみのあんが、ナイスな組み合わせ。
安くできて、おいしくて、体にもいいメニューです。

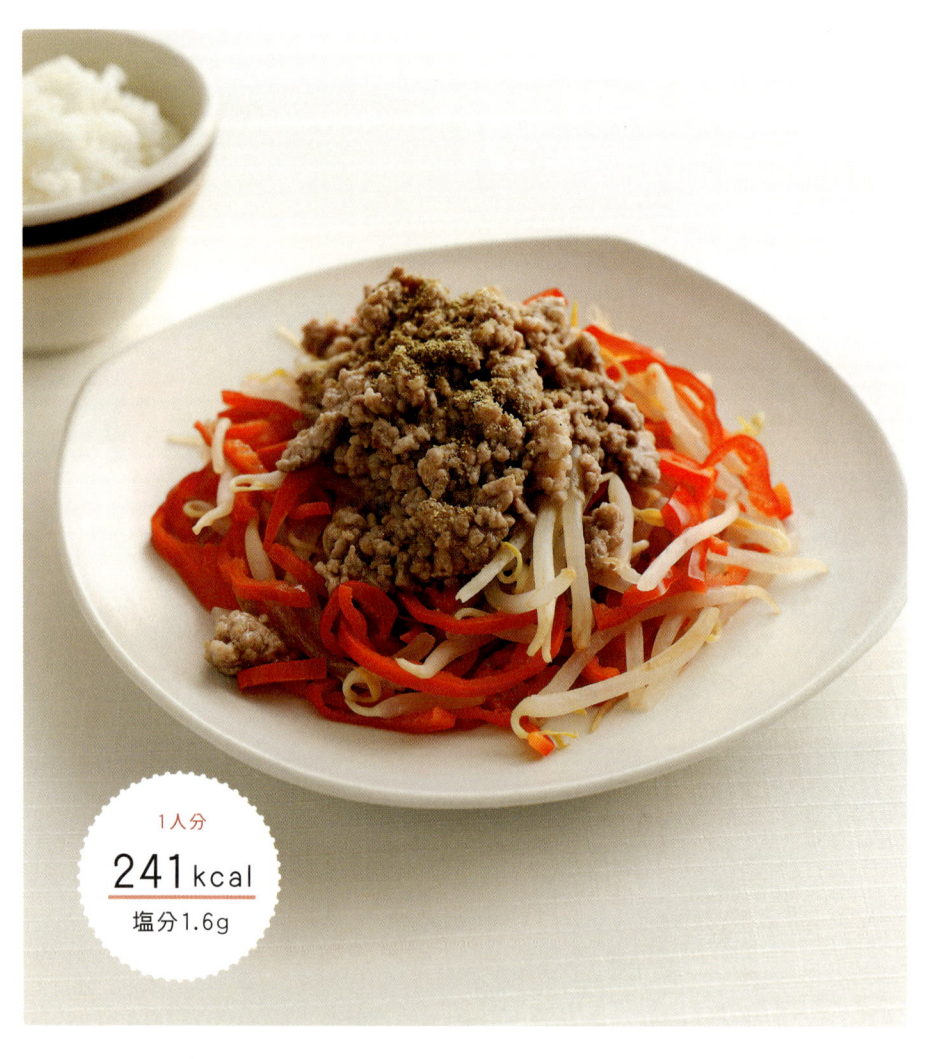

1人分
241kcal
塩分1.6g

材料(1人分)と下ごしらえ

豚ひき肉(赤身)	80g
もやし	120g
ざるに入れて水洗いをし、水けをきる。	
赤ピーマン	2個(70g)
縦半分に切ってへたと種を取り除き、横に5mm幅に切る。	
しょうがのすりおろし	小さじ1
塩	少々
合わせ調味料	
水	¼カップ
鶏ガラスープの素(顆粒)	小さじ¼
酒、しょうゆ	各小さじ1
砂糖	小さじ¼
片栗粉	小さじ⅓
こしょう	少々
サラダ油	小さじ1
粉ざんしょう	少々

1 電子レンジで加熱する
耐熱皿にもやし、赤ピーマンを合わせて入れ、塩、水大さじ1をふる。
↓
ふんわりとラップをかけて電子レンジで3分ほど加熱する。水けをきり、器に盛る。

2 炒める
ボウルに合わせ調味料の材料を入れて混ぜる。
↓
フライパンにサラダ油を中火で熱し、ひき肉、しょうがを入れて炒める。

3 調味する
ひき肉の色が変わったら、2の合わせ調味料をもう一度混ぜてから加える。
↓
混ぜながら煮立て、少しとろみがついたら、1の野菜にかけて粉ざんしょうをふる。

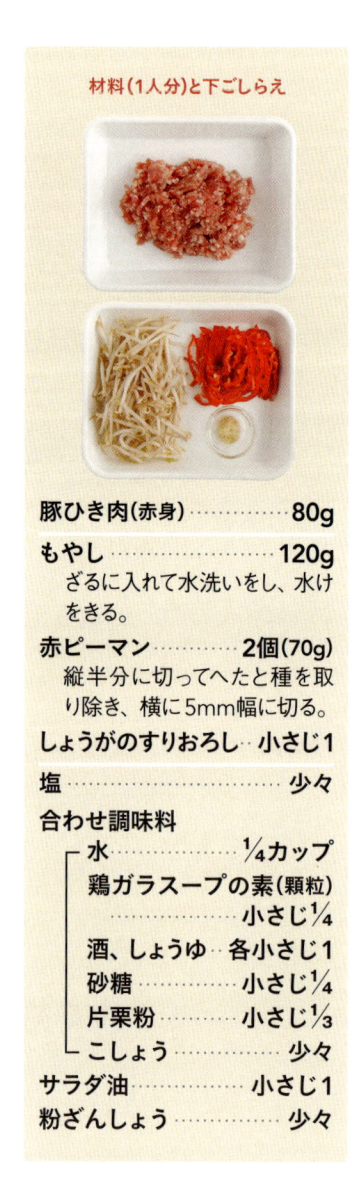

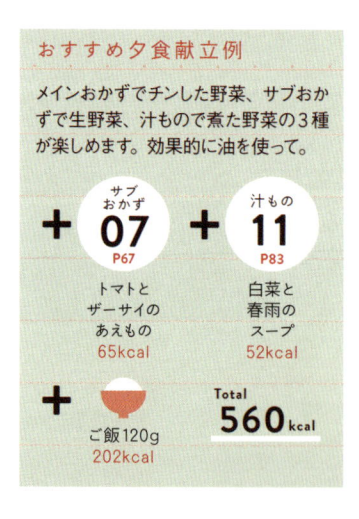

おすすめ夕食献立例

メインおかずでチンした野菜、サブおかずで生野菜、汁もので煮た野菜の3種が楽しめます。効果的に油を使って。

+ サブおかず **07** P67 トマトとザーサイのあえもの 65kcal
+ 汁もの **11** P83 白菜と春雨のスープ 52kcal
+ ご飯120g 202kcal

Total **560kcal**

メインおかず 24 | 合いびき肉とキャベツの炒めもの

ウスターソースの豊かな香りが、決め手。

合いびき肉は、牛肉と豚肉の両方の栄養素をゲットできます。
ここでは、たっぷりのキャベツ、エリンギ、玉ねぎとオリーブ油で炒め合わせて、
ウスターソースで調味。野菜は歯ごたえが残るくらいが、美味。

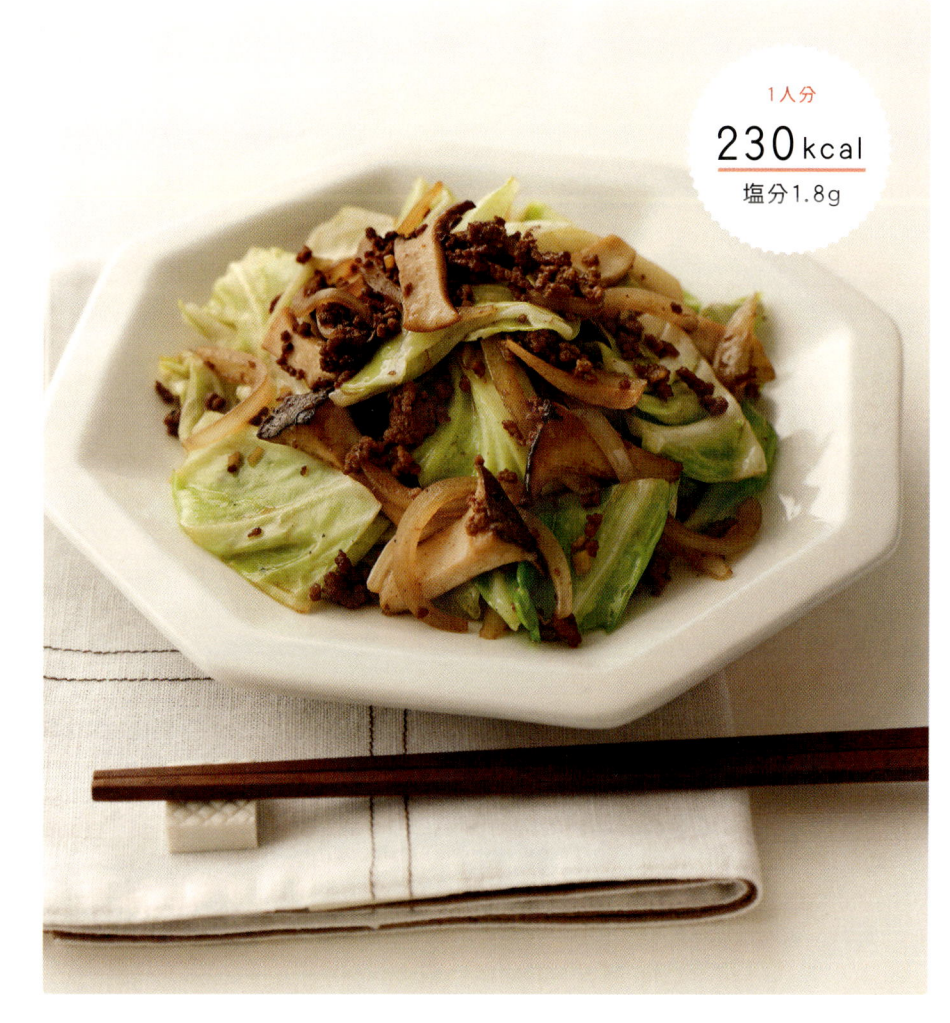

1人分 **230**kcal 塩分1.8g

Part1 夕食 メインおかず 23 24 ― ひき肉で

材料(1人分)と下ごしらえ

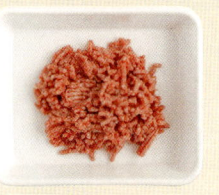

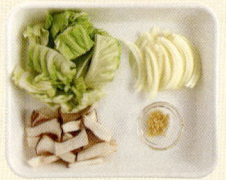

合いびき肉(赤身)	60g
キャベツ	2枚(100g)
一口大に切る。	
エリンギ	大1本(60g)
5cm長さに切って縦半分に切り、さらに縦に5mm幅に切る。	
玉ねぎ	1/4個(50g)
縦に5mm幅に切る。	
しょうがのみじん切り	小さじ1
オリーブ油	小さじ1
酒	小さじ1
塩、こしょう(あれば粗びき黒こしょう)	各少々
ウスターソース	大さじ1/2

1 炒める
フライパンにオリーブ油を中火で熱し、ひき肉、しょうがを入れて炒め、エリンギ、玉ねぎを加えて炒め合わせる。

2 キャベツを加える
全体に油が回ったら、酒、塩、こしょうをふって炒め、キャベツを加えてさっと炒め合わせる。

3 調味する
キャベツが少ししんなりとしたら、ウスターソースを加えて手早く炒める。

おすすめ夕食献立例

前日が外食だったり、野菜不足のときは、こんな野菜たっぷりの献立を選んで。緑黄色野菜、淡色野菜をゲット。

+ サブおかず **05** P66 焼き豚ともやしのあえもの 71kcal
+ 汁もの **07** P81 大根とザーサイのスープ 60kcal
+ ご飯120g 202kcal

Total **563**kcal

250kcal以下のメインおかず 魚介で

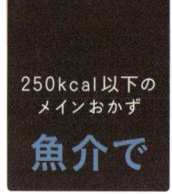

良質のたんぱく質を含むほか、白身や赤身魚にはカルシウムの吸収を促すビタミンDが豊富。また、青背魚には血液をサラサラにするEPA(エイコサペンタエン酸)、脳の働きを活発にするDHA(ドコサヘキサエン酸)が含まれています。

メインおかず 25 | まぐろのステーキ

表面をさっと焼いて、中はレアにして。

まぐろはお刺し身だけで食べると意外とボリュームがないものです。だけどこんな風に、表面を油で焼いて、たっぷりの生野菜を添えると、食べごたえのある一品に。梅肉を加えた酸味のあるソースで、どうぞ。

材料(1人分)と下ごしらえ

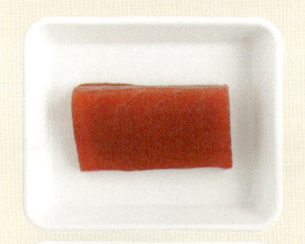

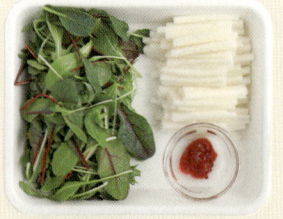

まぐろの赤身(刺し身用・さく) ……100g
ペーパータオルで水けを拭く。

ベビーリーフミックス ……25g
さっと水洗いをし、水けを拭く。

長いも ……4cm(80g)
皮をむいて細切りにする。

梅肉(梅干しの果肉を包丁でたたいたもの) ……小さじ½

下味
- 塩、こしょう(あれば粗びき黒こしょう)……各少々

サラダ油 ……小さじ½

ソース用
- ポン酢しょうゆ(市販品)……大さじ½
- オリーブ油 ……大さじ½
- こしょう ……少々

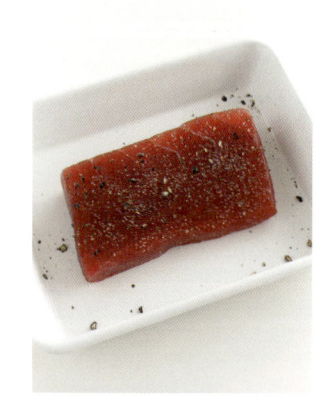

1 下味をつける

まぐろに下味の材料をふる。器にベビーリーフミックスと長いもを合わせて盛る。

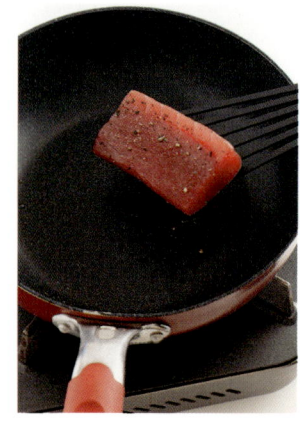

2 焼く

フライパンにサラダ油を強火で熱し、まぐろを入れて両面をさっと焼く。
↓
表面の色が変わったら取り出す。1cm幅のそぎ切りにして1の野菜にのせる。

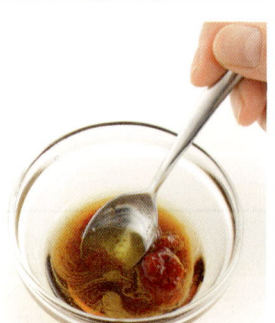

3 ソースを作る

ボウルに梅肉、ソース用の材料を入れて混ぜ、2のまぐろにかける。

---

memo

魚介類に含まれる栄養素は、さまざま

白身、赤身の魚には、アリシンを含む玉ねぎ、長ねぎ、にんにくなどを組み合わせると疲労回復、美肌を作る効果が。また青背魚に含まれるEPAやDHAは酸化しやすいので、野菜などに含まれる、抗酸化作用のあるビタミンEなどといっしょに。また貝類、たこ、えびなどには、コレステロール値を下げるタウリンが豊富に含まれています。

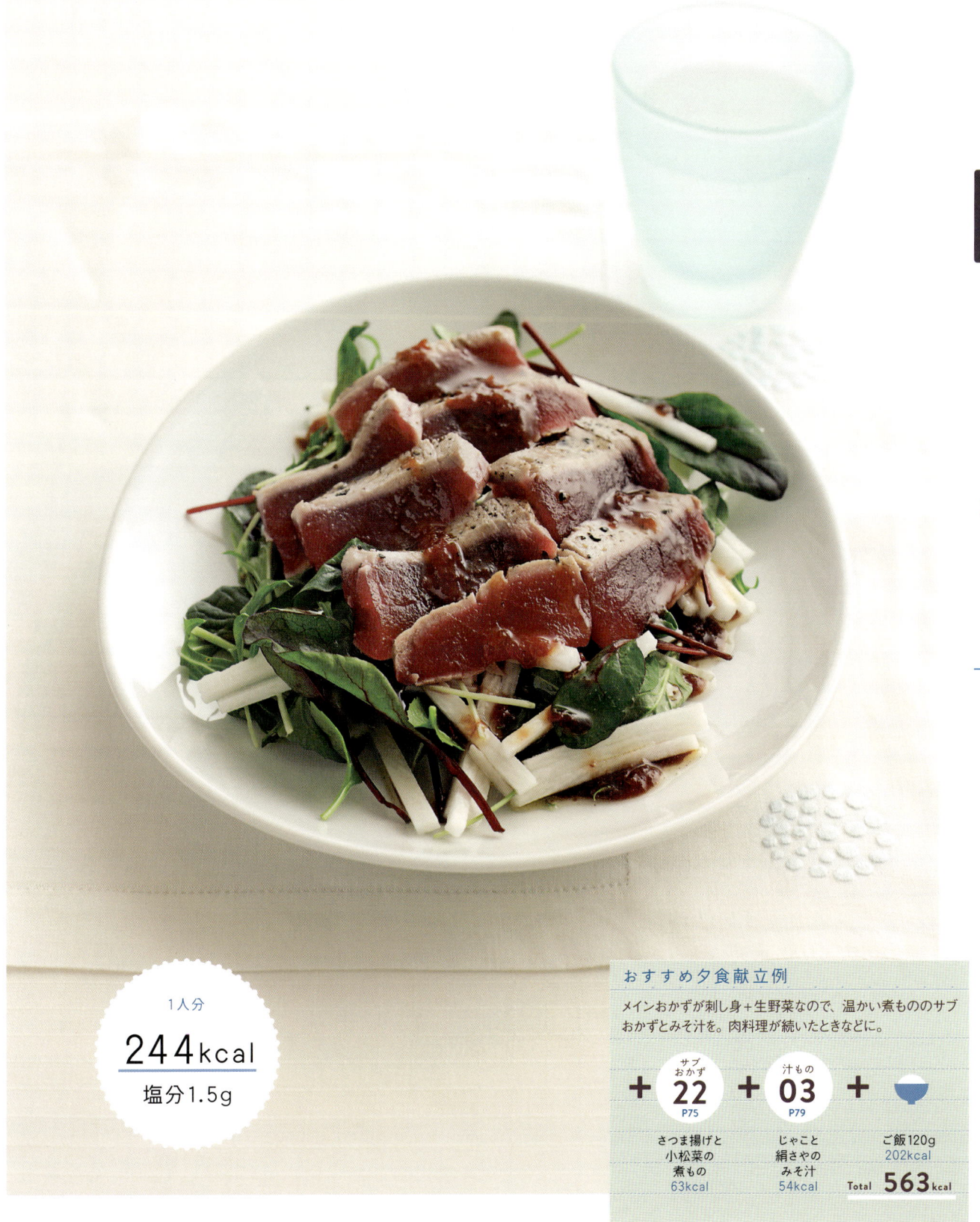

Part1 夕食 メインおかず 25 ─ 魚介で

1人分
244kcal
塩分1.5g

おすすめ夕食献立例

メインおかずが刺し身+生野菜なので、温かい煮もののサブおかずとみそ汁を。肉料理が続いたときなどに。

+ サブおかず **22** P75 + 汁もの **03** P79 +

さつま揚げと小松菜の煮もの
63kcal

じゃこと絹さやのみそ汁
54kcal

ご飯120g
202kcal

Total **563**kcal

メインおかず 26

めんつゆ＋すりごまで、コクのある味に。

たいと帆立て貝のお刺し身サラダ

高たんぱく質、低エネルギー素材のたいと帆立て貝を使ってボリューム満点のおかずサラダに。
野菜は、ビタミンCたっぷり、香り豊かな春菊を使って。
お刺し身はほかの白身魚や貝類、春菊はキャベツや水菜、レタスなどを使っても。

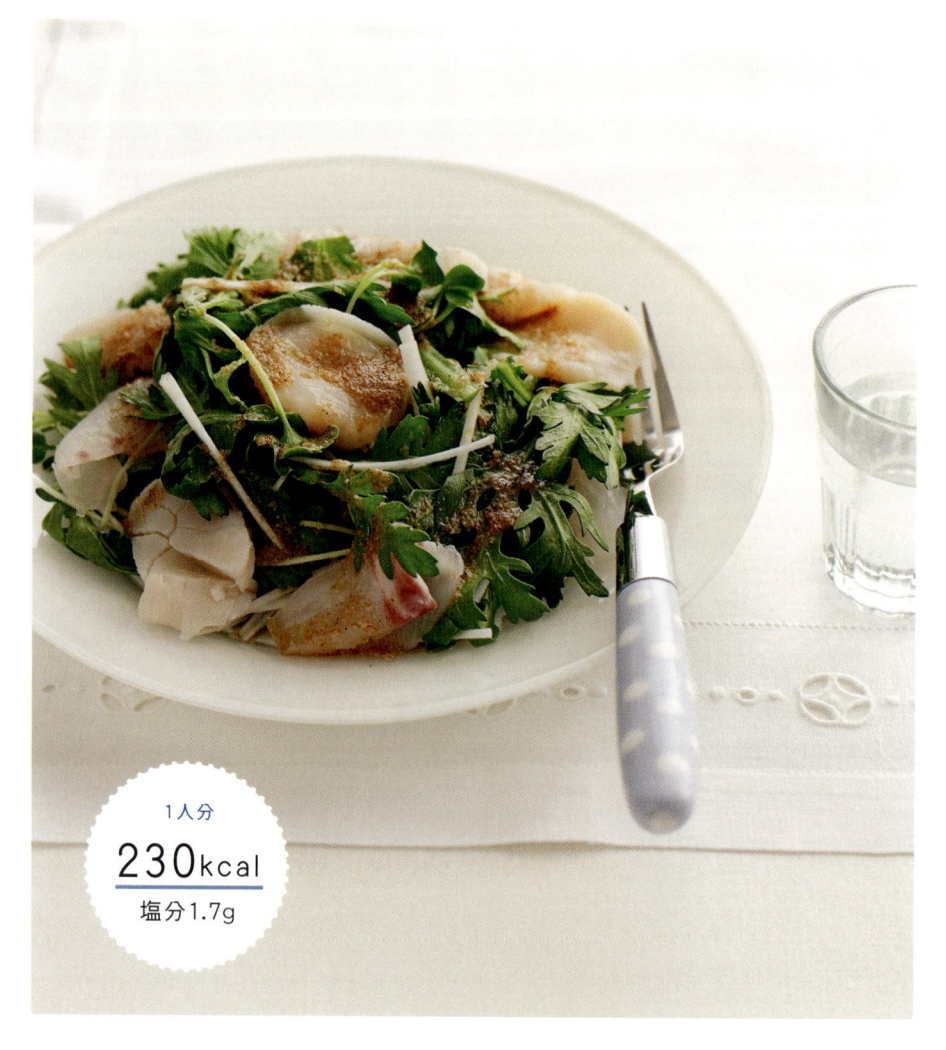

1人分 230kcal　塩分1.7g

材料(1人分)と下ごしらえ

- たい(刺し身用・薄切り)……40g
- 帆立て貝柱(刺し身用)……2個(60g)
- 春菊……30g
  やわらかい葉を摘み、さっと水洗いをして水けを拭く。
- 貝割れ菜……1/4パック(12g)
  根元を切り落とし、さっと水洗いをして水けを拭く。
- 長ねぎ……8cm(20g)
  長さを半分に切り、せん切りにする。さっと水洗いをして、水けを拭く。
- ドレッシング
  - わさびのすりおろし…少々
  - 白すりごま……大さじ1
  - めんつゆ(市販品・3倍濃縮タイプ)……大さじ1
  - 酢……小さじ2
  - ごま油……小さじ1
  - こしょう……少々

1 ゆでる
鍋に湯を沸かし、帆立て貝柱を入れて30秒ほどゆでる。冷水にとってさまし、ペーパータオルで水けを拭く。厚みを3mm幅に切る。

2 ドレッシングを作る
ボウルにドレッシングの材料を入れて混ぜる。

3 仕上げる
器にたい、帆立て貝柱、春菊、貝割れ菜、長ねぎを合わせて盛り、2のドレッシングをかける。

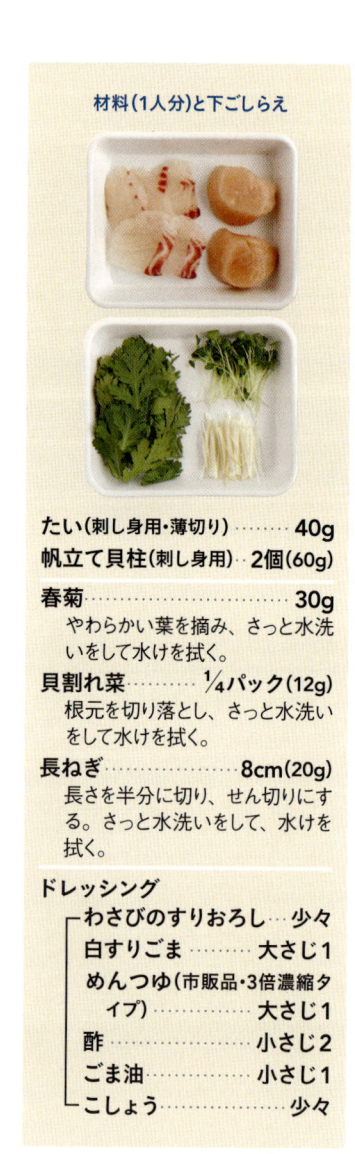

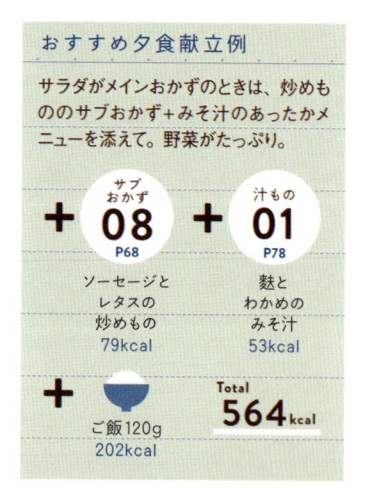

おすすめ夕食献立例

サラダがメインおかずのときは、炒めもののサブおかず＋みそ汁のあったかメニューを添えて。野菜がたっぷり。

＋ サブおかず 08 P68　ソーセージとレタスの炒めもの　79kcal
＋ 汁もの 01 P78　麩とわかめのみそ汁　53kcal
＋ ご飯120g　202kcal

Total 564kcal

メインおかず 27 | あじのソテー 野菜あんかけ

カラフルな野菜を使って、バランスよく。

小麦粉をまぶしたあじをこんがりソテーして、栄養満点のあんをかけました。
あんには、にんじん、ピーマン、玉ねぎ、しょうが。いろんなおいしさ、栄養が堪能できます。
ほどよい酸味と甘辛さが、抜群の味わい。

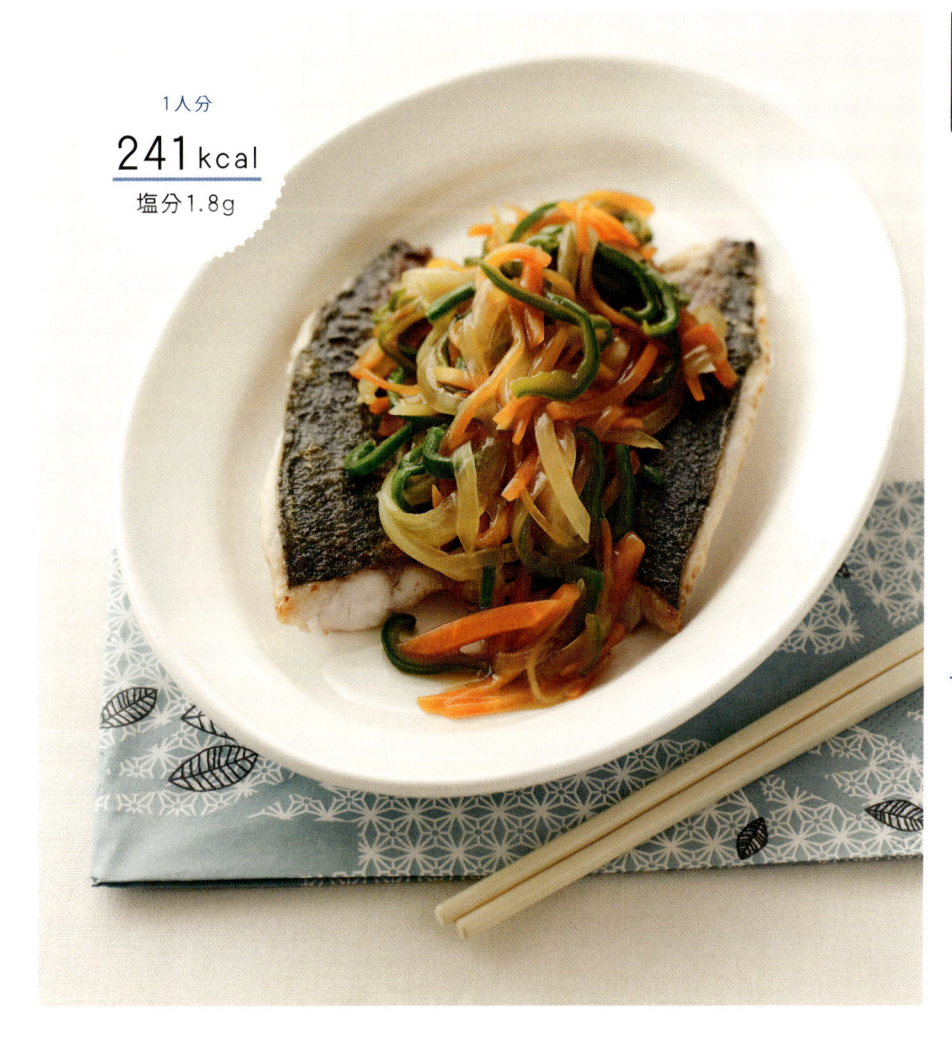

1人分
241 kcal
塩分 1.8g

材料（1人分）と下ごしらえ

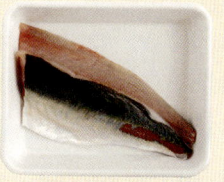

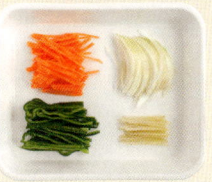

- **あじ（三枚におろしたもの）** … 1尾分（80g）
- **にんじん** … 2cm（30g）
  皮をむき、2mm幅の輪切りにしてから、せん切りにする。
- **ピーマン** … 1個（30g）
  縦半分に切ってへたと種を取り除き、縦に3mm幅に切る。
- **玉ねぎ** … 小1/5個（30g）
  縦に2mm幅に切る。
- **しょうが** … 10g
  皮をむいてせん切りにする。
- **下味**
  - 塩、こしょう … 各少々
- **合わせ調味料**
  - 水 … 1/4カップ
  - 鶏ガラスープの素（顆粒） … 小さじ1/4
  - 酢 … 小さじ2
  - 砂糖、しょうゆ … 各小さじ1
  - 片栗粉 … 小さじ1/2
- **小麦粉** … 小さじ1
- **サラダ油** … 小さじ1
- **ごま油** … 小さじ1

おすすめ夕食献立例

3品のおかずに野菜を使って、ビタミン、ミネラル、食物繊維をゲット。塩分カットには、煮ものの汁を残して。

- ＋ サブおかず **17** P72 大根と厚揚げの煮もの 72kcal
- ＋ 汁もの **02** P79 なすとみょうがのみそ汁 67kcal
- ＋ ご飯120g 202kcal
- **Total 582 kcal**

---

1 下味をつける

あじに下味の材料をふって5分ほどおき、ペーパータオルで水けを拭く。ボウルに合わせ調味料の材料を入れて混ぜる。

2 焼く

あじに小麦粉をまぶしつける。
↓
フライパンにサラダ油を中火で熱し、あじを皮の面を下にして入れて2分ほど焼く。返してさらに1～2分焼き、器に盛る。

3 あんを作る

フライパンにごま油を中火で熱し、にんじん、ピーマン、玉ねぎ、しょうがを入れて炒める。
↓
玉ねぎがしんなりとしたら、1の合わせ調味料をもう一度混ぜてから加える。混ぜながら煮立て、少しとろみがついたら、2のあじにかける。

Part1 夕食 メインおかず 26 27 魚介で

メインおかず **28**

しょうゆ＆チーズのおいしい組み合わせ。

かじきのチーズ焼き

かじきをしょうゆなどの下味につけて、香ばしくソテー。
そのあと、ピザ用チーズをのせて焼けば、でき上がり。しょうゆの香り、チーズのコクが相まって、食べごたえ充分。箸休めにもなるつけ合わせの野菜は、たっぷり添えて。

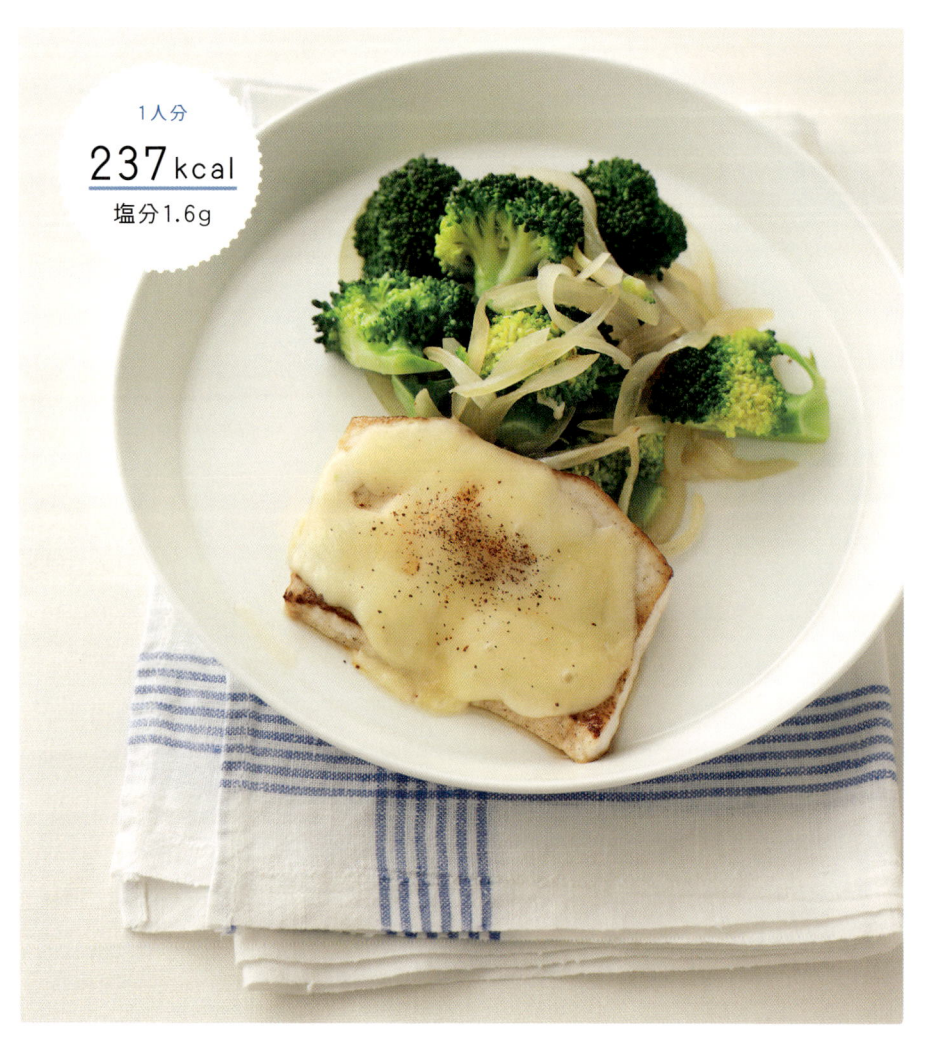

1人分
237kcal
塩分1.6g

材料（1人分）と下ごしらえ

かじきの切り身	1切れ(70g)
ピザ用チーズ	15g
ブロッコリー	80g
	小房に分け、大きいものは縦2～4等分に切る。
玉ねぎ	1/4個(50g)
	縦に3mm幅に切る。
下味 酒、しょうゆ	各小さじ1
こしょう	少々
オリーブ油	小さじ1弱
塩、こしょう	各少々
一味唐辛子	少々

1 下味をつける

かじきは下味の材料をからめて10分ほどおき、ペーパータオルで汁けを拭く。

2 焼く

フライパンにオリーブ油を中火で熱し、かじきを入れて2分ほど焼く。

↓

かじきを端に寄せ、あいたところにブロッコリー、玉ねぎを入れてさっと炒める。

3 蒸し焼きにする

かじきを返してピザ用チーズをのせ、野菜に水小さじ1をふる。弱火にしてふたをし、2分ほど蒸し焼きにする。

↓

ふたを取り、野菜に塩、こしょうをふる。器にかじきを盛って一味唐辛子をふり、野菜を添える。

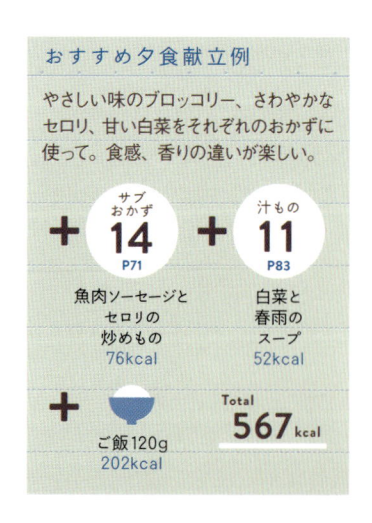

おすすめ夕食献立例

やさしい味のブロッコリー、さわやかなセロリ、甘い白菜をそれぞれのおかずに使って。食感、香りの違いが楽しい。

+ サブおかず **14** P71 魚肉ソーセージとセロリの炒めもの 76kcal
+ 汁もの **11** P83 白菜と春雨のスープ 52kcal
+ ご飯120g 202kcal

Total **567**kcal

材料(1人分)と下ごしらえ

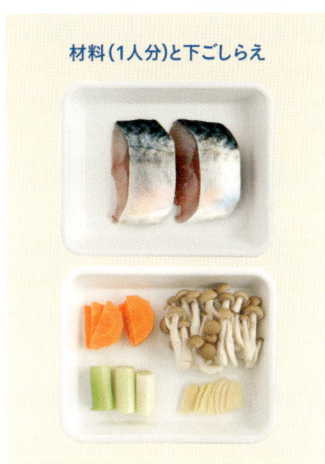

さばの切り身 ‥ 小1切れ(70g)
半分のそぎ切りにする。

にんじん ‥‥‥ 2cm(30g)
皮をむき、3mm幅の半月切りにする。

長ねぎ ‥‥‥ 1/3本(30g)
3cm長さに切る。

しめじ ‥‥‥ 1/2パック(50g)
石づきを切り落とし、食べやすい大きさにほぐす。

しょうが ‥‥‥ 10g
皮をむき、2mm幅に切る。

煮汁
- 水 ‥‥‥ 1/2カップ
- 酒 ‥‥‥ 大さじ2
- みそ ‥‥‥ 大さじ1弱
- 砂糖 ‥‥‥ 大さじ1/2

おすすめ夕食献立例

メインおかずがノンオイルで作れるので、サブおかず、汁ものには効果的に油を使って。腹もちもよくなります。

+ **サブおかず 24** P76
にらの納豆あえ 70kcal

+ **汁もの 06** P81
トマトとわかめのスープ 63kcal

+ ご飯120g 202kcal

Total 585kcal

メインおかず

29 | さばのみそ煮風

こんなにたっぷり、おいしく食べてよし。

さばを煮るときに、いっしょに野菜をたくさん加えるのが成功の決め手。
ここでは、にんじん、長ねぎ、しめじなど。食感と味わいの異なるものを組み合わせると、
おいしさがぐっと広がります。れんこんやほかのきのこに代えて作っても、美味。

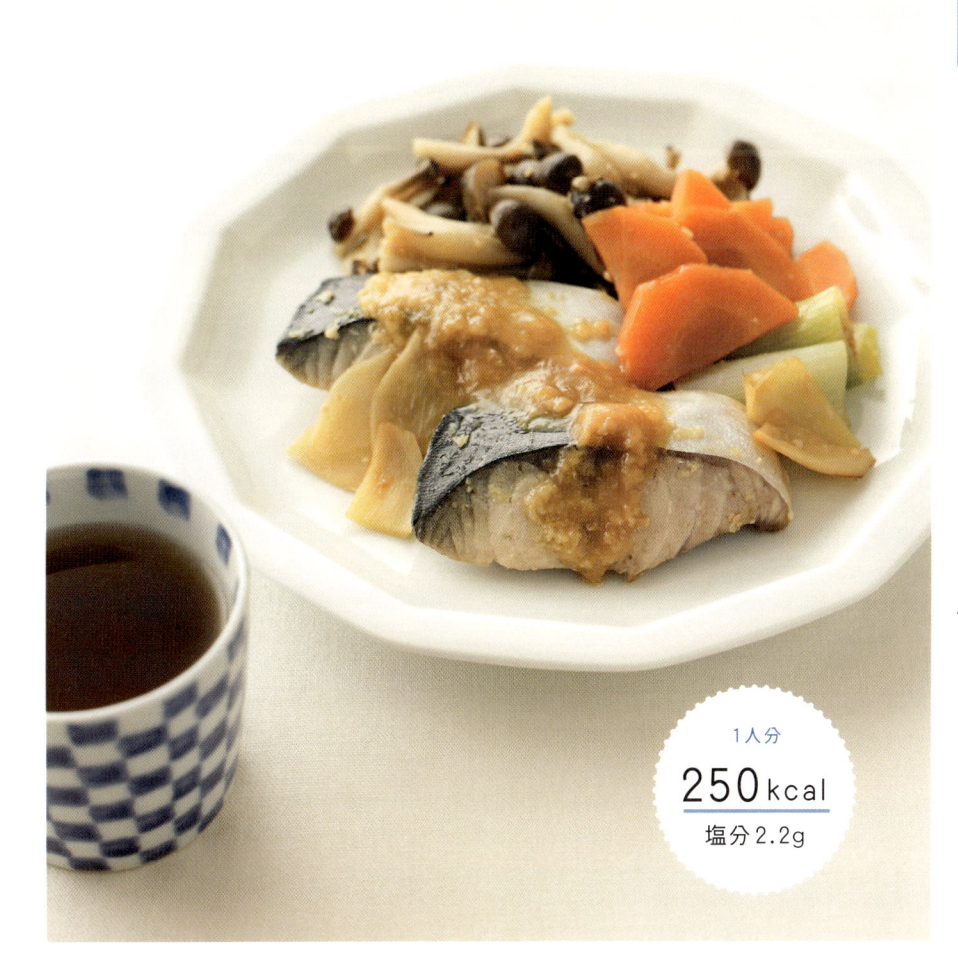

1人分
250kcal
塩分2.2g

1 煮汁、野菜を火にかける

さばはボウルに入れ、90℃ほどの湯をかける。水けをきり、冷水を加えてさまし、ペーパータオルで水けを拭く。
↓
フライパンに煮汁の材料を入れて混ぜ、にんじん、長ねぎ、しめじ、しょうがを加えて中火にかける。

2 さばを並べ入れる

煮立ったら、野菜を端に寄せ、あいたところにさばを皮の面を上にして並べる。

3 煮る

再び煮立ったら弱めの中火にし、ふたをして8分ほど煮る。ふたを取り、さばに煮汁を回しかけながら、さっと煮詰める。
↓
器にさばと野菜を盛り、フライパンに残った煮汁をさばにかける。

Part1 夕食 メインおかず 28 29 — 魚介で

メインおかず **30** | グリルでつけた、香ばしい焼き目もごちそう。
鮭のみそマヨネーズ焼き

鮭に小口切りの万能ねぎ＋みそ＋マヨネーズを塗って焼き上げました。
こんなこってり味の洋風おかずも、分量をキチッと守れば安心して食べられます。
炒めたもやしもこんなに食べられるから、充実度抜群。

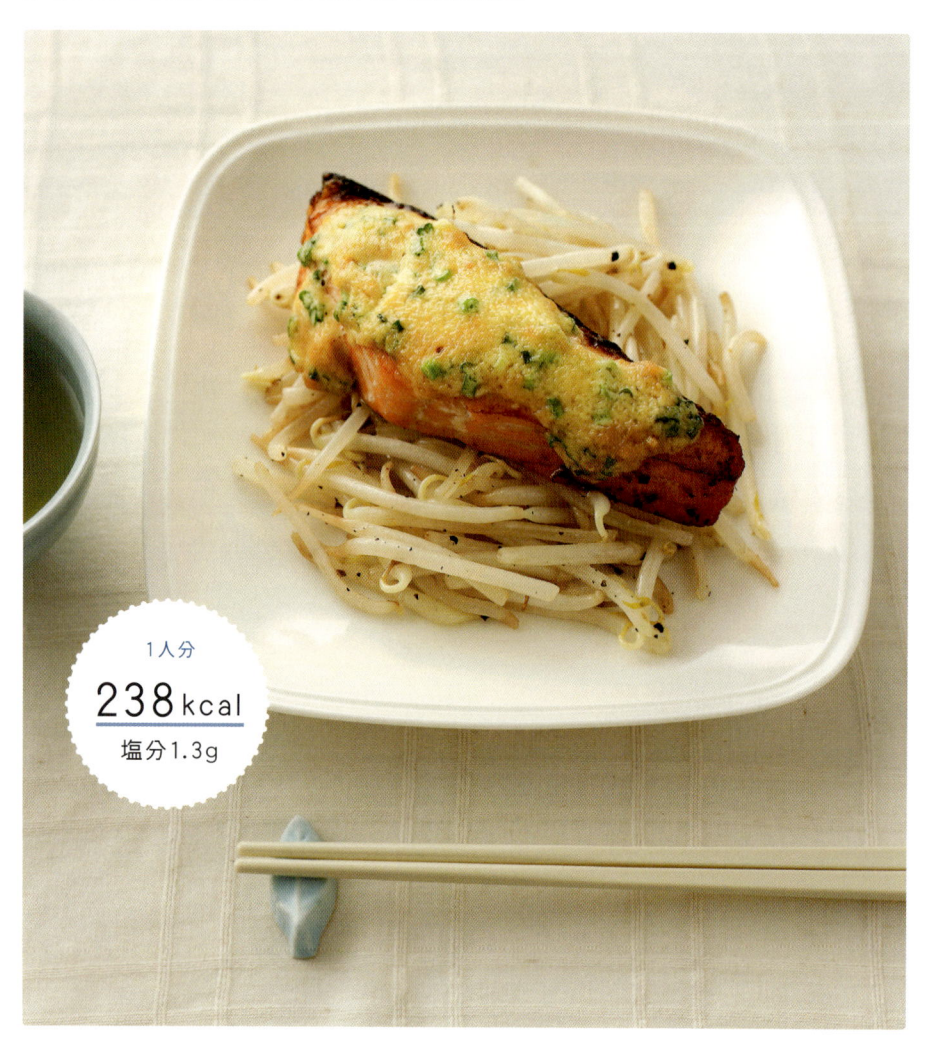

1人分 238kcal 塩分1.3g

材料(1人分)と下ごしらえ

生鮭の切り身	1切れ(90g)
もやし	120g
	ざるに入れて水洗いをし、水けをきる。
万能ねぎ	小1本(3g)
	3mm幅に切る。
しょうがのすりおろし	小さじ1
下味用	
酒	小さじ1
塩	少々
ソース用	
マヨネーズ	小さじ2
みそ	小さじ½
オリーブ油	小さじ1
塩、こしょう(あれば粗びき黒こしょう)	各少々

1 下味をつける

鮭はしょうが、下味用の材料をからめて10分ほどおき、ペーパータオルで汁を拭く。
↓
ボウルにソース用の材料、万能ねぎを入れて混ぜる。

2 炒める

フライパンにオリーブ油を中火で熱し、もやしを入れて1分ほど炒める。塩、こしょうを加えてさっと炒め合わせ、器に盛る。

3 焼く

ガス台のグリル*を中火で熱し、鮭をのせて4分ほど焼き、返して4分ほど焼く。1のソースを塗り、さらに1分ほど焼いて2のもやしにのせる。

*片面焼きグリルの場合。両面焼きグリルの場合は、返さずに4分ほど焼き、ソースを塗って1分ほど焼く。

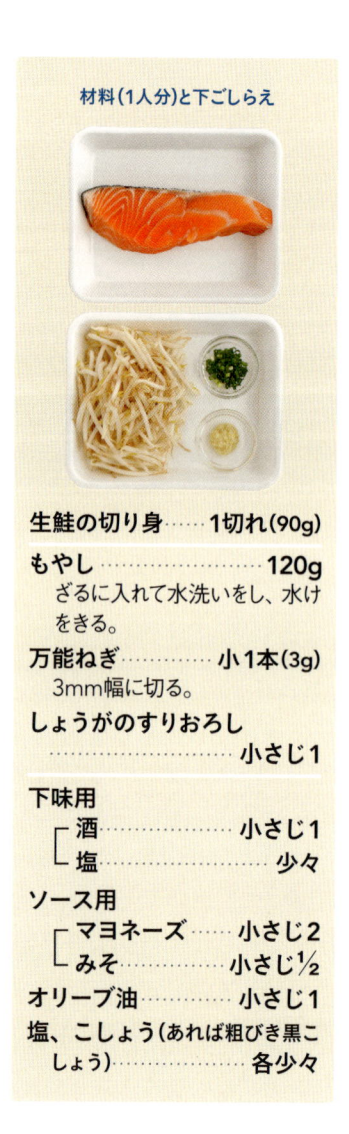

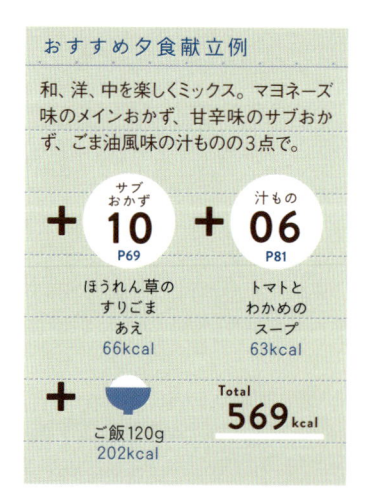

おすすめ夕食献立例

和、洋、中を楽しくミックス。マヨネーズ味のメインおかず、甘辛味のサブおかず、ごま油風味の汁ものの3点で。

+ サブおかず **10** P69 ほうれん草のすりごまあえ 66kcal
+ 汁もの **06** P81 トマトとわかめのスープ 63kcal
+ ご飯120g 202kcal

Total 569kcal

材料(1人分)と下ごしらえ

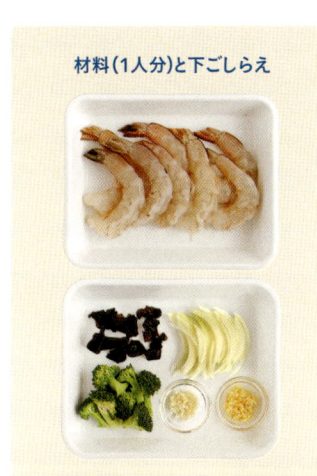

えび(無頭) ……… 小8尾(80g)
尾に近い1節を残して殻をむき、尾の先を切る。背に切り込みを入れ、背わたを除く。片栗粉小さじ1をからめて水洗いをする。

きくらげ(乾燥) …… 8～10枚(4g)
かぶるくらいの水に20分ほどつけてもどし、水けを絞る。かたい部分を取り除き、一口大にちぎる。

ブロッコリー ……………… 30g
小房に分け、縦2～4等分に切る。

玉ねぎ ……………… 小1/5個(30g)
縦に3mm幅に切る。

にんにくのみじん切り …… 小さじ1/2
しょうがのみじん切り …… 小さじ1

下味
  ┌ 酒、塩 ……………………… 各少々
  └ 片栗粉 ……………………… 小さじ1

合わせ調味料
  ┌ 水 ………………………… 1/3カップ
  │ トマトケチャップ ………… 大さじ1
  │ 酒 ………………………… 大さじ1/2
  │ 酢、砂糖、しょうゆ ……… 各小さじ1
  │ 片栗粉 …………………… 小さじ1/2
  └ 豆板醤(トウバンジャン) ………………………… 少々

サラダ油 ……………………… 小さじ2

おすすめ夕食献立例
サブおかず、みそ汁でボリュームアップ。

＋ サブおかず 09 P68
じゃがいものナムル
74kcal

＋ 汁もの 05 P80
厚揚げと小松菜のみそ汁
66kcal

＋ ご飯120g
202kcal

Total 585kcal

メインおかず | 野菜増量テクニックで、おいしさもアップ。

31 | ブロッコリー入りえびチリ

普通のえびチリは、意外とボリューム感がないもの。なので、ブロッコリー、きくらげ、玉ねぎをいっぱい加えて、ボリューム満点のメニューに仕上げました。ピーマンやカリフラワー、きのこなどに代えてもOK。

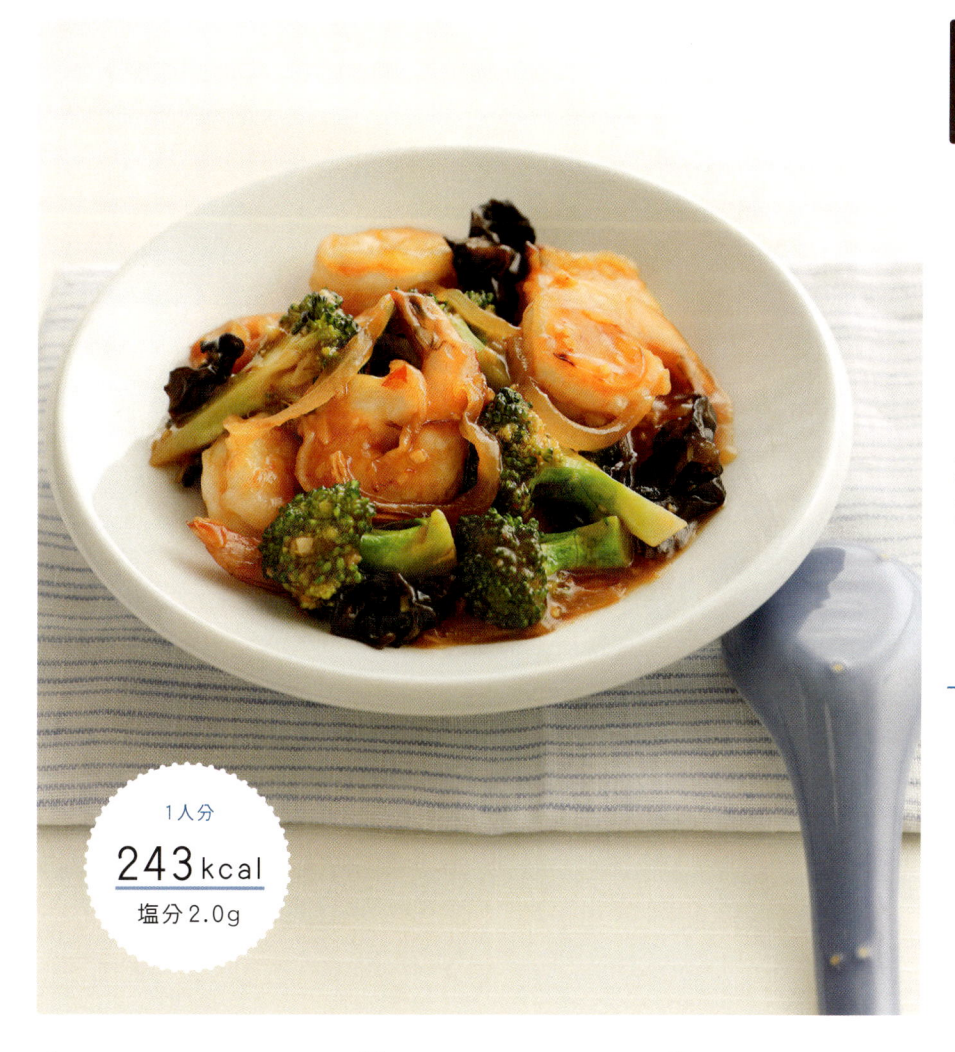

1人分 243kcal
塩分2.0g

Part1 夕食 / メインおかず 30 31 / 魚介で

1 下味をつける
えびの水けをペーパータオルで拭き、下味の材料を順にからめて5分おく。ボウルに合わせ調味料の材料を混ぜる。

2 炒める
フライパンにサラダ油を中火で熱し、にんにく、しょうが、玉ねぎ、ブロッコリーを入れて炒める。
↓
端に寄せ、あいたところにえびを入れる。野菜を炒めながら、えびの両面を焼く。きくらげを加えて全体を炒め合わせる。

3 調味する
1の合わせ調味料をもう一度混ぜてから加え、混ぜながら煮立てる。さらに、とろみがつくまで煮る。

メインおかず **32**

にんにく風味で炒めて、イタリアンな味に。

たことセロリのソテー

これも低エネルギー素材の組み合わせなので、たっぷりの量が食べられます。
オリーブ油の量をきちんと守って、ヘルシーに作りましょう。
にんにくの豊かな香り、レモンの酸味、赤唐辛子の辛みが相性抜群です。

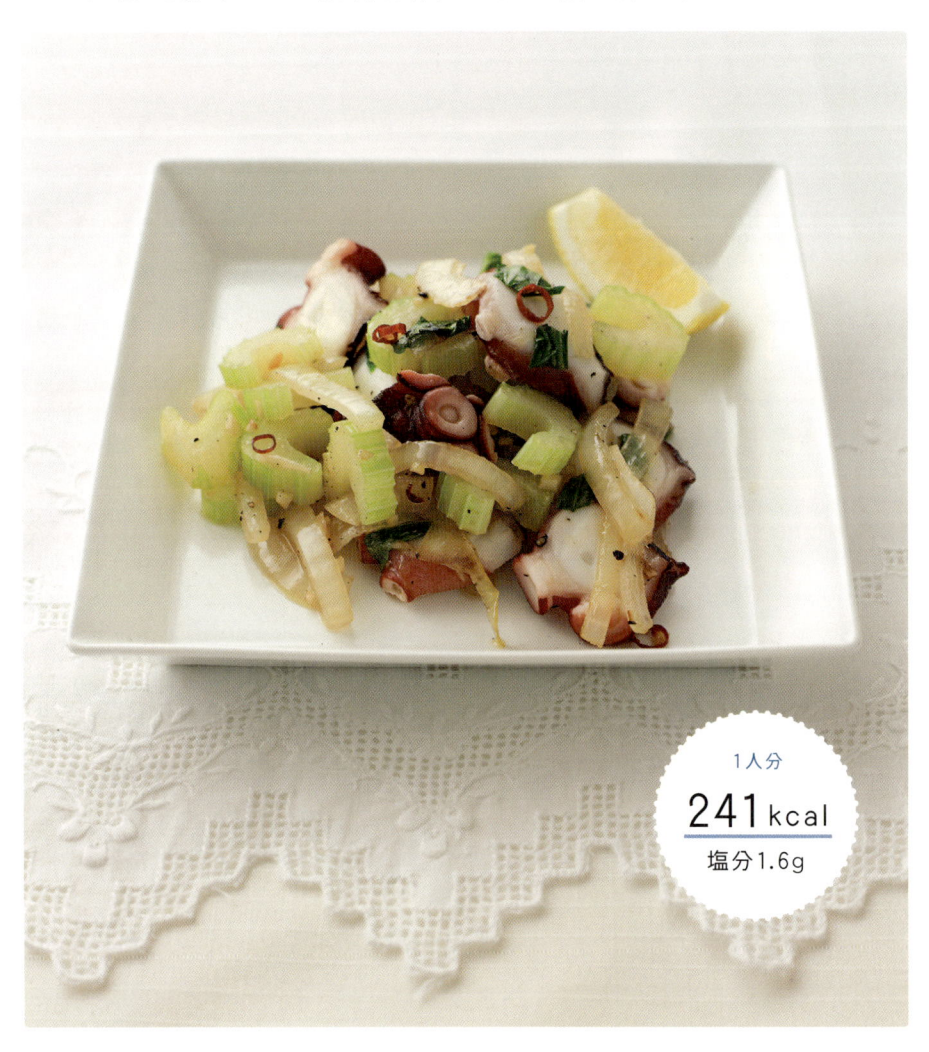

1人分
241 kcal
塩分1.6g

材料(1人分)と下ごしらえ

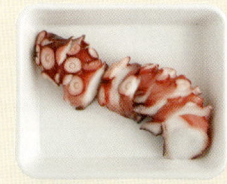

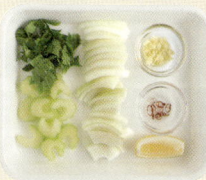

- **ゆでだこの足** …… 100g
  1cm幅のそぎ切りにする。
- **セロリの葉** …… 大2枚
  横に1cm幅に切る。
- **セロリ** …… 1/2本(50g)
  筋を取り、横に1cm幅に切る。
- **玉ねぎ** …… 1/2個(100g)
  縦半分に切り、横に5mm幅に切る。
- **にんにく** …… 小1/2かけ
  みじん切りにする。
- **赤唐辛子** …… 少々
  あれば種を取り除き、2mm幅に切る。
- **レモンのくし形切り** …… 1/6個分
- **オリーブ油** …… 小さじ2と1/2
- **塩** …… 小さじ1/5
- **こしょう(あれば粗びき黒こしょう)**
  …… 少々

1 炒める

フライパンにオリーブ油、にんにくを入れ、弱火で炒める。香りが立ったら中火にし、玉ねぎを加えて炒め合わせる。

2 セロリを加える

玉ねぎが少ししんなりとしたら、セロリを加えて炒める。

3 たこ、セロリの葉を加える

セロリが透き通ったら、塩、赤唐辛子を加えてさっと炒め合わせ、たこを加えて炒める。
↓
全体に油が回ったら、こしょうを加えて炒め合わせ、セロリの葉を加えてさっと混ぜる。器に盛ってレモンを添える。

おすすめ夕食献立例

おしゃれで、簡単な洋風献立。オリーブ油で炒めたり、ドレッシングに使ったりして、コクと風味をアップ。

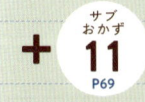

+ サブおかず **11** P69
  にんじんとピーナッツのサラダ
  80kcal

+ 汁もの **09** P82
  ベーコンとレタスのスープ
  64kcal

+ ご飯120g
  202kcal

Total **587 kcal**

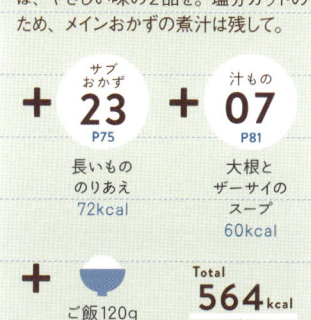

メインおかず 33　シーフードミックスのうま煮

冷凍のシーフードミックスだから、手早い。

冷凍のシーフードミックスを使うから、下ごしらえ不要＆ストックできて、超便利。
ハムや白菜、にんじんなどを加えて、オイスターソースで本格味に仕上げました。
ほどよいとろみとコクで、満足度もたっぷり。白いご飯にかけても。

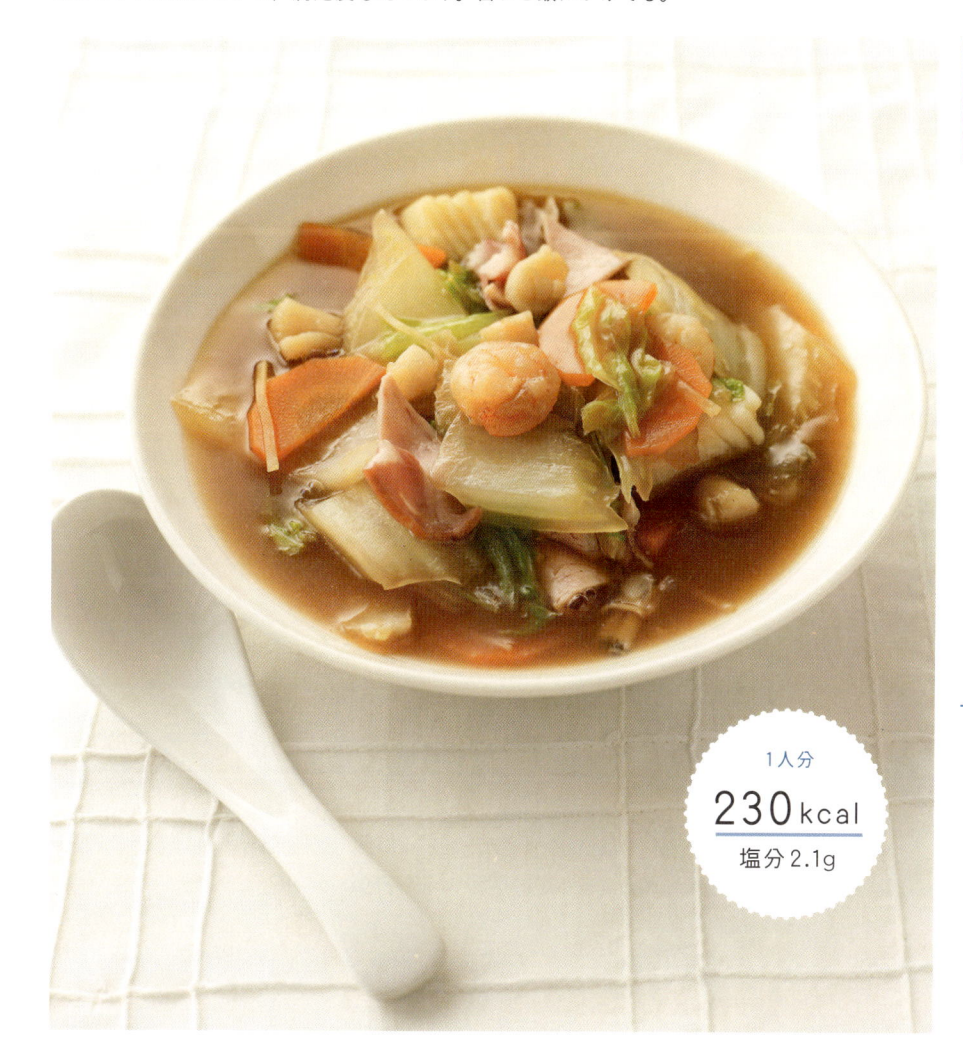

Part1 夕食　メインおかず　32　33　魚介で

材料(1人分)と下ごしらえ

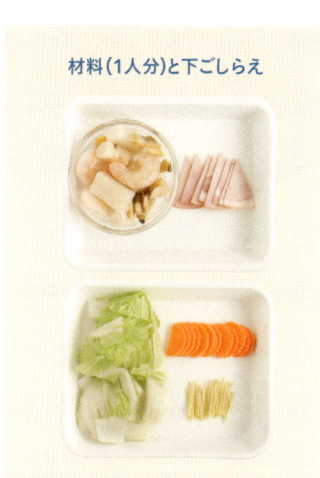

- **冷凍シーフードミックス** ……… 100g
  かぶるくらいの水にさっとつけ、水けをきる。
- **ロースハム** ……… 1枚(15g)
  8等分の放射状に切る。
- **白菜** ……… 100g
  縦半分に切る。葉は3cm幅に切って、芯は3cm幅のそぎ切りにする。
- **にんじん** ……… 2cm(30g)
  皮をむき、3mm幅の半月切りにする。
- **しょうが** ……… 10g
  皮をむき、せん切りにする。
- **片栗粉** ……… 小さじ1
- **ごま油** ……… 大さじ½
- **煮汁**
  - 水 ……… ⅓カップ
  - 酒 ……… 大さじ1
  - オイスターソース、しょうゆ ……… 各小さじ1
  - こしょう ……… 少々

おすすめ夕食献立例

オイスターソース＋しょうゆ味のメインには、やさしい味の2品を。塩分カットのため、メインおかずの煮汁は残して。

＋ サブおかず **23** P75　長いものりあえ　72kcal
＋ 汁もの **07** P81　大根とザーサイのスープ　60kcal
＋ ご飯120g　202kcal
Total **564kcal**

1人分 **230kcal**　塩分2.1g

1　炒める
ボウルに片栗粉を入れ、水小さじ2を加えて混ぜ、水溶き片栗粉を作る。フライパンにごま油を中火で熱し、白菜を入れて炒める。
↓
にんじん、しょうがを加えてさっと炒め合わせ、シーフードミックスを加えて炒める。

2　煮る
全体に油が回ったら、煮汁の材料を加えて混ぜる。煮立ったら弱火にし、ふたをして3分ほど煮る。

3　ハムを加える
ふたを取り、ハムを加えて混ぜる。1の水溶き片栗粉をもう一度混ぜてから加え、大きく混ぜる。とろみがつくまで煮る。

メインおかず **34**

炒めたかぶは、やわらかでやさしい甘み。
帆立て貝とかぶのオイスターソース炒め

かぶは、緑黄色野菜と淡色野菜を兼ね備えた優秀素材。しかも炒めてもかさが減らず、独特のおいしさが楽しめます。ここでは、帆立て貝、にんじんと合わせてコクのある炒めものに。帆立て貝の代わりに、カキを使っても。

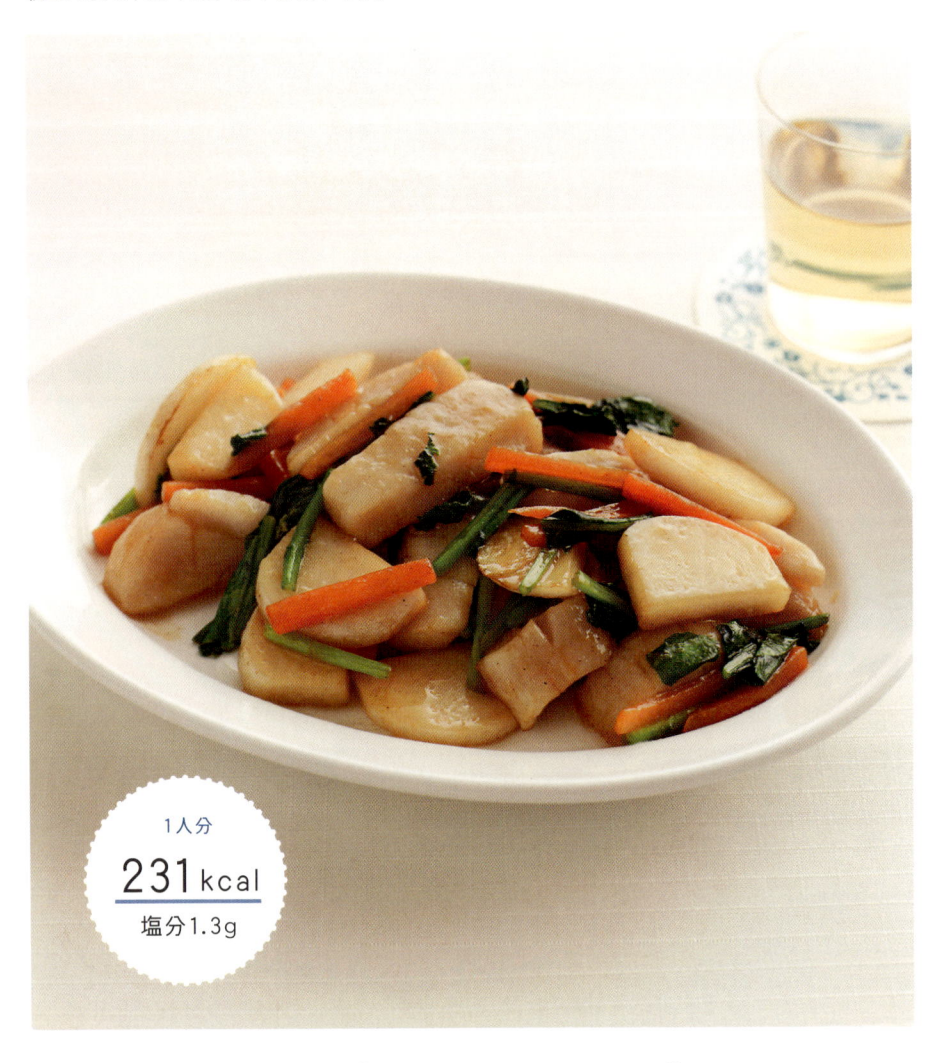

1人分 231kcal 塩分1.3g

材料(1人分)と下ごしらえ

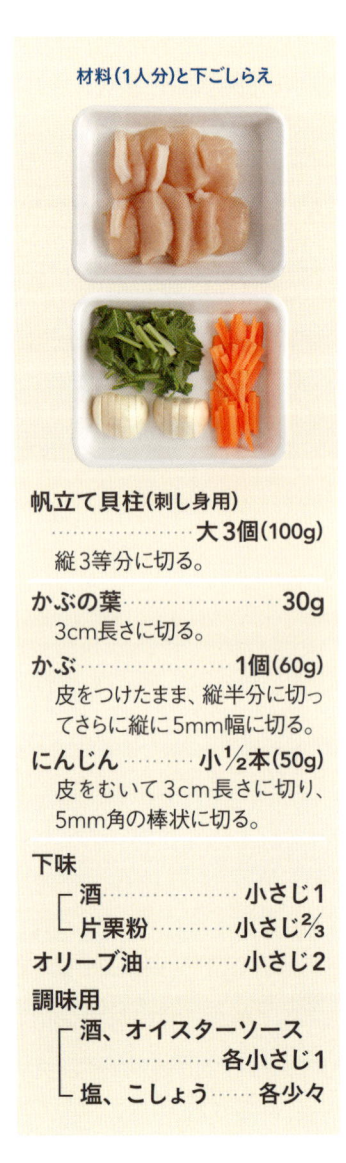

帆立て貝柱(刺し身用) ………… 大3個(100g)
縦3等分に切る。

かぶの葉 ………… 30g
3cm長さに切る。

かぶ ………… 1個(60g)
皮をつけたまま、縦半分に切ってさらに縦に5mm幅に切る。

にんじん ………… 小½本(50g)
皮をむいて3cm長さに切り、5mm角の棒状に切る。

下味
┌ 酒 ………… 小さじ1
└ 片栗粉 ………… 小さじ⅔

オリーブ油 ………… 小さじ2

調味用
┌ 酒、オイスターソース ………… 各小さじ1
└ 塩、こしょう ………… 各少々

1 下味をつける
帆立て貝柱に下味の材料を順にからめる。

2 炒める
フライパンにオリーブ油を中火で熱し、にんじん、かぶを入れて炒める。
↓
かぶが透き通ったら、帆立て貝柱、かぶの葉を加えてさっと炒め合わせる。

3 調味する
帆立て貝柱の色が変わったら、調味用の材料を加えて手早くからめる。

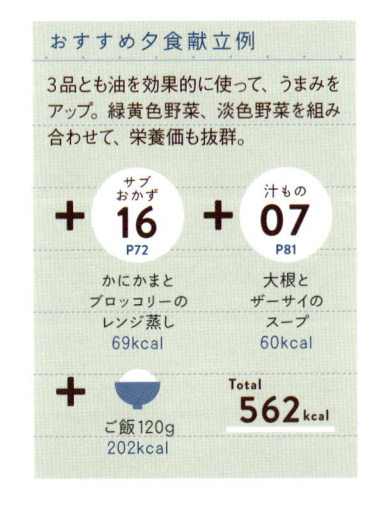

おすすめ夕食献立例

3品とも油を効果的に使って、うまみをアップ。緑黄色野菜、淡色野菜を組み合わせて、栄養価も抜群。

+ サブおかず **16** P72 かにかまとブロッコリーのレンジ蒸し 69kcal
+ 汁もの **07** P81 大根とザーサイのスープ 60kcal
+ ご飯120g 202kcal

Total 562kcal

メインおかず 35

「海のミルク」と呼ばれる栄養満点のカキで。

カキの豚肉巻きソテー

カキの季節に、一度は楽しみたいメニューです。豚肉でクルクルと巻いてオリーブ油でソテー。シャキシャキの水菜と貝割れ菜を添えるから、食べごたえもたっぷりあります。ポン酢しょうゆで、さっぱりといただきましょう。

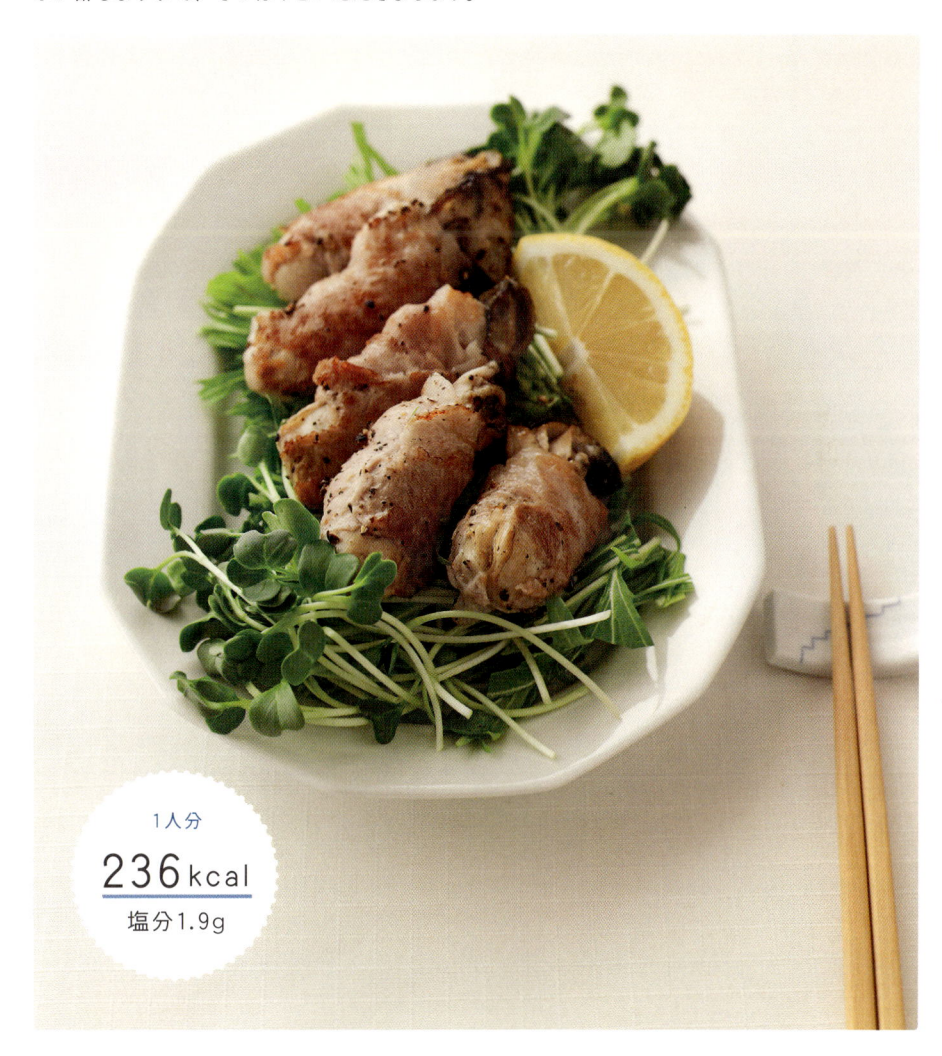

材料(1人分)と下ごしらえ

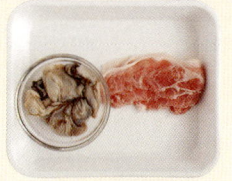

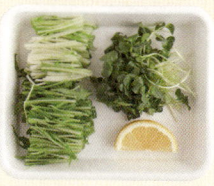

- **カキのむき身**……5個(80g)
  片栗粉小さじ1をからめてよく水洗いをし、水けを拭く。こうすると汚れが取れ、食感もよくなる。
- **豚ロース肉(しゃぶしゃぶ用)**……5枚(50g)
- **水菜**……大1株(40g)
  4cm長さに切る。
- **貝割れ菜**……1/2パック(25g)
  根元を切り落とす。
- **レモンの半月切り**……1/6個分
- **塩、こしょう(あれば粗びき黒こしょう)**……各少々
- **オリーブ油**……小さじ1
- **ポン酢しょうゆ(市販品)**……小さじ1

1人分 236kcal 塩分1.9g

おすすめ夕食献立例

白いご飯によく合う献立。独特のうまみのメインおかず、シンプル味のサブおかず、スパイシーな汁もので。

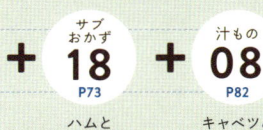

+ サブおかず **18** P73 ハムといんげんのサラダ 69kcal
+ 汁もの **08** P82 キャベツと玉ねぎのスープ 70kcal
+ ご飯120g 202kcal
= Total **577kcal**

1 巻く
カキに豚肉を1枚ずつ巻きつけ、塩、こしょうをふる。器に水菜、貝割れ菜を盛る。

2 焼く
フライパンにオリーブ油を中火で熱し、1の豚肉巻きの巻き終わりを下にして入れ、ふたをして、2分ほど蒸し焼きにする。
↓
ふたを取って返し、そのままさらに2分ほど焼く。

3 仕上げる
豚肉に薄い焼き色がつき、カキがふっくらとしたら、1の野菜にのせてポン酢しょうゆをかける。レモンを添える。

Part1 夕食　メインおかず 34 35　魚介で

250kcal以下の
メインおかず
卵で

安価で調理にも使い勝手のいい卵は、キッチンの味方。
いり卵、落とし卵、卵とじ、オムレツなど、いろんなスタイルで楽しんで、ダイエットを乗り切りましょう。

メインおかず **36**

トマトのうまみ、酸味でぐっとおいしく。

卵とトマトの中華炒め

フライパンひとつでササッと作れる、うれしい炒めもの。長ねぎ、しょうがを加えて本格味に仕上げました。
代謝をアップする効果も、期待できます。しょうゆのジュッと焦げた香り、カラフルな色合いも魅力。

材料(1人分)と下ごしらえ

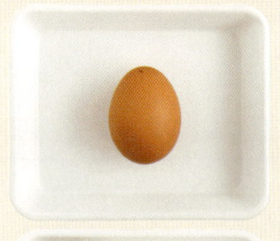

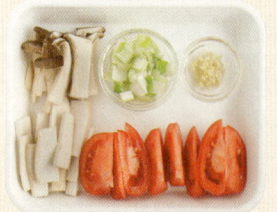

| 卵 | 大1個(60g) |

| エリンギ | 大1本(60g) |

5cm長さに切って縦半分に切り、さらに縦に3mm幅に切る。

| 長ねぎ | 10cm(25g) |

1cm四方に切る。

| しょうが | ½かけ |

皮をむき、みじん切りにする。

| トマト | 1個(150g) |

縦半分に切ってへたを取り除き、さらに縦5〜6等分のくし形に切る。

| サラダ油 | 小さじ2 |

調味用
- しょうゆ ...... 大さじ½
- 砂糖、酢 各小さじ1

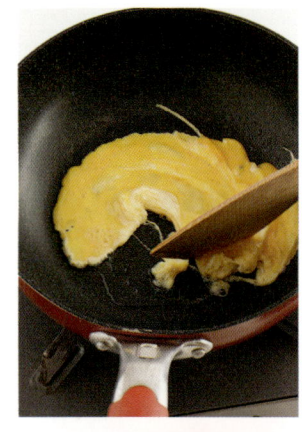

1 卵を炒める

ボウルに卵を溶きほぐす。フライパンにサラダ油小さじ1を中火で熱して溶き卵を一度に流し入れ、大きく混ぜながら炒める。

↓

卵が半熟状になったら、取り出す。

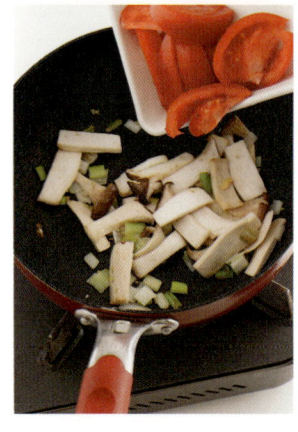

2 野菜を炒める

フライパンにサラダ油小さじ1を中火で熱し、エリンギ、長ねぎ、しょうがを入れて炒める。

↓

エリンギがしんなりとしたら、トマトを加えてさっと炒め合わせる。

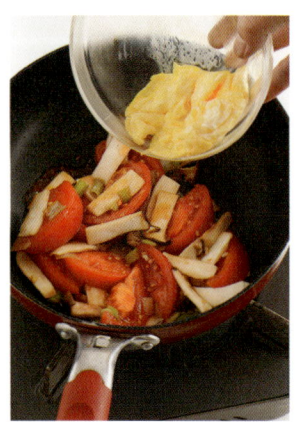

3 調味して卵を戻す

全体に油が回ったら、調味用の材料を加えて手早く炒める。1の卵を戻し、さっと混ぜ合わせる。

---

memo

卵はさまざまな栄養素を含む、優秀素材

たんぱく質のほか、ビタミンC以外のビタミンを含みます。特に卵白にはビタミンB_2、卵黄にはビタミンAやB群、記憶力をアップさせるレシチンが豊富。ビタミンCを含む野菜などと組み合わせて、バランスよく調理をするのがベスト。

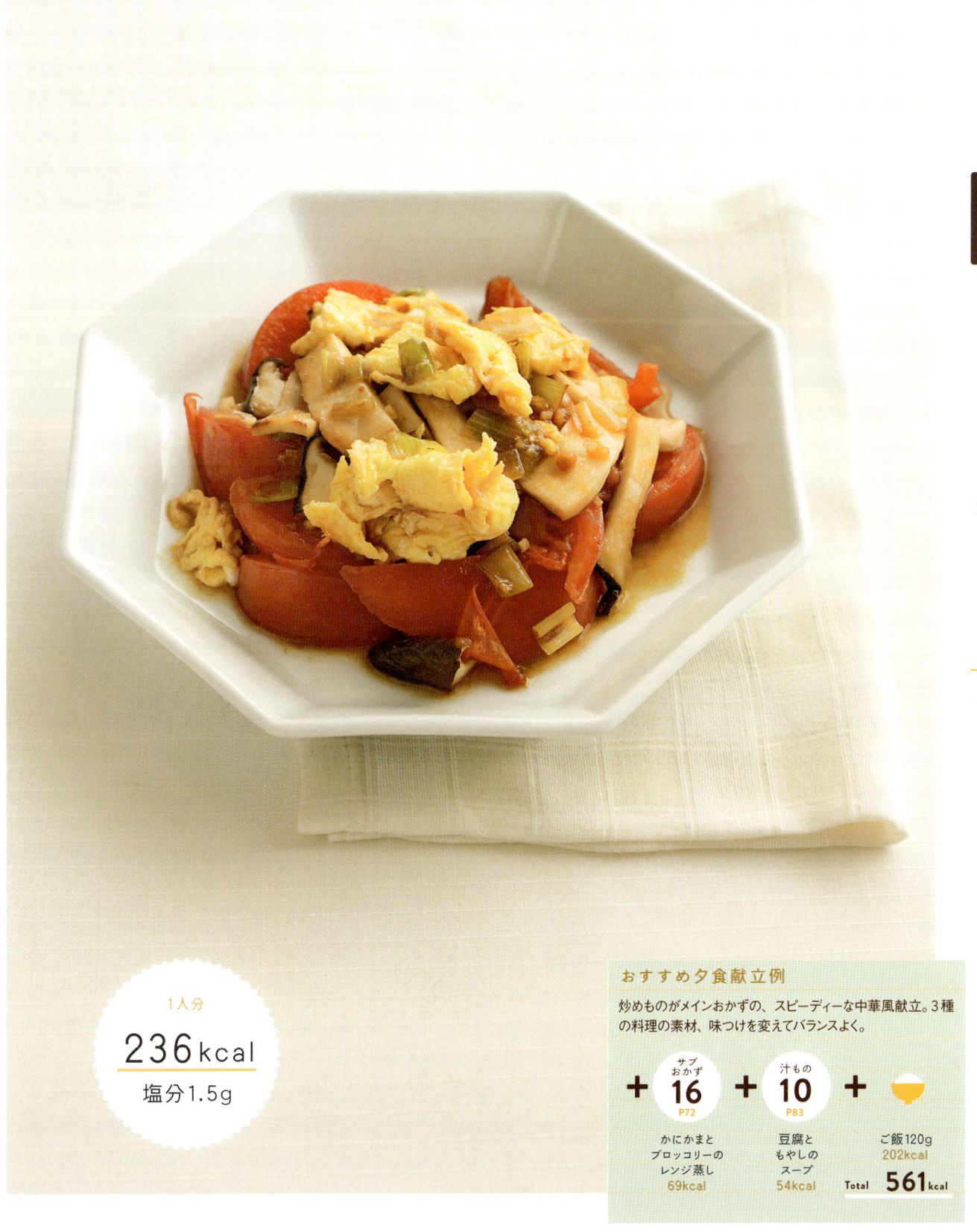

Part1 夕食 メインおかず 36

卵で

1人分
236kcal
塩分1.5g

おすすめ夕食献立例
炒めものがメインおかずの、スピーディーな中華風献立。3種の料理の素材、味つけを変えてバランスよく。

+ サブおかず **16** P72 + 汁もの **10** P83 +

かにかまとブロッコリーのレンジ蒸し
69kcal

豆腐ともやしのスープ
54kcal

ご飯120g
202kcal

Total **561**kcal

053

メインおかず **少量のバター、チーズでコクをアップ。**

37 | ほうれん草の落とし卵焼き

鉄分を豊富に含む、ほうれん草をたっぷり100gも使って。
玉ねぎといっしょにバターで炒めてグラタン皿に入れ、卵を落としてチーズをのせて焼くだけ。
香ばしいバターとチーズが、おいしさをいっそう引き立てます。

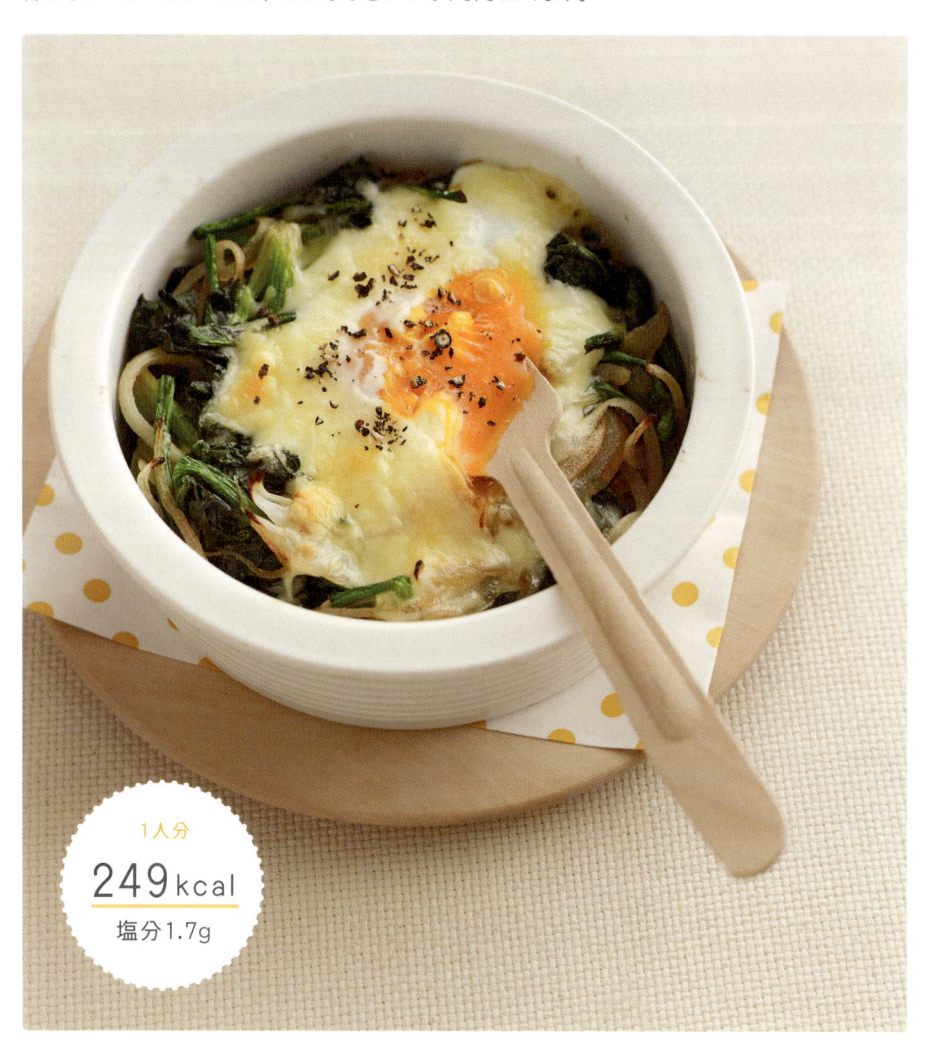

1人分
249kcal
塩分1.7g

材料(1人分)と下ごしらえ

卵	大1個(60g)
ピザ用チーズ	20g
ほうれん草	100g

根元に十文字の切り込みを入れて、4cm長さに切る。根元と葉に分ける。

玉ねぎ	小½個(80g)

縦に3mm幅に切る。

塩	少々
バター	小さじ1
調味用	
塩	小さじ⅕
こしょう	少々
こしょう(あれば粗びき黒こしょう)	少々

1 ゆでる

鍋に多めの湯を沸かし、塩、ほうれん草の根元、葉の順に入れて1分ほどゆでる。冷水にとってさまし、水けを絞る。

2 炒める

フライパンにバターを中火で溶かし、玉ねぎを入れて、炒める。
↓
玉ねぎがしんなりとしたら、ほうれん草を加えてさっと炒め合わせ、調味用の材料を加えて炒め、火からおろす。

3 焼く

小さめのボウルに卵を割り入れる。耐熱容器に2を入れ、卵をのせてピザ用チーズを散らす。
↓
温めたオーブントースターに入れて5分ほど焼き、こしょうをふる。

おすすめ夕食献立例

メインおかずはチーズ、サブおかずはマヨネーズのコクを生かした満足感たっぷりの洋風献立。汁ものは塩味で。

+ サブおかず **04** P66 アスパラのマヨネーズ炒め 76kcal
+ 汁もの **09** P82 ベーコンとレタスのスープ 64kcal
+ ご飯120g 202kcal

Total 591kcal

材料(1人分)と下ごしらえ

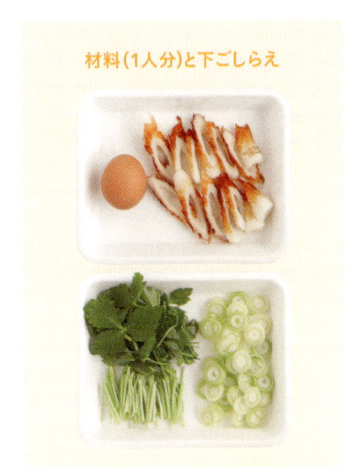

- 卵 ･･････････ 大1個(60g)
- ちくわ ･･････････ 小2本(60g)
  - 5mm幅の斜め切りにする。
- 糸三つ葉 ･･････････ 30g
  - 根元を切り落とし、4cm長さに切る。
- 長ねぎ ･･････････ 1/2本(50g)
  - 3mm幅に切る。
- サラダ油 ･･････････ 小さじ1
- 煮汁
  - 水 ･･････････ 1/3カップ
  - めんつゆ(市販品・3倍濃縮タイプ) ･･････････ 大さじ1/2
  - 酒 ･･････････ 大さじ1/2
- 七味唐辛子 ･･････････ 少々

おすすめ夕食献立例

メインおかずは甘辛味なので、酸味をきかせたサブおかずとみそ汁を添えて。減塩のため、メインの煮汁は残して。

+ サブおかず **19** P73 れんこんの梅あえ 61kcal
+ 汁もの **04** P80 あさりと豆腐のみそ汁 53kcal
+ ご飯120g 202kcal

Total **550**kcal

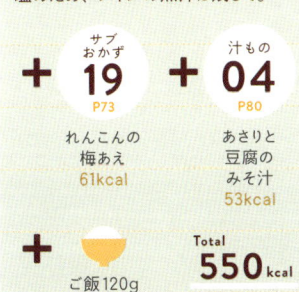

メインおかず　炒めて煮るから、油の風味で大満足。

38 | ちくわと三つ葉の卵とじ

うまみ出しの長ねぎを、油でさっと炒めてから煮るから風味満点。
少量の油で、腹もちもよくなります。市販のめんつゆを使うので、味つけオンチの人でも、これなら安心。しみじみとした和風味が食べたいときに、どうぞ。

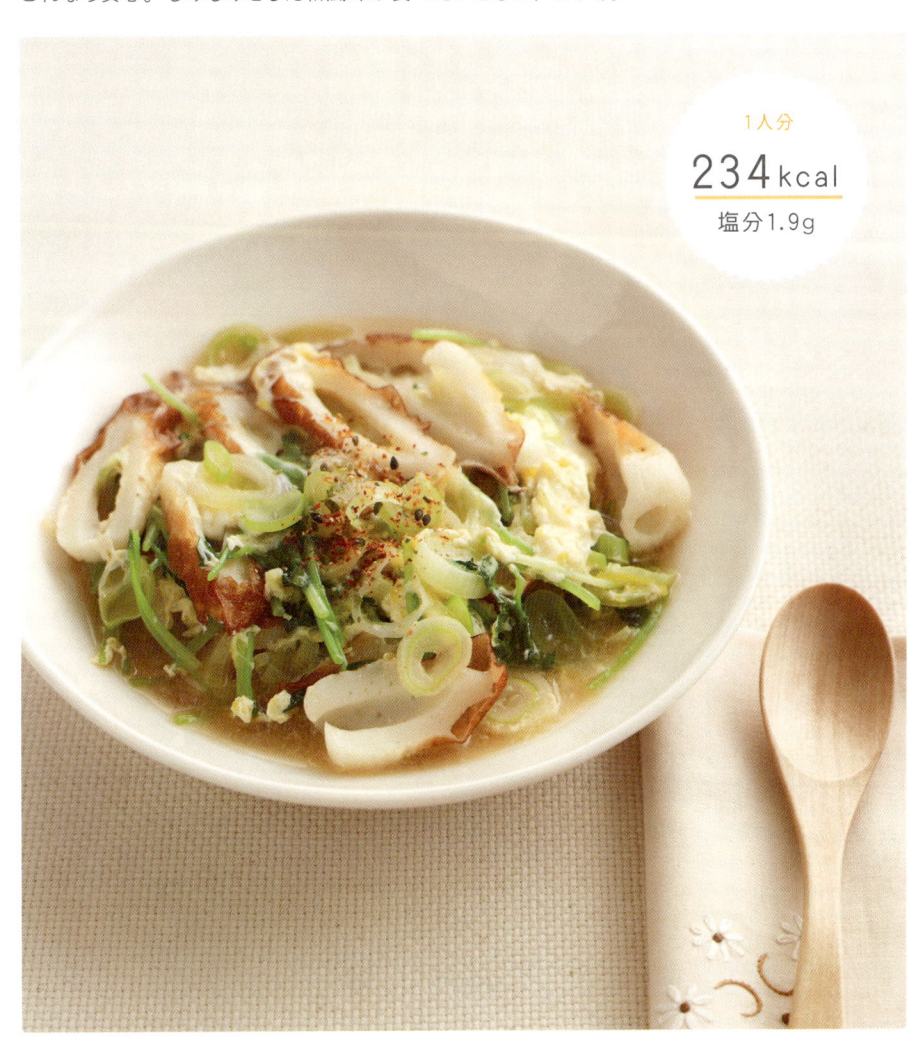

1人分
234kcal
塩分1.9g

Part1 夕食 メインおかず 37 38 卵で

1 炒める
ボウルに卵を溶きほぐす。フライパンにサラダ油を中火で熱し、長ねぎを入れて炒める。

2 煮る
全体に油が回ったら、煮汁の材料を加えて混ぜる。
↓
煮立ったら、ちくわ、三つ葉を加えて混ぜる。再び煮立ったら弱火にし、ふたをして30秒ほど煮る。

3 卵を加える
ふたを取って中火にし、中心から円を描くように溶き卵を流し入れてさっと煮る。
↓
卵が半熟状になったら器に盛り、七味唐辛子をふる。

メインおかず

39 | しらすと野菜入りオムレツ

卵の中には、しらすと玉ねぎ、山盛りキャベツ。

卵だけのオムレツだと、ぺろりと食べてしまうし、満足感がないもの。
なので、具だくさんのこんなスタイルに仕上げました。
野菜は電子レンジでチンしてから卵に混ぜるので、しんなりとして量もたっぷり！

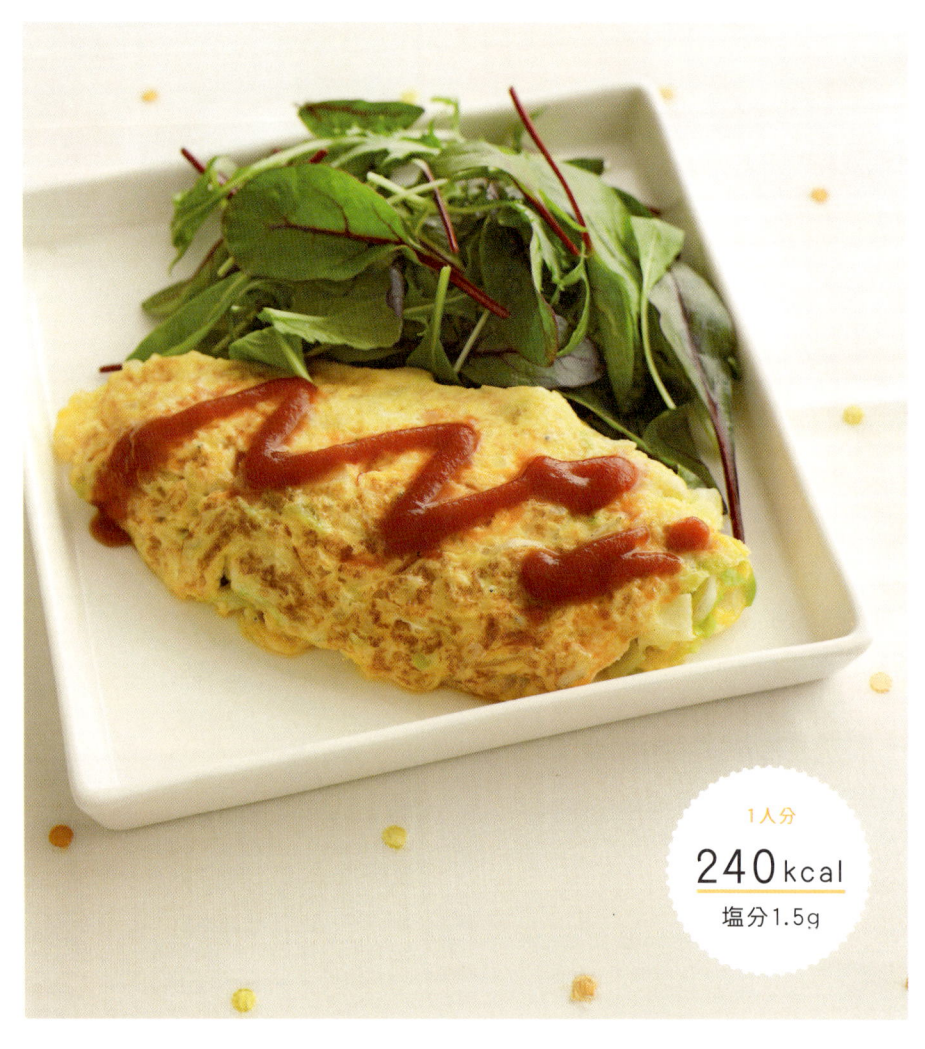

1人分 240kcal　塩分1.5g

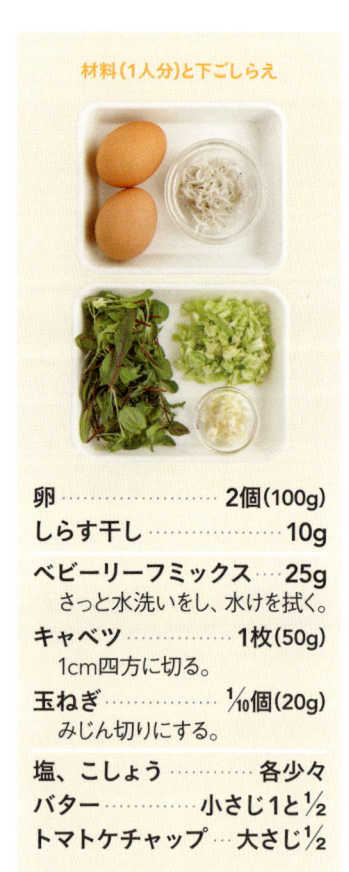

材料（1人分）と下ごしらえ

- 卵 ……………… 2個(100g)
- しらす干し ……………… 10g
- ベビーリーフミックス … 25g
  さっと水洗いをし、水けを拭く。
- キャベツ ……………… 1枚(50g)
  1cm四方に切る。
- 玉ねぎ ……………… 1/10個(20g)
  みじん切りにする。
- 塩、こしょう ……………… 各少々
- バター ……………… 小さじ1と1/2
- トマトケチャップ ……… 大さじ1/2

1 電子レンジで加熱する

耐熱のボウルにキャベツ、玉ねぎを入れ、ふんわりとラップをかけて電子レンジで1分30秒ほど加熱する。

↓

器にベビーリーフミックスを盛る。

2 卵液を作る

ボウルに卵を溶きほぐす。しらす干し、1のキャベツと玉ねぎを加えて混ぜ合わせ、塩、こしょうを加えて混ぜる。

3 焼く

フライパンにバターを中火で溶かして2の卵液を一度に流し入れ、大きく混ぜながら炒める。

↓

卵が半熟状になったら、向こう側に寄せて返し、形を整える。1の器に盛り、トマトケチャップをかける。

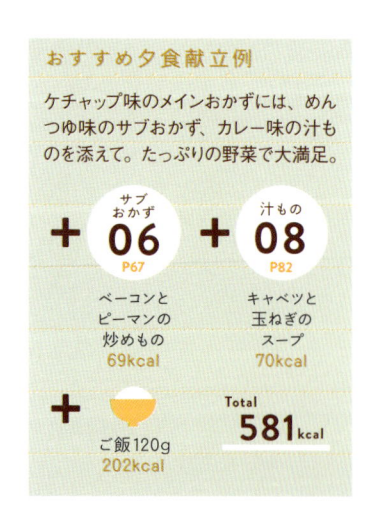

おすすめ夕食献立例

ケチャップ味のメインおかずには、めんつゆ味のサブおかず、カレー味の汁ものを添えて。たっぷりの野菜で大満足。

+ **サブおかず 06** P67　ベーコンとピーマンの炒めもの　69kcal

+ **汁もの 08** P82　キャベツと玉ねぎのスープ　70kcal

+ ご飯120g　202kcal

Total 581kcal

材料(1人分)と下ごしらえ

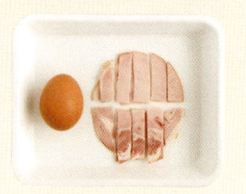

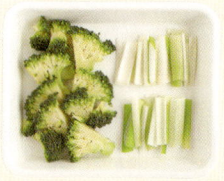

卵	1個(50g)
ロースハム	2枚(30g)

半分に切り、1cm幅に切る。

ブロッコリー	80g

小房に分け、大きいものは縦2〜4等分に切る。

長ねぎ	½本(50g)

4cm長さに切り、縦4等分に切る。

オリーブ油	大さじ½
調味用	
┌ カレー粉	小さじ½
└ 塩、こしょう	各少々

メインおかず

カレー粉で仕上げれば、薄味でも大満足。

40 | 卵とブロッコリーのカレー炒め

塩分が強いと、どうしてもご飯が進みがち。それを防ぐには、こんなスパイシーな味わいに仕上げるのがおすすめです。ブロッコリーはゆでずに蒸し焼きにして、食感よく仕上げます。

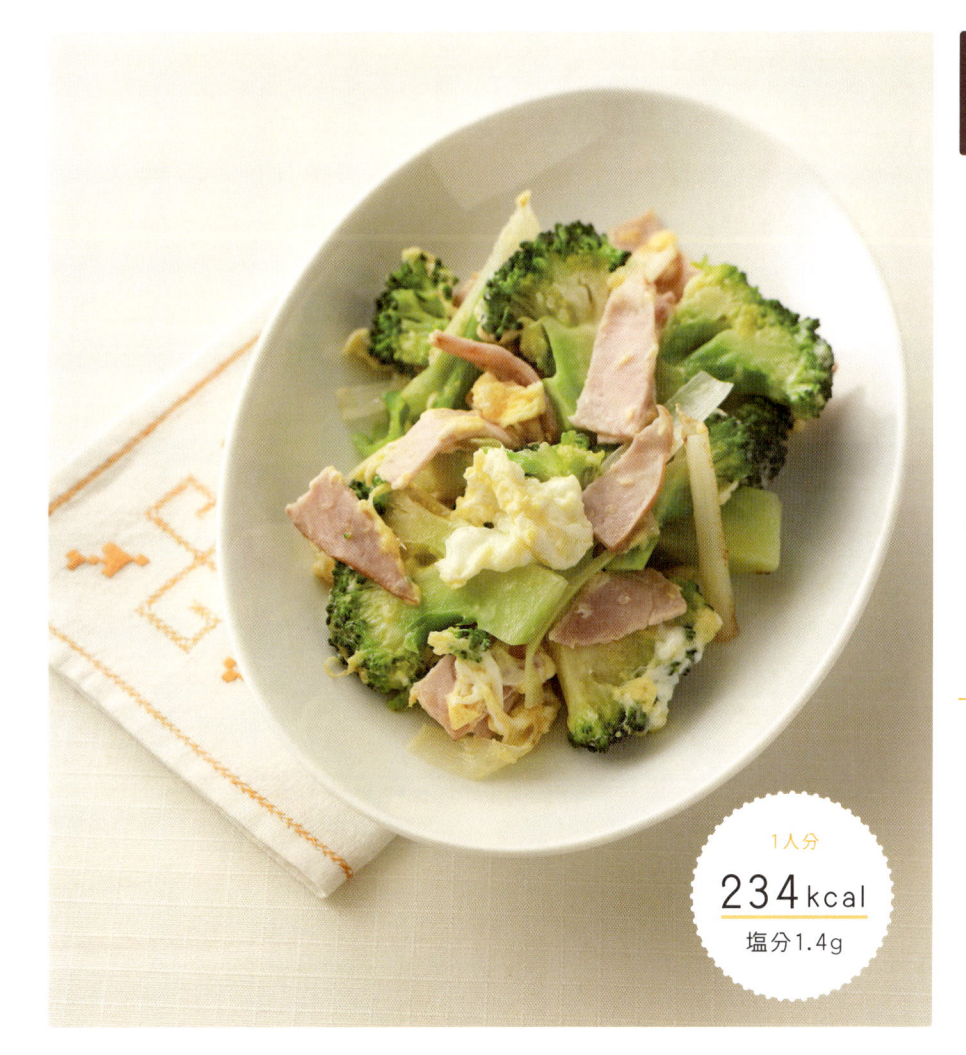

夕食 Part1　メインおかず　39 40　卵で

1人分
234 kcal
塩分1.4g

おすすめ夕食献立例

味わい、歯ごたえの異なる野菜を組み合わせて。メインおかずがカレー味なので、塩味のサブおかずとみそ汁を。

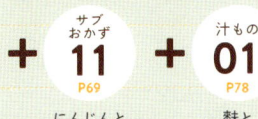

+ サブおかず **11** P69　にんじんとピーナッツのサラダ 80kcal
+ 汁もの **01** P78　麩とわかめのみそ汁 53kcal
+ ご飯120g 202kcal

Total **569kcal**

1 蒸し焼きにする

ボウルに卵を溶きほぐす。フライパンにオリーブ油を中火で熱し、ブロッコリーを入れて炒める。

↓

全体に油が回ったら、水大さじ1をふってふたをし、1分ほど蒸し焼きにする。

2 炒める

ふたを取り、ハム、長ねぎを加えて炒め合わせる。長ねぎがしんなりとしたら、調味用の材料を加えて手早く炒める。

3 卵を加える

カレー粉が全体になじんだら、溶き卵を一度に流し入れて、大きく混ぜるようにさっと炒め合わせる。

250kcal以下のメインおかず **大豆・大豆製品で**

高たんぱく質、低エネルギーの優秀素材。大豆は、もどす手間のいらない大豆缶などを使うとラクチン。豆腐は賞味期限が短いものもあるので、きちんとチェックしましょう。

メインおかず 41

大好きおかず2品をおいしく、楽しくドッキング。

麻婆なす豆腐
（マーボーなすどうふ）

「麻婆なす」と「麻婆豆腐」の味わいが一度に楽しめるメニュー。低エネルギーのなすを組み合わせるから、おいしくかさ増しできるのが、うれしいところ。プチトマトのほどよい酸味と甘みで、さらなる味わいに。

材料（1人分）と下ごしらえ

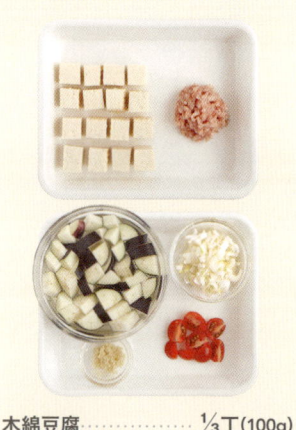

- 木綿豆腐 …… 1/3丁（100g）
  1.5cm角に切る。
- 豚ひき肉（赤身） …… 50g
- なす …… 1本（80g）
  へたを切り落とし、1cm幅のいちょう切りにする。塩水（塩少々＋水1カップ）に10分ほどさらし、水けを拭く。
- しょうがのみじん切り …… 小さじ1
- 長ねぎ …… 10cm（25g）
  縦4等分に切り、3mm幅に切る。
- プチトマト …… 2個（20g）
  へたを取り除き、縦4等分のくし形に切る。
- 合わせ調味料
  - みそ（あれば赤みそ） …… 小さじ1
  - 豆板醤（トウバンジャン） …… 小さじ1/4
  - 水 …… 小さじ1
- 片栗粉 …… 小さじ1
- ごま油 …… 小さじ1
- 煮汁
  - 水 …… 1/2カップ
  - 鶏ガラスープの素（顆粒） …… 少々
  - 酒 …… 大さじ1
  - しょうゆ …… 小さじ1
  - 砂糖、塩、こしょう（あれば粗びき黒こしょう） …… 各少々
- 粉ざんしょう …… 少々

1 炒める

ボウルに合わせ調味料の材料を入れて混ぜる。小さめのボウルに片栗粉を入れ、水小さじ2を加えて混ぜ、水溶き片栗粉を作る。

↓

フライパンにごま油を中火で熱し、ひき肉を入れて炒める。ひき肉の色が変わったら、なすを加えて炒め合わせる。全体に油が回ったら、しょうが、長ねぎを加えて炒める。

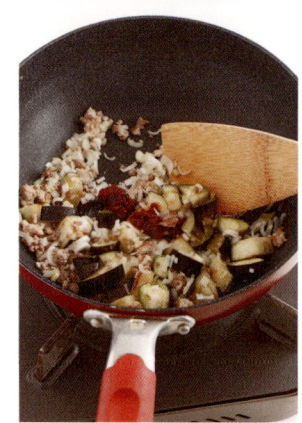

2 調味する

1の合わせ調味料を加えて炒め合わせ、煮汁の材料を加えて混ぜる。

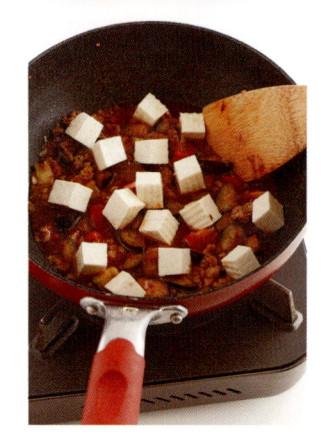

3 煮る

煮立ったら、プチトマト、豆腐を加える。再び煮立ったら弱火にし、ふたをして1分30秒ほど煮る。

↓

ふたを取り、1の水溶き片栗粉をもう一度混ぜてから加え、大きく混ぜる。とろみがついたら器に盛り、粉ざんしょうをふる。

---

memo

「畑の肉」と呼ばれるほどの豊富な有効成分

血液中のコレステロールを排除するといわれる、大豆たんぱく質のほか、脂質、ビタミンB群、E、カルシウム、鉄分などが豊富。また、豆腐の搾りかすで作られるおからには、食物繊維がたっぷり。ビタミンCとEがあまり含まれていないので、それらを含む野菜などを組み合わせて調理を。

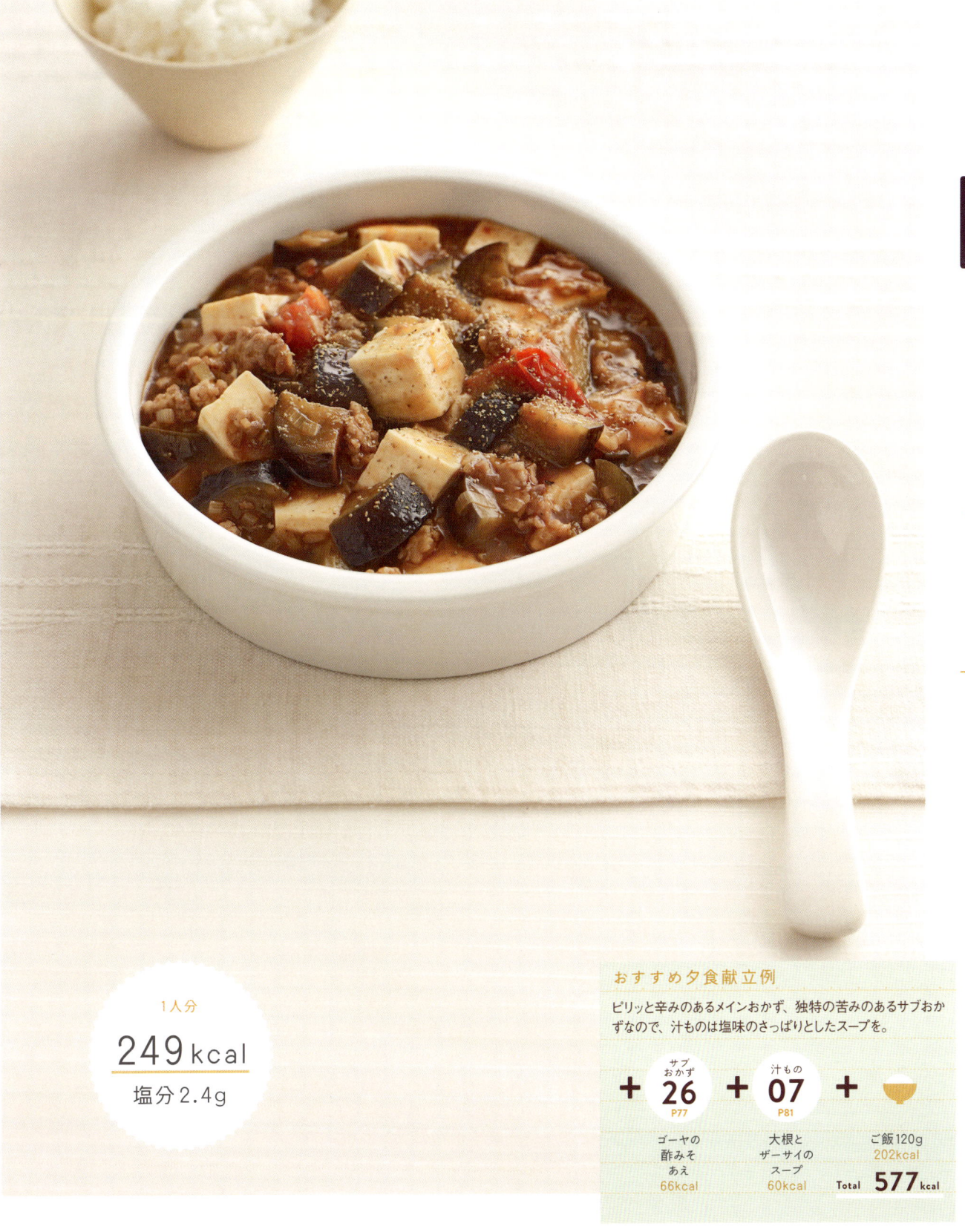

Part1 夕食 メインおかず 41

大豆・大豆製品で

1人分
249kcal
塩分2.4g

おすすめ夕食献立例
ピリッと辛みのあるメインおかず、独特の苦みのあるサブおかずなので、汁ものは塩味のさっぱりとしたスープを。

+ サブおかず **26** P77 + 汁もの **07** P81 +

ゴーヤの酢みそあえ
66kcal

大根とザーサイのスープ
60kcal

ご飯120g
202kcal

Total **577** kcal

059

メインおかず | ツナ缶でビタミンE、ゴーヤでCを強化。

42 豆腐、ツナ、ゴーヤのチャンプルー

これ一品で栄養バランス抜群、しかも食べごたえたっぷり。
シャキシャキのもやしは、ボリュームアップ効果だけでなく、ミネラルなども含みます。
フライパンでスピーディーに作れるのも、魅力。

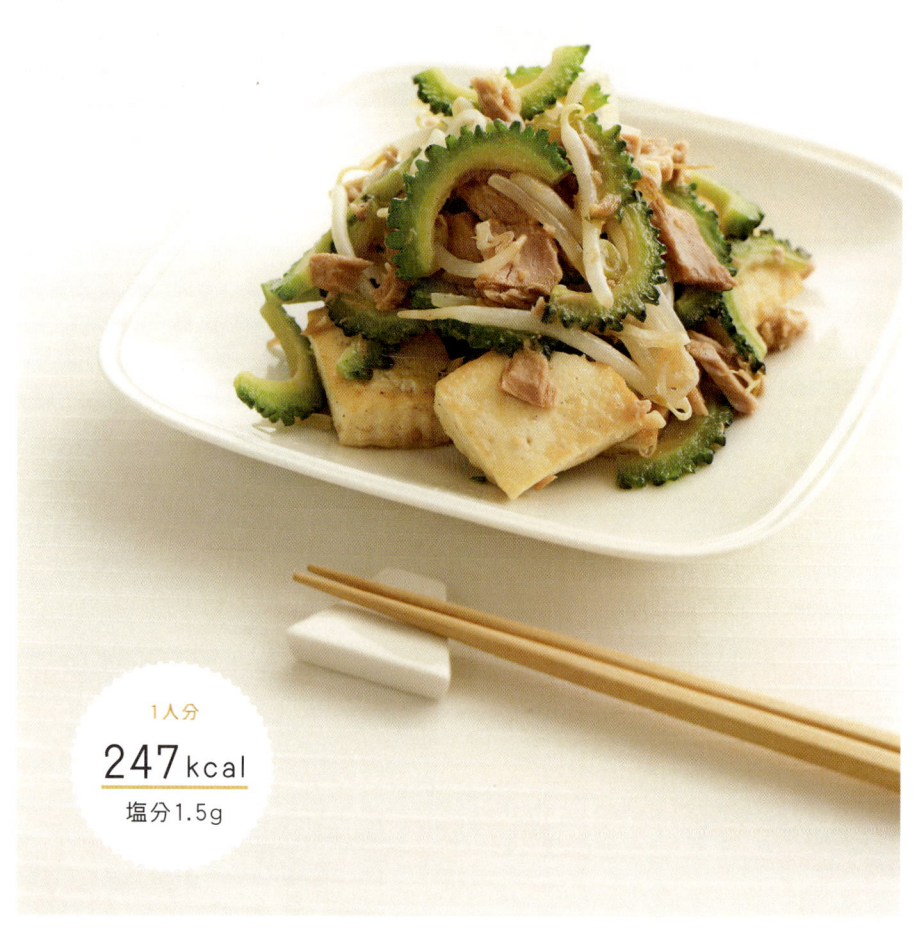

1人分
247 kcal
塩分1.5g

材料(1人分)と下ごしらえ

- **木綿豆腐** ………… 1/2丁(150g)
  縦3等分に切り、3cm幅に切る。
- **ツナ缶詰(油漬け)** ………… 40g
  缶汁をきり、粗くほぐす。
- **もやし** ………… 50g
  ざるに入れて水洗いをし、水けをきる。
- **長ねぎ** ………… 4cm(10g)
  3mm幅に切る。
- **ゴーヤ(にがうり)** ………… 50g
  縦半分に切ってわたと種をスプーンで取り除き、3mm幅に切る。
- **サラダ油** ………… 小さじ1
- **調味用**
  - めんつゆ(市販品・3倍濃縮タイプ) ………… 小さじ2
  - 酒 ………… 小さじ1
  - こしょう ………… 少々

1 炒める
フライパンにサラダ油を中火で熱し、ゴーヤを入れて炒める。

2 豆腐を並べる
全体に油が回ったらゴーヤを端に寄せ、あいたところに豆腐を並べて両面を焼く。

3 もやし、長ねぎ、ツナを加える
豆腐に薄い焼き色がついたら、もやし、長ねぎを加えて全体を混ぜながら1分ほど炒め合わせる。
↓
ツナを加えてさっと炒め、調味用の材料を加えて手早く炒め合わせる。

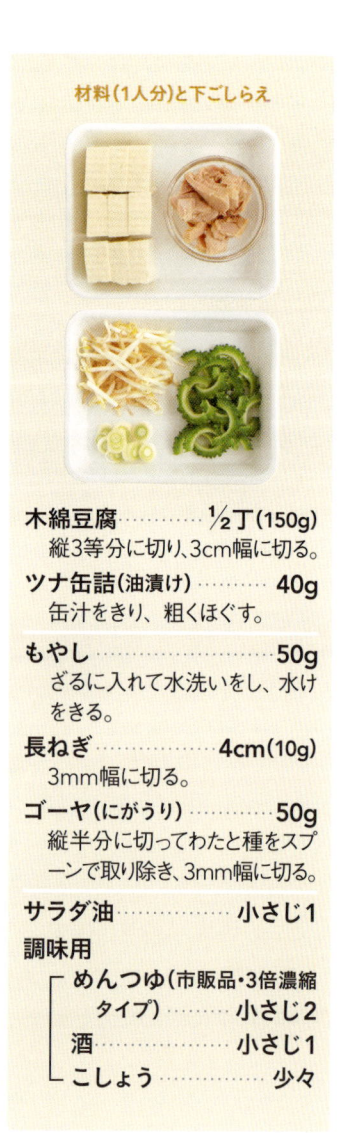

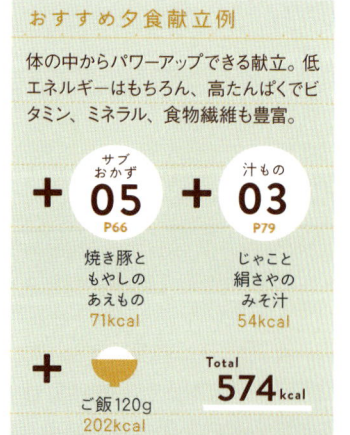

おすすめ夕食献立例
体の中からパワーアップできる献立。低エネルギーはもちろん、高たんぱくでビタミン、ミネラル、食物繊維も豊富。

+ **サブおかず 05** P66 焼き豚ともやしのあえもの 71kcal
+ **汁もの 03** P79 じゃこと絹さやのみそ汁 54kcal
+ ご飯120g 202kcal

Total 574kcal

材料(1人分)と下ごしらえ

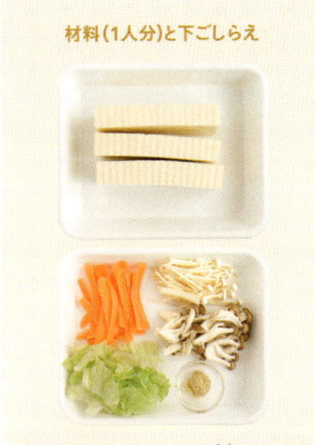

木綿豆腐	½丁(150g)

縦3等分に切り、水けを拭く。

にんじん	小⅓本(30g)

皮をむき、皮むき器などで縦に細長い薄切りにする。

レタス	30g

食べやすい大きさにちぎる。

えのきだけ	小½袋(40g)

根元を切り落とし、長さを半分に切ってほぐす。

しめじ	½パック(50g)

石づきを切り落とし、食べやすい大きさにほぐす。

しょうがのすりおろし	小さじ1
塩	少々
小麦粉	大さじ½
オリーブ油	大さじ½
調味用	
┌ めんつゆ(市販品・3倍濃縮タイプ)	大さじ1
│ 酒	大さじ1
└ こしょう	少々

メインおかず

えのきとしめじのうまみ満点ソースをかけて。

43 豆腐ステーキ きのこソース

豆腐½丁が、ヘルシーでおいしいおかずに早変わり。
豆腐を香ばしくソテーしたら、めんつゆをからめたきのこソースをとろ〜り。
つけ合わせにも、たっぷりの野菜を添えて、かみごたえよく仕上げました。

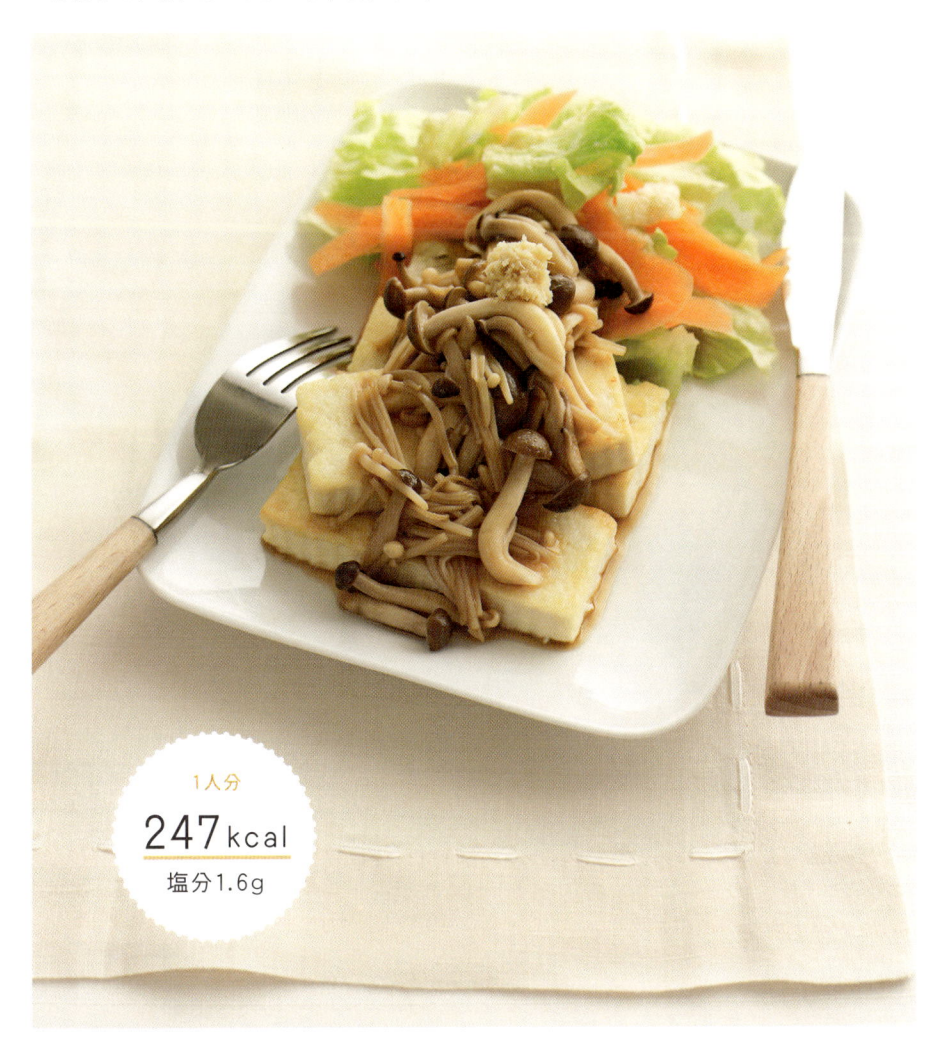

Part1 夕食 メインおかず 42 43 — 大豆・大豆製品で

1人分 247kcal 塩分1.6g

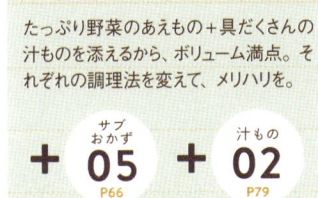

おすすめ夕食献立例

たっぷり野菜のあえもの＋具だくさんの汁ものを添えるから、ボリューム満点。それぞれの調理法を変えて、メリハリを。

+ **サブおかず 05** P66 焼き豚ともやしのあえもの 71kcal
+ **汁もの 02** P79 なすとみょうがのみそ汁 67kcal
+ ご飯120g 202kcal

Total 587kcal

1 小麦粉をまぶす

器ににんじん、レタスを合わせて盛り、塩をふる。豆腐に小麦粉をまぶしつける。

2 焼く

フライパンにオリーブ油を中火で熱し、豆腐を並べて1分30秒ほど焼く。返して1分30秒ほど焼き、1の器に盛る。

↓

同じフライパンにえのきだけ、しめじを入れて炒める。

3 調味する

きのこがしんなりとしたら、調味用の材料を加えて手早く炒め合わせる。2の豆腐にかけ、しょうがをのせる。

061

メインおかず **市販のトマトジュースを使って、お手軽に。**

44 | 大豆とポテトのトマト煮

大豆缶、じゃがいも、玉ねぎ、セロリをトマトジュースで煮込みました。
トマトジュースは完熟のものを使っているので、栄養たっぷり。
ビタミンCやカリウム、注目の成分・リコピンなどを含んでいます。ほどよい酸味も魅力。

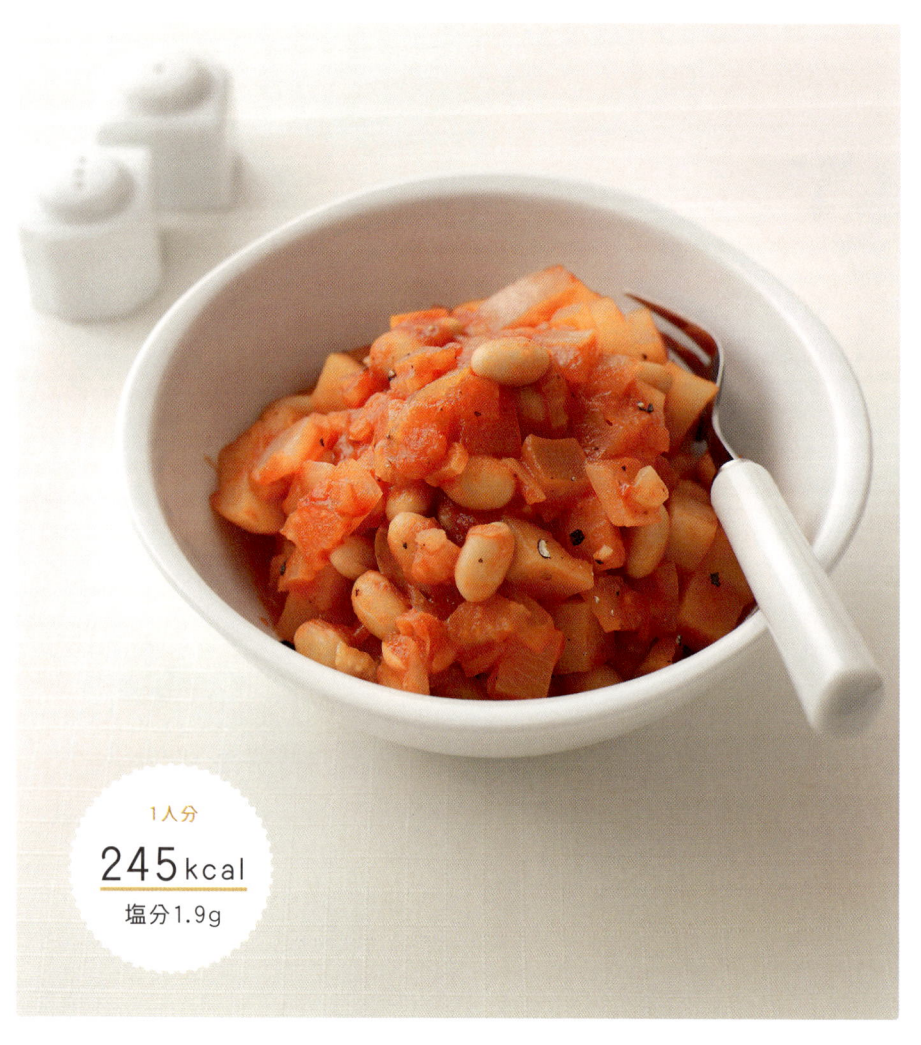

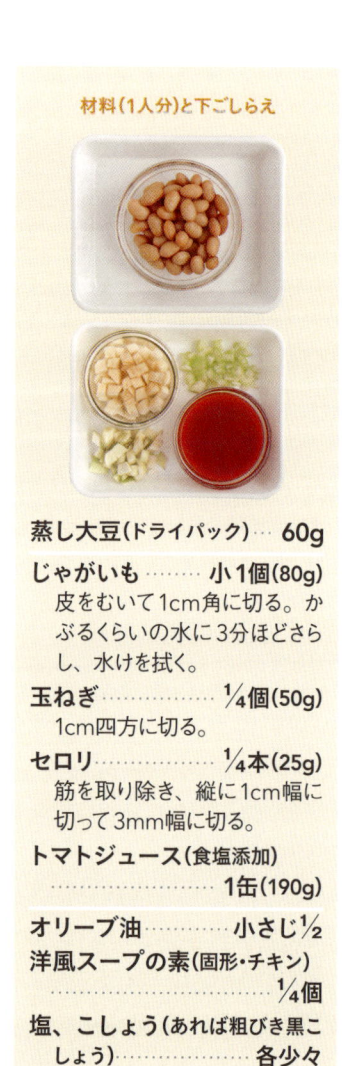

1人分
245kcal
塩分1.9g

材料(1人分)と下ごしらえ

- 蒸し大豆(ドライパック) … 60g
- じゃがいも … 小1個(80g)
  皮をむいて1cm角に切る。かぶるくらいの水に3分ほどさらし、水けを拭く。
- 玉ねぎ … 1/4個(50g)
  1cm四方に切る。
- セロリ … 1/4本(25g)
  筋を取り除き、縦に1cm幅に切って3mm幅に切る。
- トマトジュース(食塩添加) … 1缶(190g)
- オリーブ油 … 小さじ1/2
- 洋風スープの素(固形・チキン) … 1/4個
- 塩、こしょう(あれば粗びき黒こしょう) … 各少々

1 炒める

フライパンにオリーブ油を中火で熱し、玉ねぎ、セロリを入れて炒める。
↓
玉ねぎが透き通ったら、じゃがいもを加えてさっと炒め合わせる。

2 煮る

全体に油が回ったら、水1/4カップ、洋風スープの素を加えて混ぜる。煮立ったら弱火にし、ふたをして5分ほど煮る。

3 トマトジュース、大豆を加える

ふたを取り、トマトジュース、大豆を加えて混ぜる。再びふたをして、10分ほど煮る。
↓
じゃがいもがやわらかくなったら、塩、こしょうを加えて混ぜる。

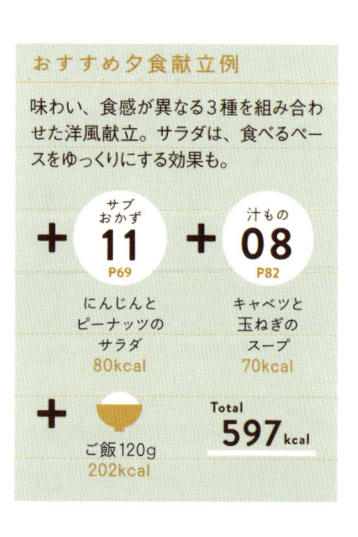

おすすめ夕食献立例

味わい、食感が異なる3種を組み合わせた洋風献立。サラダは、食べるペースをゆっくりにする効果も。

+ サブおかず **11** P69
にんじんとピーナッツのサラダ
80kcal

+ 汁もの **08** P82
キャベツと玉ねぎのスープ
70kcal

+ ご飯120g
202kcal

Total
597kcal

メインおかず 45 おからとコーンのしっとり煮

おからは安価で栄養満点。積極的に取り入れて。

おからに鶏ひき肉を加えて、コクとうまみをプラス。
たっぷりの野菜と組み合わせて、アイデア満点のいり煮に仕上げました。
味つけは、めんつゆと酒なので、ほんのり甘くて風味豊か。歯ごたえもあるので、早食い防止にも。

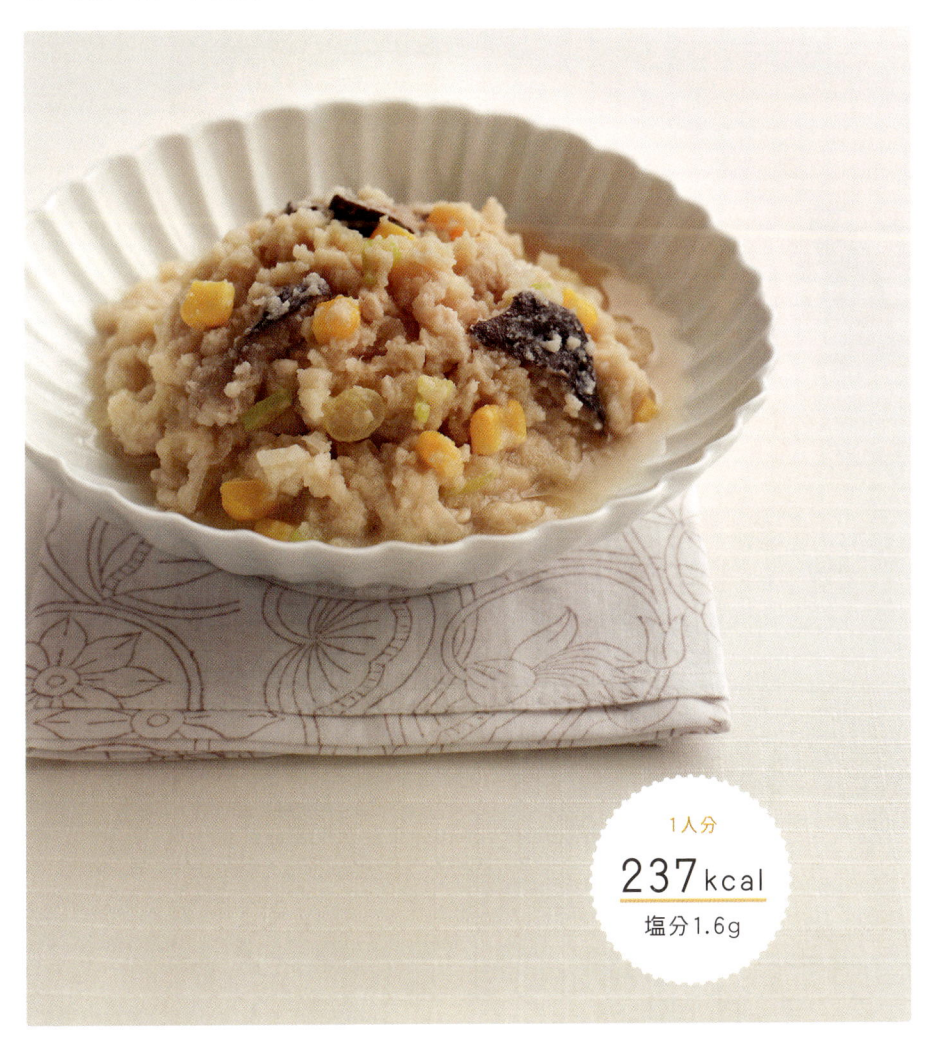

材料(1人分)と下ごしらえ

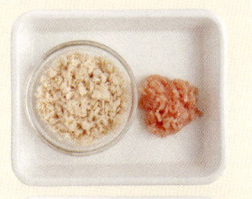

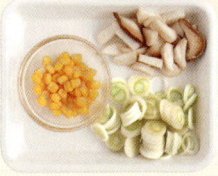

おから	50g
鶏ひき肉(胸肉)	30g
ホールコーン缶詰	30g
ざるに上げて缶汁をきる。	
エリンギ	小1本(30g)
縦半分に切り、1cm幅に切る。	
長ねぎ	1/2本(50g)
3mm幅に切る。	
サラダ油	小さじ2
煮汁	
水	120ml
めんつゆ(市販品・3倍濃縮タイプ)	大さじ1/2
酒	大さじ1/2
塩	少々

1人分 237kcal　塩分1.6g

Part1 夕食　メインおかず 44 45　大豆・大豆製品で

1 炒める
フライパンにサラダ油を中火で熱し、ひき肉を入れて炒める。
↓
ひき肉の色が変わったら、おからを加えてさっと炒め合わせ、長ねぎ、エリンギを加えて炒める。

2 煮る
全体に油が回ったら、煮汁の材料、コーンを加えて混ぜる。
↓
煮立ったら弱火にし、ときどき全体を混ぜながら、ふたをして5分ほど煮る。

3 汁けをとばす
ふたを取って中火にし、さっと混ぜて汁けをとばす。

おすすめ夕食献立例
やわらかな口当たりのメインおかずなので、歯ごたえのよいサブおかずをチョイス。みそ汁を添えると満足感アップ。

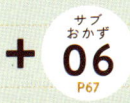

+ サブおかず 06 P67　ベーコンとピーマンの炒めもの 69kcal
+ 汁もの 01 P78　麩とわかめのみそ汁 53kcal
+ ご飯120g 202kcal

Total 561kcal

80kcal以下のサブおかず

メインのおかずや、冷蔵庫のあまりものをチェックして作りましょう。
メインとは違う味つけや調理法のものを選ぶと、献立にメリハリがつき、最後までおいしく食べられます。

サブおかず 01 | 桜えびとキャベツのあえもの

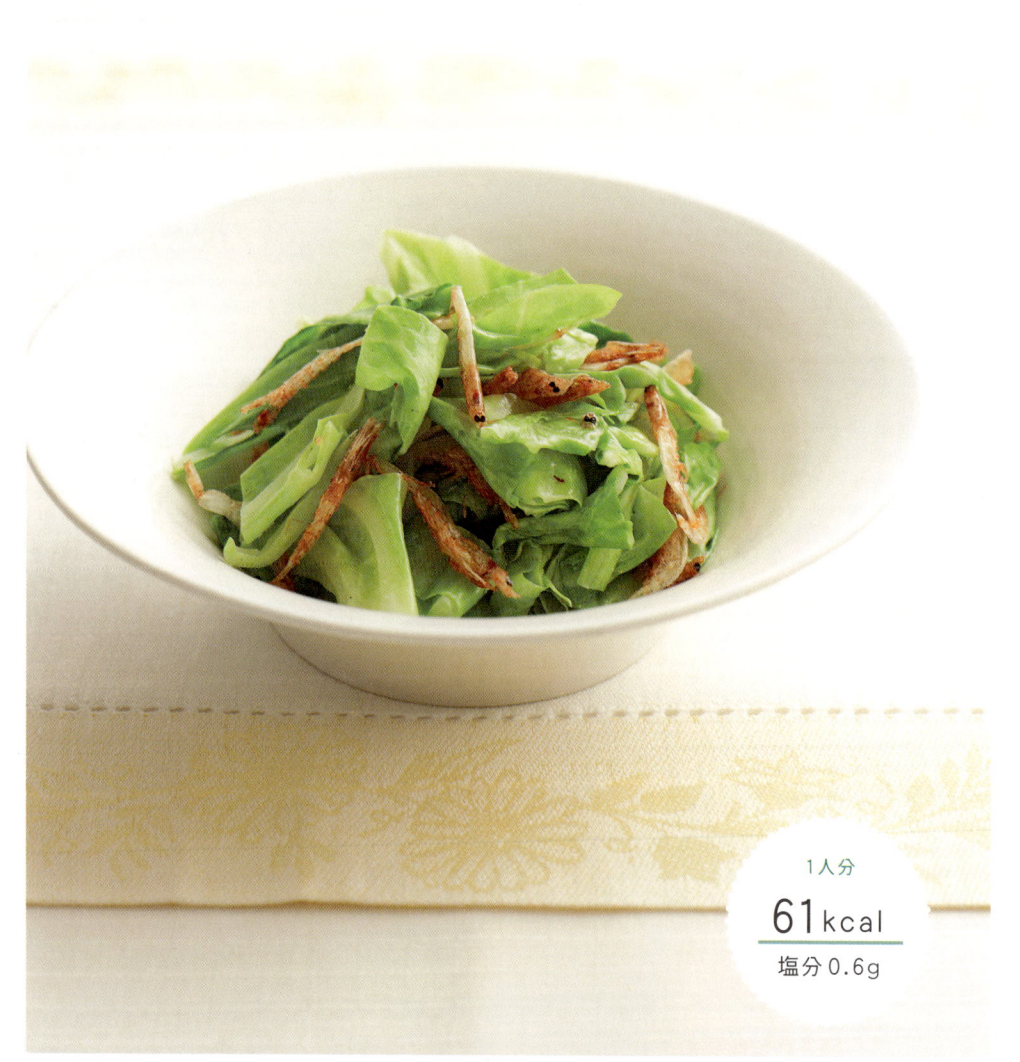

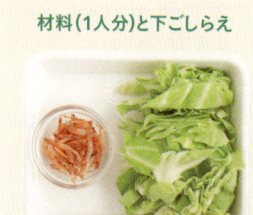

ごま油をきかせて、香りと満足感をプラス。

材料(1人分)と下ごしらえ

- 桜えび ……… 5g
- キャベツ ……… 2枚(100g)
  4cm長さに切り、2cm幅に切る。
- 調味用
  - ごま油 ……… 小さじ½
  - 砂糖、塩、こしょう ……… 各少々

1人分 **61kcal** 塩分0.6g

1 電子レンジで加熱する

耐熱皿にキャベツをのせ、ふんわりとラップをかけて電子レンジで2分ほど加熱する。粗熱が取れたら、水けをきる。
↓
耐熱のボウルに桜えびを入れ、ラップをかけずに電子レンジで10秒ほど加熱する。

2 あえる

ボウルにキャベツ、桜えび、調味用の材料を入れてあえる。

夕食 Part1 サブおかず 01 02 03

1人分
63 kcal
塩分 0.7g

1人分
75 kcal
塩分 0.5g

サブおかず 02 | なすのピリ辛あえ
超低エネルギーのなすは、油を加えても安心。

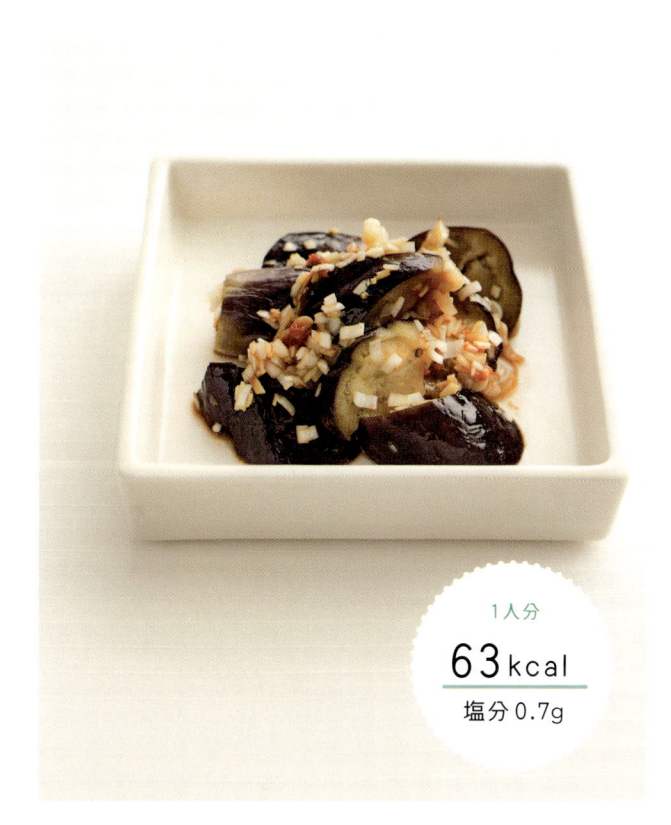

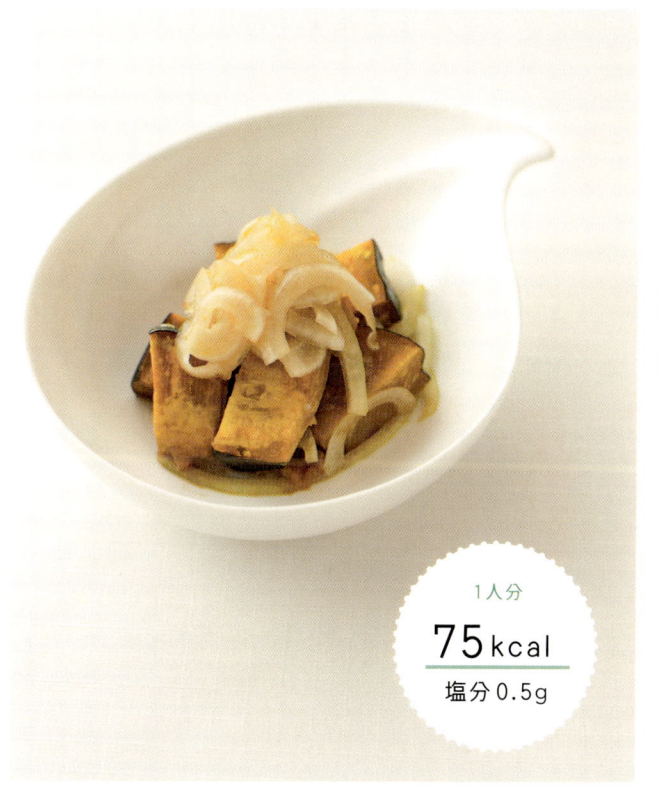

材料（1人分）と下ごしらえ

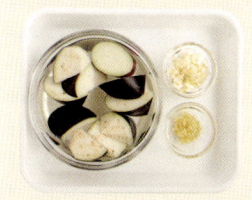

なす ………………… 1本(80g)
へたを切り落とし、一口大の乱切りにする。塩水（塩少々＋水1カップ）に10分ほどさらし、水けを拭く。
長ねぎのみじん切り
………………………… 大さじ1
しょうがの薄切り …… 1枚
皮をむいてみじん切りにする。
ごま油 ……………… 小さじ1
調味用
┌ ポン酢しょうゆ（市販品）
│ ………………………… 小さじ1
└ 豆板醬、砂糖 …… 各少々

1 電子レンジで加熱する
耐熱皿になすをのせ、ごま油をからめる。ふんわりとラップをかけて電子レンジで1分40秒ほど加熱し、水けをきって粗熱を取る。

2 あえる
1に長ねぎ、しょうが、調味用の材料を加えてあえる。

サブおかず 03 | かぼちゃのポン酢あえ
かぼちゃの素朴な甘みが生きています。

材料（1人分）と下ごしらえ

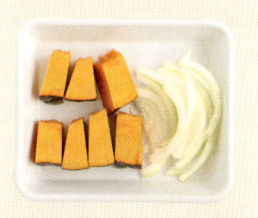

かぼちゃ ………………… 70g
わたと種をスプーンで取り除き、2cm厚さに切って2cm幅に切る。
玉ねぎ …………………… 20g
横に2mm幅に切る。
ポン酢しょうゆ（市販品）
………………………… 小さじ1

1 電子レンジで加熱する
耐熱皿にかぼちゃをのせ、ふんわりとラップをかけて電子レンジで1分30秒ほど加熱する。

2 あえる
1に玉ねぎ、ポン酢しょうゆを加えてあえ、5分ほどおく。

1人分
76 kcal
塩分 0.5g

1人分
71 kcal
塩分 0.9g

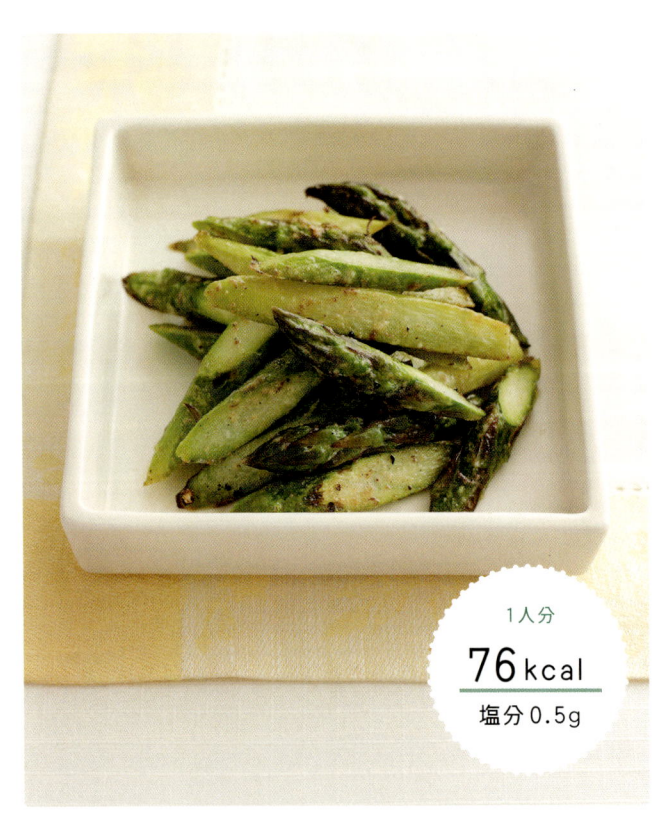

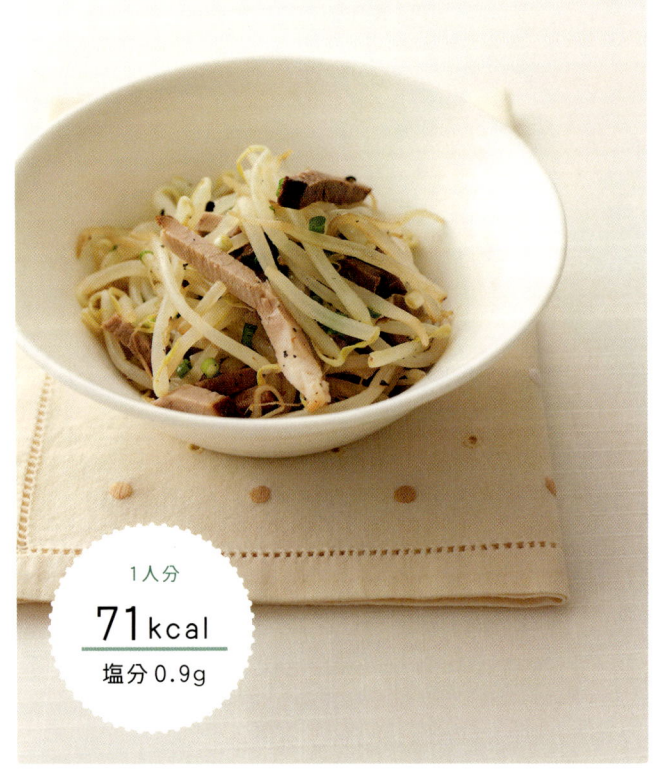

サブおかず 04 | アスパラのマヨネーズ炒め
マヨネーズを炒め油に使って、うまみ満点。

材料(1人分)と下ごしらえ

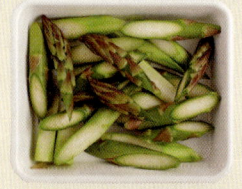

グリーンアスパラガス
　　　　　　　5本(100g)
根元を切り落とし、根元から1/3のところまで皮をむいて1.5cm幅の斜め切りにする。

マヨネーズ……小さじ2
塩、こしょう(あれば粗びき黒こしょう)……各少々

1 蒸し焼きにする
フライパンにマヨネーズを入れて中火にかけ、アスパラガスを加えてさっと炒める。
↓
弱火にしてふたをし、30秒ほど蒸し焼きにする。

2 調味する
アスパラガスの色が鮮やかになったら、塩、こしょうを加えて炒め合わせる。

サブおかず 05 | 焼き豚ともやしのあえもの
酢＋しょうゆ＋ごま油で中華風に。

材料(1人分)と下ごしらえ

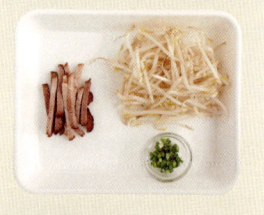

焼き豚(薄切り)……20g
8mm幅に切る。

もやし……100g
ざるに入れて水洗いをし、水けをきる。

万能ねぎ……小1本(3g)
幅3mmに切る。

調味用
├ 酢、しょうゆ、ごま油
│　　　　　各小さじ1/2
└ こしょう(あれば粗びき黒こしょう)…少々

1 電子レンジで加熱する
耐熱皿にもやしをのせ、ふんわりとラップをかけて電子レンジで2分ほど加熱する。ざるに上げ、水けをきってさます。

2 あえる
ボウルにもやし、焼き豚、万能ねぎ、調味用の材料を入れてあえる。

Part1 夕食 サブおかず

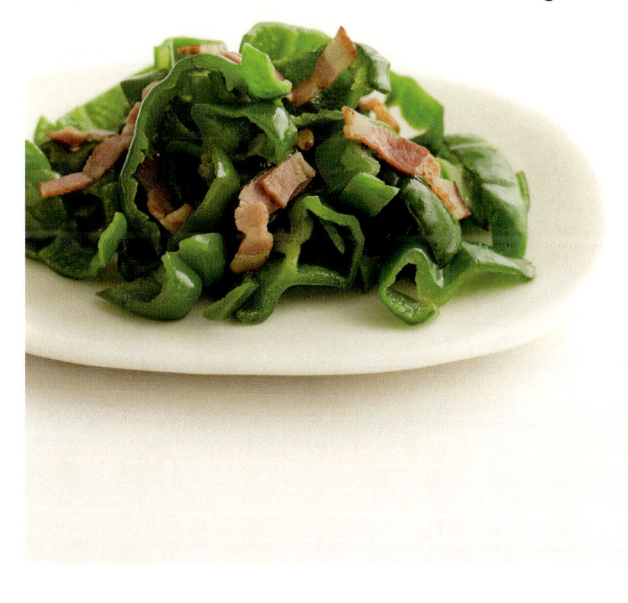

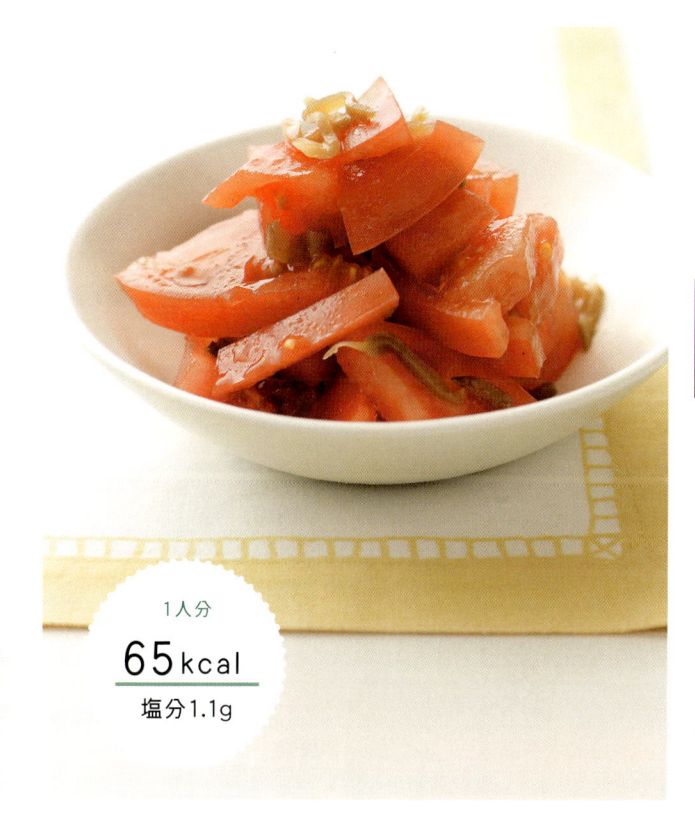

04
05
06
07

1人分
69kcal
塩分0.4g

1人分
65kcal
塩分1.1g

サブおかず 06 | ベーコンとピーマンの炒めもの
少量のベーコンのコクとうまみで、抜群のおいしさ。

材料(1人分)と下ごしらえ

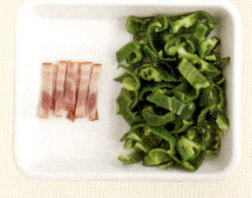

- ベーコン ……… ½枚(7g)
  1cm幅に切る。
- ピーマン ……… 3個(90g)
  縦半分に切ってへたと種を取り除き、横に1cm幅に切る。
- サラダ油 ……… 小さじ½
- 調味用
  - めんつゆ(市販品・3倍濃縮タイプ)
    ……… 小さじ½
  - 水 ……… 小さじ1
  - こしょう ……… 少々

1 炒める

フライパンにサラダ油を中火で熱し、ベーコンを入れて炒める。
↓
ベーコンに薄い焼き色がついたら、ピーマンを加えてさっと炒め合わせる。

2 蒸し焼きにする

全体に油が回ったら、調味用の材料を加えて混ぜ、弱火にしてふたをし、1分ほど蒸し焼きにする。
↓
ふたを取って中火にし、手早く混ぜる。

サブおかず 07 | トマトとザーサイのあえもの
トマト1個がおいしく、余裕で食べられます。

材料(1人分)と下ごしらえ

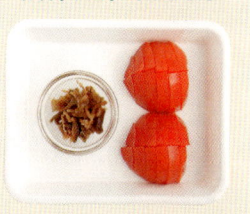

- 味つけザーサイ(びん詰)
  ……… 15g
  3mm幅に切る。
- トマト ……… 1個(150g)
  縦半分に切ってへたを取り除く。さらに縦半分のくし形に切り、1cm幅に切る。
- 調味用
  - ごま油 ……… 小さじ¾
  - 砂糖、こしょう ……… 各少々

あえる

ボウルにトマト、ザーサイ、調味用の材料を入れ、あえる。

1人分
79 kcal
塩分 0.9g

1人分
74 kcal
塩分 0.6g

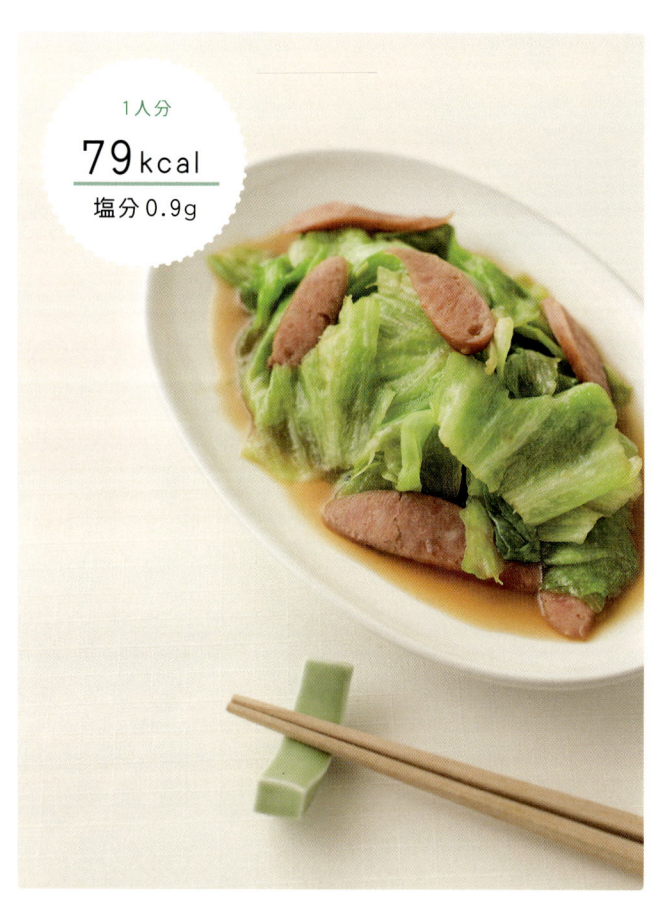

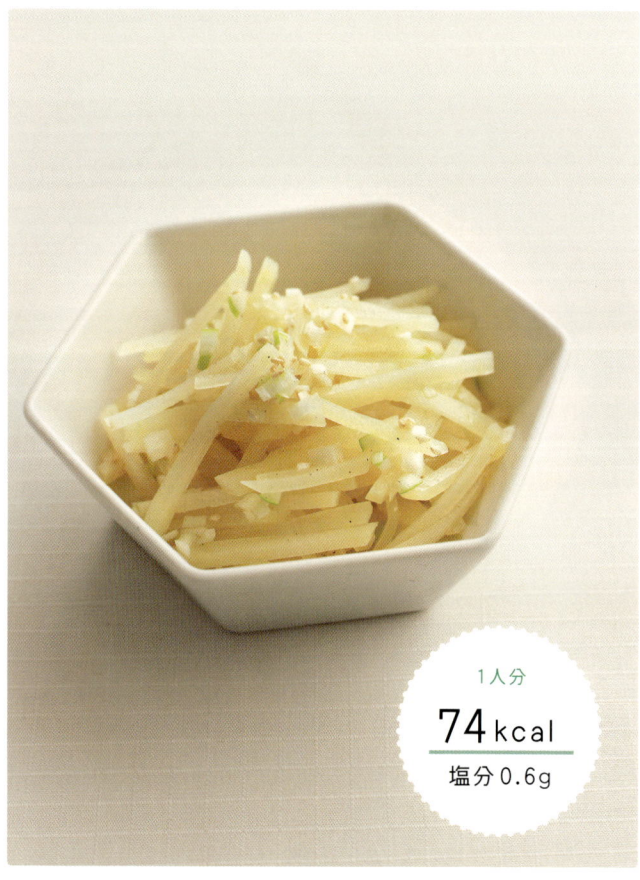

サブおかず **08** | オイスターソースでうまみを加えて。
ソーセージとレタスの炒めもの

材料(1人分)と下ごしらえ

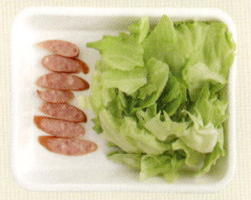

ウインナソーセージ
　　　　　　　小1本(15g)
　5mm幅の斜め切りにする。
レタス　　　　　　80g
　食べやすい大きさにちぎる。
オリーブ油　小さじ½
調味用
　┌ オイスターソース
　│　　　　　　小さじ½
　└ 塩、こしょう　各少々

1 炒める
フライパンにオリーブ油を中火で熱し、ソーセージを入れてさっと炒め、レタスを加えて炒め合わせる。

2 調味する
全体に油が回ったら、調味用の材料を加えて手早く炒める。

サブおかず **09** | 細切りにしてゆでると、ボリューム満点。
じゃがいものナムル

材料(1人分)と下ごしらえ

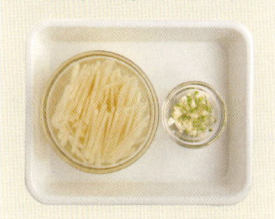

じゃがいも　小1個(80g)
　皮をむいて細切りにする。
　かぶるくらいの水に3分ほどさらし、水けをきる。
長ねぎのみじん切り
　　　　　　　　大さじ½
塩　　　　　　　少々
調味用
　┌ 白いりごま　　少々
　│ ごま油　　小さじ¼
　└ 塩、こしょう　各少々

1 ゆでる
鍋に多めの湯を沸かし、塩、じゃがいもを順に入れて30秒ほどゆでる。冷水にとってさまし、水けを拭く。

2 あえる
ボウルにじゃがいも、長ねぎ、調味用の材料を入れ、あえる。

夕食 Part1 サブおかず

08
09
10
11

1人分
66 kcal
塩分 1.0g

1人分
80 kcal
塩分 0.5g

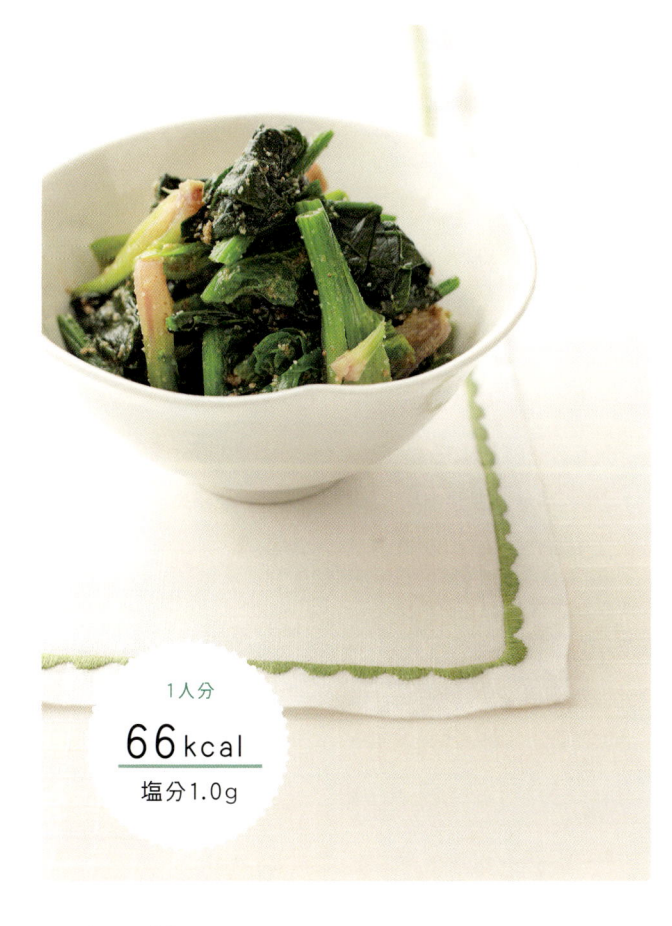

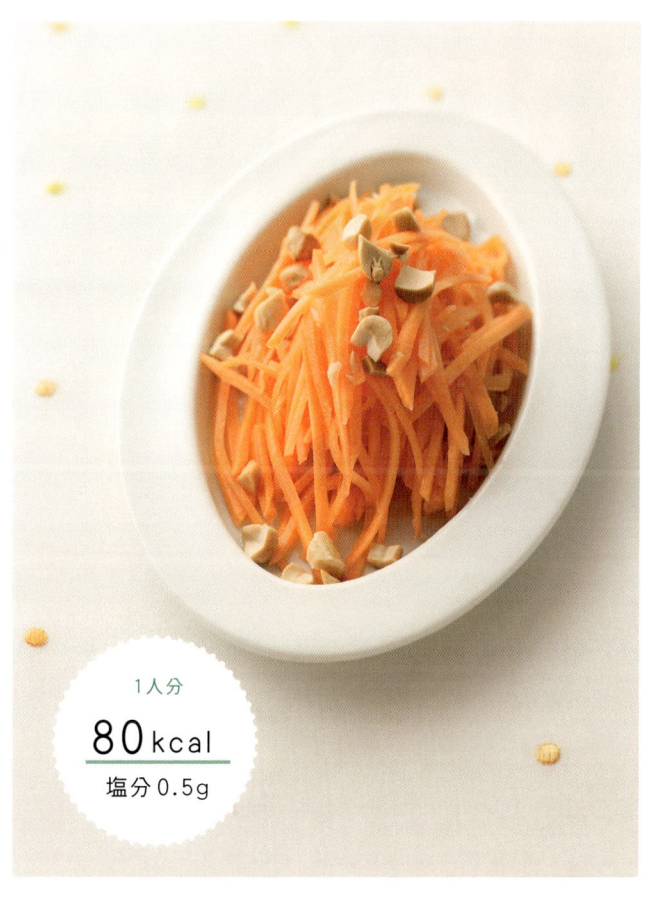

サブおかず 10 | 鉄分豊富なほうれん草で、定番のおいしさ。
ほうれん草のすりごまあえ

材料(1人分)と下ごしらえ

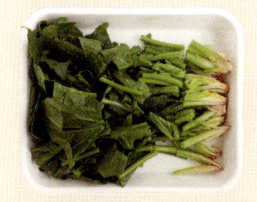

ほうれん草 ……… 100g
根元に十文字の切り込みを入れて、4cm長さに切る。

塩 ……………………… 少々

調味用
┌ 白すりごま … 大さじ1
└ しょうゆ、砂糖
　　　　……… 各小さじ1

1 ゆでる
鍋に多めの湯を沸かし、塩、ほうれん草の根元、葉の順に入れて1分ほどゆでる。
↓
冷水にとってさまし、水けをしっかりと絞る。

2 あえる
ボウルに調味用の材料を入れて混ぜ、ほうれん草を加えてあえる。

サブおかず 11 | ビタミンEいっぱいのピーナッツで、美肌効果も。
にんじんとピーナッツのサラダ

材料(1人分)と下ごしらえ

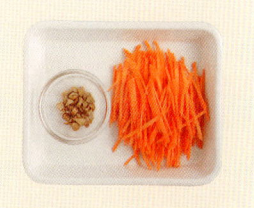

ピーナッツ ……… 5g
あれば薄皮をむき粗く刻む。

にんじん ……… 1/2本(80g)
皮をむき、2mm幅の斜め切りにしてからせん切りにする。

ドレッシング
┌ 酢 ………… 小さじ1
│ オリーブ油 … 小さじ1/2
└ 塩、こしょう … 各少々

1 電子レンジで加熱する
耐熱皿ににんじんをのせ、ふんわりとラップをかけて電子レンジで30秒ほど加熱し、水けをきる。

2 あえる
1にドレッシングの材料を加えてあえる。器に盛り、ピーナッツを散らす。

1人分
60 kcal
塩分 0.7g

1人分
79 kcal
塩分 0.8g

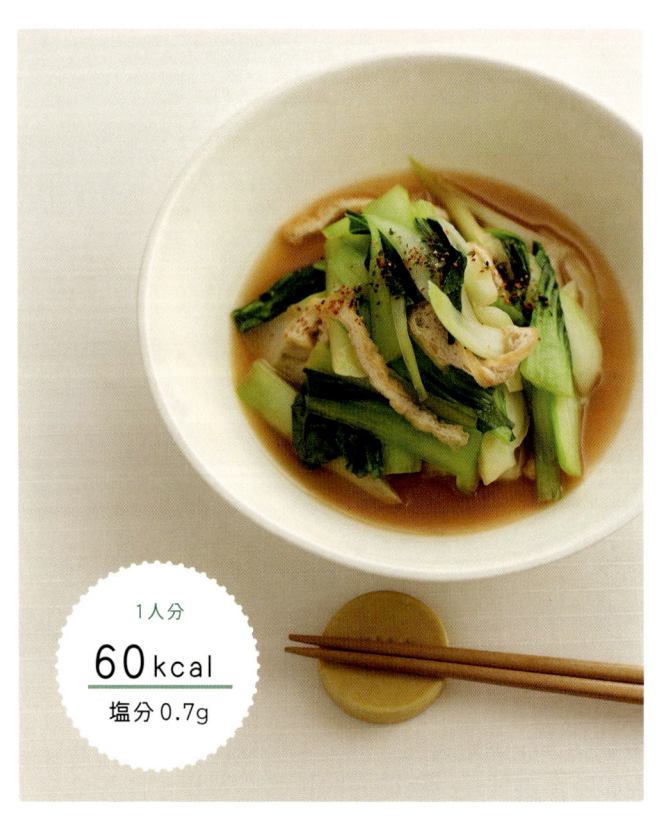

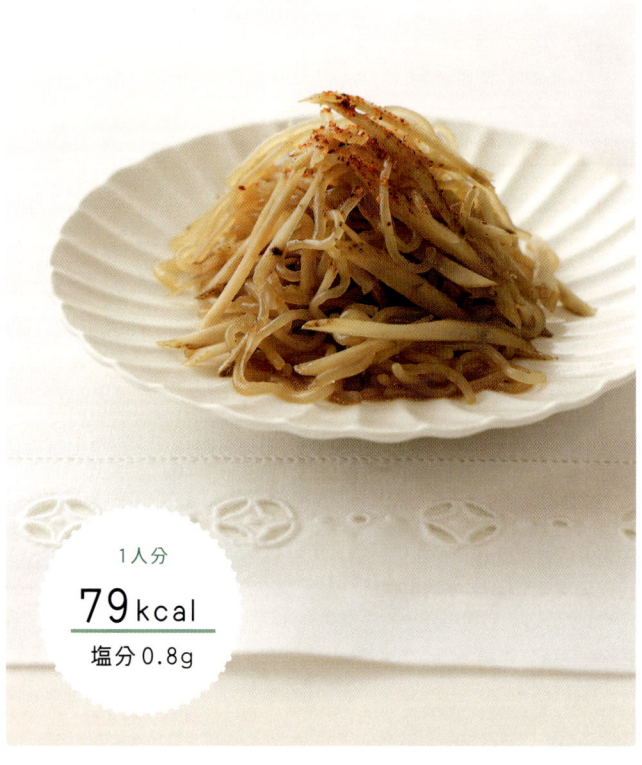

サブおかず 12 青梗菜は大ぶりに切って、歯ごたえよく。
油揚げと青梗菜(チンゲンサイ)の煮びたし

材料（1人分）と下ごしらえ

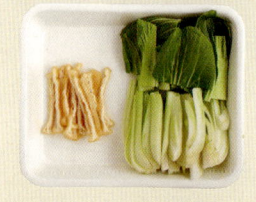

- 油揚げ ………… 1/4枚強(10g)
  ざるに入れて熱湯をかけ、水けをきる。5mm幅に切る。
- 青梗菜 ………… 1株(120g)
  6cm長さに切る。茎は縦半分に切り、さらに縦に8mm幅に切る。
- 煮汁
  - 水 ………… 1/4カップ
  - めんつゆ（市販品・3倍濃縮タイプ）………… 小さじ2
  - 酒 ………… 小さじ2
- 七味唐辛子 ………… 少々

1 煮る
鍋に油揚げ、青梗菜の茎、葉の順に入れ、煮汁の材料を加えて中火にかける。
↓
煮立ったら弱火にし、ふたをして1分30秒ほど煮る。

2 仕上げる
青梗菜の茎がしんなりとしたら器に盛り、七味唐辛子をふる。煮汁を残して食べて。

サブおかず 13 食物繊維の宝庫、ごぼうでヘルシーおかず。
ごぼうのきんぴら

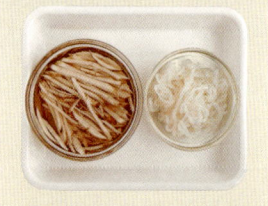

材料（1人分）と下ごしらえ

- ごぼう ………… 1/5本(30g)
  皮をこそげて3mm幅の斜め切りにしてから、縦に3mm幅に切る。かぶるくらいの水に5分ほどさらし、水けを拭く。
- しらたき ………… 60g
  6cm長さに切る。
- ごま油 ………… 小さじ1
- 煮汁
  - 水 ………… 1/4カップ
  - めんつゆ（市販品・3倍濃縮タイプ）………… 大さじ1/2
  - 酒 ………… 大さじ1/2
  - 砂糖 ………… 小さじ1/3
- 一味唐辛子 ………… 少々

1 炒める
鍋にしらたきを入れ、かぶるくらいの水を加えて中火にかける。沸騰したら、ざるに上げて水けをきる。
↓
フライパンにごま油を中火で熱し、ごぼうを入れて炒める。ごぼうが透き通ったら、しらたきを加えて炒め合わせる。

2 煮る
全体に油が回ったら、煮汁の材料を加えて混ぜる。煮立ったら弱火にし、ふたをして3分ほど煮る。
↓
ふたを取って中火にし、汁けをとばす。器に盛って、一味唐辛子をふる。

1人分
76 kcal
塩分 0.9g

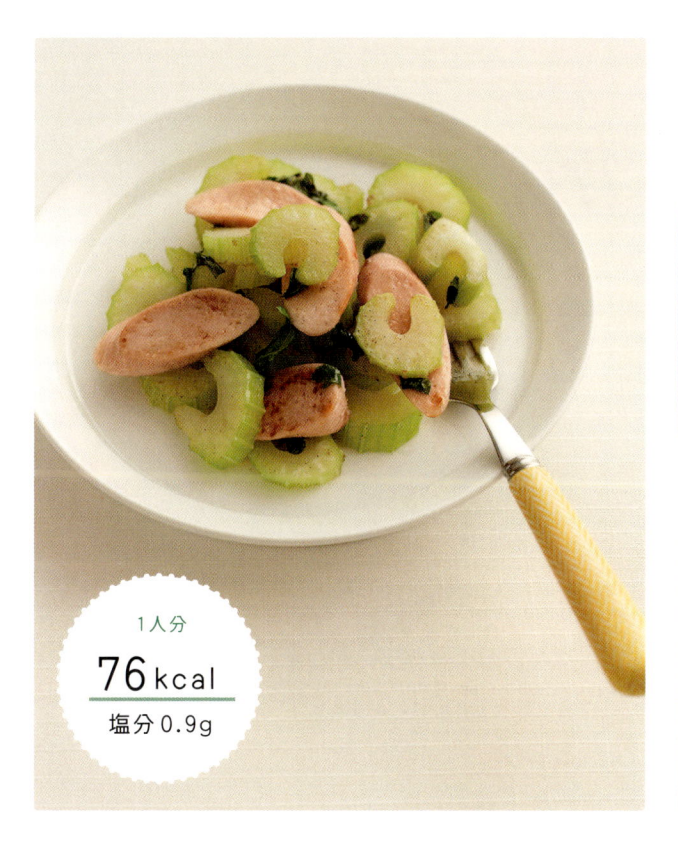

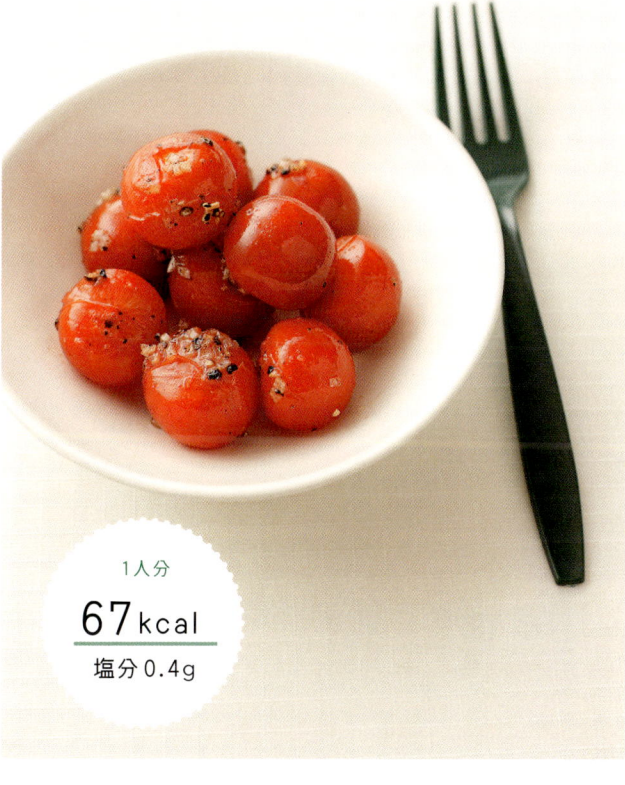

1人分
67 kcal
塩分 0.4g

Part1 夕食 サブおかず

12
13
14
15

| サブおかず **14** | 栄養満点のセロリの葉を、香りのアクセントに。 |

魚肉ソーセージとセロリの炒めもの

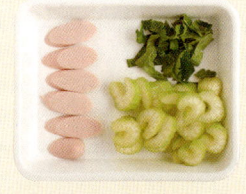

| サブおかず **15** | にんにくの風味、油のコクで大満足。 |

プチトマトのにんにく炒め

材料(1人分)と下ごしらえ

魚肉ソーセージ
……… 小½本(25g)
5mm幅の斜め切りにする。
セロリの葉 ………… 1枚
1cm幅に切る。
セロリ ……… 大½本(70g)
筋を取り除き、横に5mm幅に切る。
オリーブ油 …… 小さじ⅔
塩、こしょう …… 各少々

1 炒める
フライパンにオリーブ油を中火で熱し、魚肉ソーセージを入れてさっと炒め、セロリを加えて炒め合わせる。

2 セロリの葉を加える
セロリが透き通ったら、セロリの葉、塩、こしょうを加えて手早く炒める。

材料(1人分)と下ごしらえ

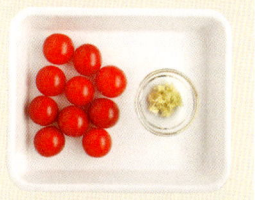

プチトマト ‥ 10個(100g)
へたを取り除く。
にんにくの薄切り …… 2枚
みじん切りにする。
オリーブ油 …… 小さじ1
塩、こしょう(あれば粗びき黒こしょう) …… 各少々

1 炒める
フライパンにオリーブ油、にんにくを入れ、弱火で炒める。
↓
香りが立ったら中火にし、プチトマトを加えて炒め合わせる。

2 調味する
全体に油が回ったら、塩、こしょうを加えてさっと炒める。

1人分
72 kcal
塩分 0.7g

1人分
69 kcal
塩分 1.0g

サブおかず **16** | 長ねぎ、しょうがを加えて奥行きのある味に。
かにかまとブロッコリーのレンジ蒸し

材料（1人分）と下ごしらえ

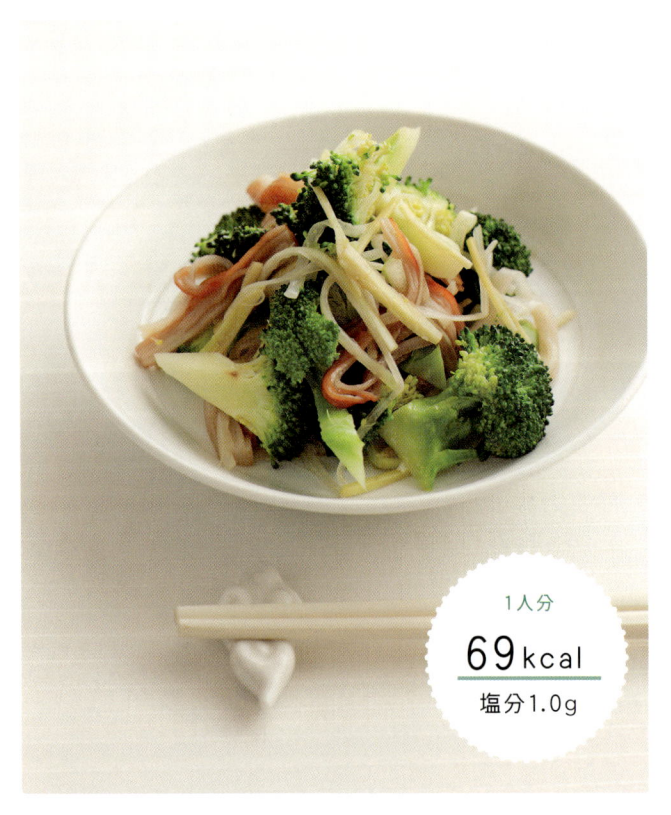

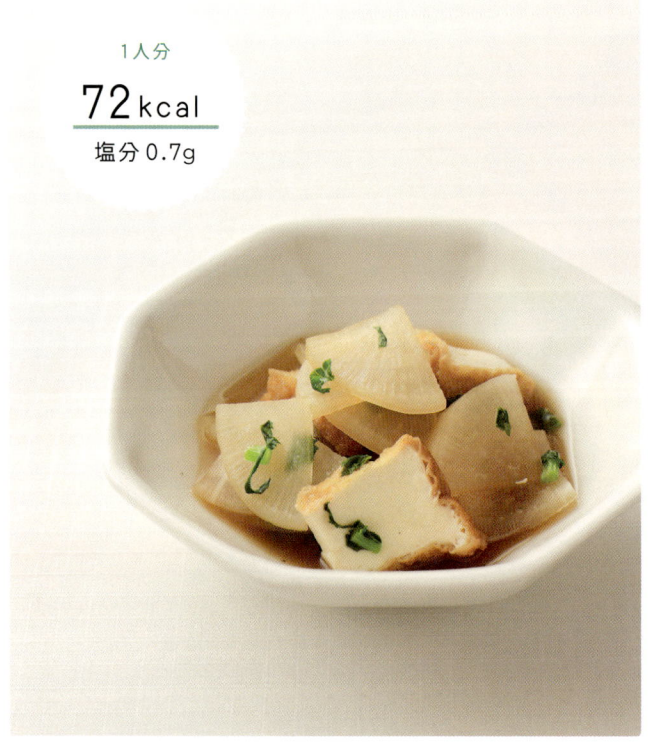

- かに風味かまぼこ … **20g**
  食べやすい大きさに裂く。
- ブロッコリー … **80g**
  小房に分け、大きいものは縦2～4等分に切る。
- 長ねぎ … **5cm（12g）**
  細切りにする。
- しょうがの薄切り … **2枚**
  皮をむいてせん切りにする。
- 調味用
  - ごま油、しょうゆ　各小さじ½

1 電子レンジで加熱する
耐熱のボウルにブロッコリーを入れ、ふんわりとラップをかけて電子レンジで1分30秒ほど加熱する。
↓
かに風味かまぼこ、長ねぎ、しょうがをのせ、同様に30秒ほど加熱して水けをきる。

2 あえる
1に調味用の材料を加えてあえる。

サブおかず **17** | 和風献立にぴったりのしみじみとした味わい。
大根と厚揚げの煮もの

材料（1人分）と下ごしらえ

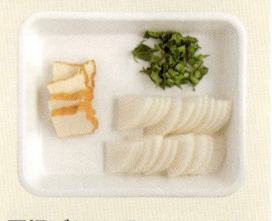

- 厚揚げ（絹揚げ）… **30g**
  ざるに入れて熱湯をかけ、水けをきって1cm幅に切る。
- 大根の葉 … **5g**
  5mm幅に切る。
- 大根 … **100g**
  皮をむき、3mm幅のいちょう切りにする。
- 煮汁
  - 水　大さじ2
  - めんつゆ（市販品・3倍濃縮タイプ）　小さじ2
  - 酒　小さじ2

1 電子レンジで加熱する
耐熱皿に大根をのせ、ふんわりとラップをかけて電子レンジで2分ほど加熱する。

2 煮る
鍋に厚揚げ、大根、大根の葉を入れ、煮汁の材料を加えて中火にかける。
↓
煮立ったら弱火にし、ふたをして2分ほど煮る。煮汁を残して食べて。

夕食 サブおかず

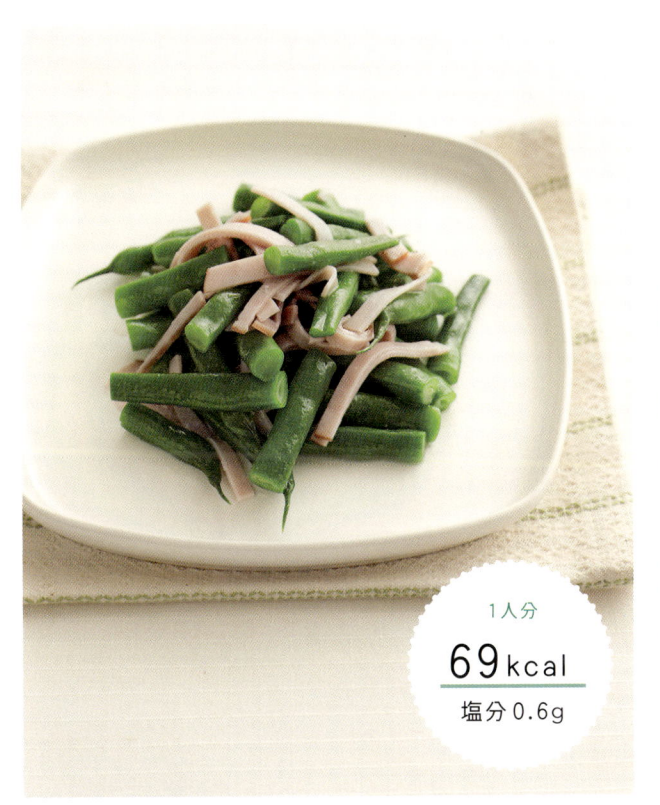

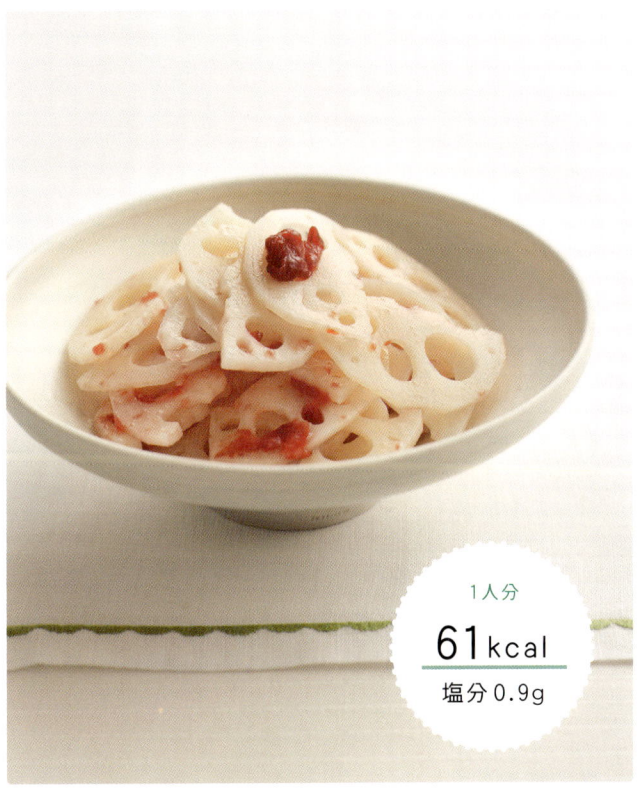

1人分
69 kcal
塩分 0.6g

1人分
61 kcal
塩分 0.9g

サブおかず 18
素材の味をぐっと引き立てる塩味のサラダ。
ハムといんげんのサラダ

材料(1人分)と下ごしらえ

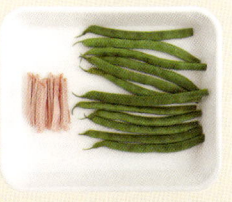

ボンレスハム … 1枚(10g)
半分に切って5mm幅に切る。
さやいんげん ……… 80g
へたを切り落とす。
塩 ……………… 少々
ドレッシング
┌ 酢、サラダ油
│   ……… 各小さじ1
└ 塩、こしょう 各少々

1 ゆでる

鍋に多めの湯を沸かし、塩、いんげんを順に入れて2分ほどゆでる。冷水にとってさまし、水けを拭いて4cm長さに切る。

2 あえる

ボウルに、ハム、いんげん、ドレッシングの材料を入れてあえる。

サブおかず 19
れんこんはシャッキリと歯ごたえが残るくらいに。
れんこんの梅あえ

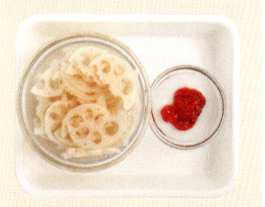

材料(1人分)と下ごしらえ

れんこん ……………… 80g
皮をむいて3mm幅の半月切りにする。酢水(酢小さじ1+水1カップ)に5分ほどさらし、水けをきる。
梅肉(梅干しの果肉を包丁でたたいたもの)
……………… 小さじ1弱
塩 ……………………… 少々
みりん ……… 小さじ2/3

1 ゆでる

鍋に多めの湯を沸かし、塩、れんこんを順に入れて1分30秒ほどゆでる。冷水にとってさまし、水けを拭く。

2 あえる

ボウルにれんこん、梅肉、みりんを入れてあえる。

1人分
69kcal
塩分 0.8g

1人分
74kcal
塩分 0.8g

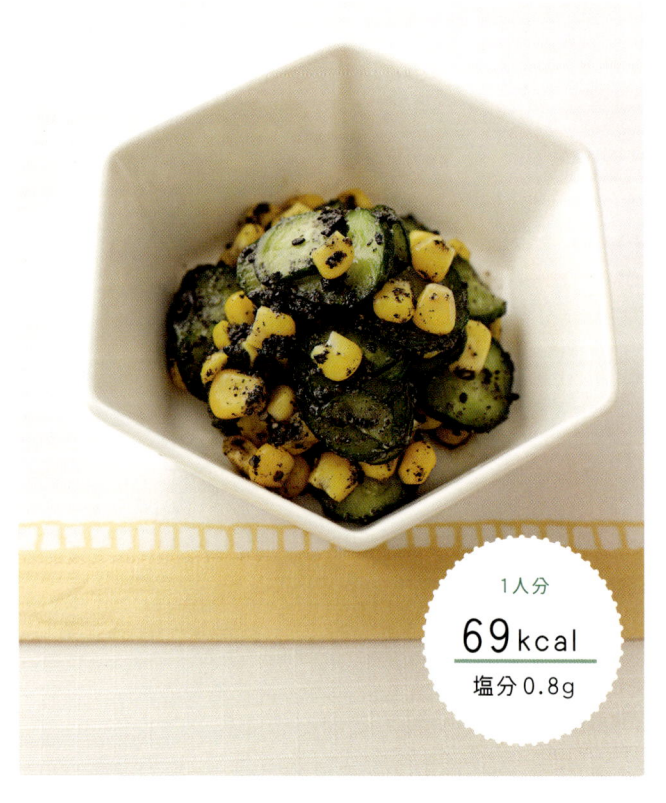

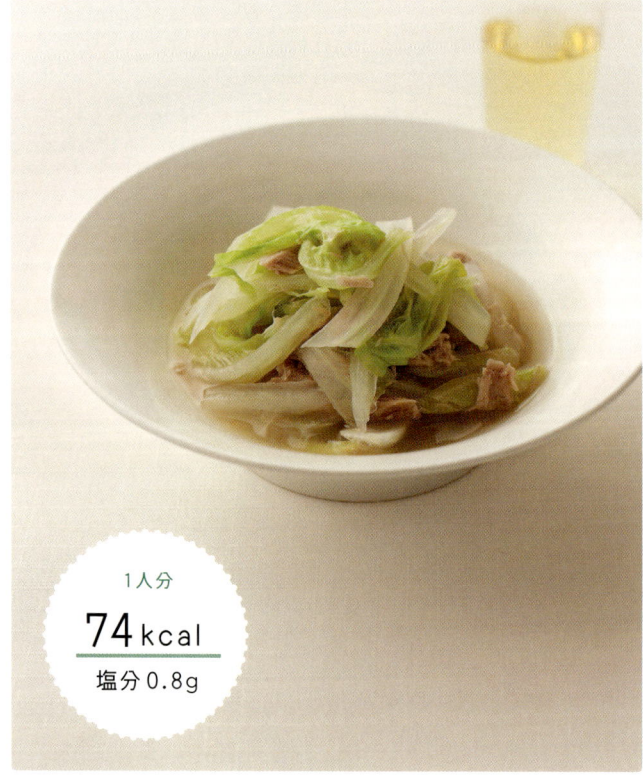

サブおかず **20** やさしい甘さの香ばしいあえごろもで。
コーンときゅうりの黒ごまあえ

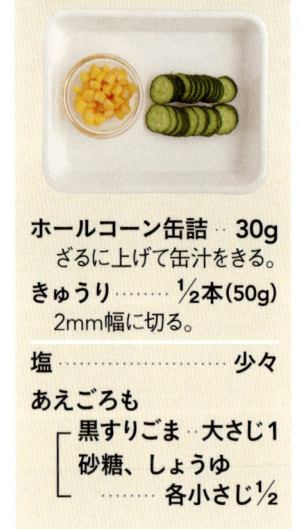

サブおかず **21** 低エネルギーの白菜は、たっぷり食べても大丈夫。
ツナと白菜の煮もの

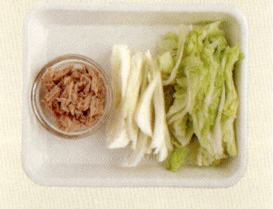

材料（1人分）と下ごしらえ

ホールコーン缶詰 30g
ざるに上げて缶汁をきる。
きゅうり 1/2本（50g）
2mm幅に切る。
塩 少々
あえごろも
　黒すりごま 大さじ1
　砂糖、しょうゆ
　　　 各小さじ1/2

1 塩もみをする
ボウルにきゅうりを入れ、塩をふってもみ、5分ほどおく。きゅうりがしんなりとしたらさっと水洗いをし、水けを絞る。

2 あえる
ボウルにあえごろもの材料を入れて混ぜ、きゅうり、コーンを加えてあえる。

材料（1人分）と下ごしらえ

ツナ缶詰（水煮） 40g
缶汁をきり、粗くほぐす。
白菜 100g
芯と葉に切り分ける。芯は7cm長さに切って縦に3mm幅に切り、葉は一口大にちぎる。
サラダ油 小さじ1/2
スープ
　水 1/4カップ
　洋風スープの素（固形・チキン） 1/4個
　酒 大さじ1/2
塩、こしょう 各少々

1 炒める
フライパンにサラダ油を中火で熱し、白菜を入れて炒める。

2 煮る
全体に油が回ったら、ツナ、スープの材料を加えて混ぜる。煮立ったら弱火にし、ふたをして3分ほど煮る。
↓
白菜の芯がしんなりとしたら、塩、こしょうを加えて混ぜる。スープを残して食べて。

Part 1 夕食 サブおかず

20
21
22
23

1人分
63 kcal
塩分 1.0g

1人分
72 kcal
塩分 0.7g

サブおかず 22 | さつま揚げと小松菜の煮もの
しょうがのすがすがしい味が、アクセント。

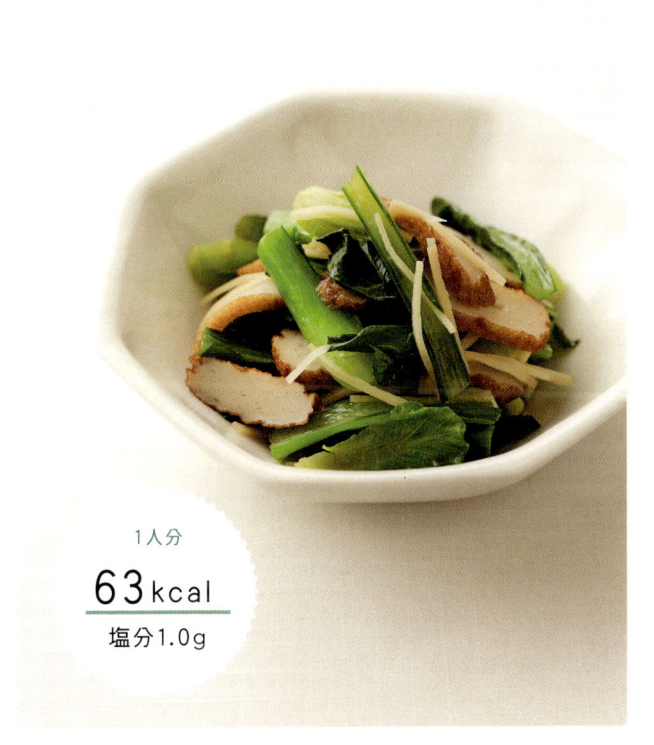

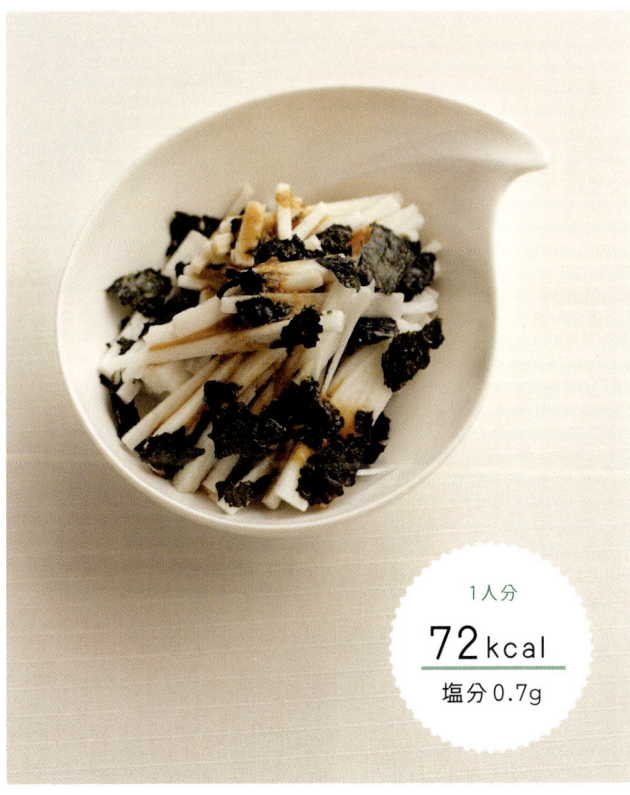

材料（1人分）と下ごしらえ

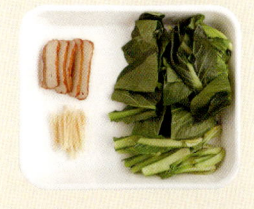

- さつま揚げ …… 30g
  ペーパータオルで表面の油を拭き取り、4mm幅に切る。
- しょうが …… 1/2かけ
  皮をむいてせん切りにする。
- 小松菜 …… 80g
  根元に十文字の切り込みを入れて、4cm長さに切る。
- 煮汁
  - 水 …… 1/4カップ
  - めんつゆ（市販品・3倍濃縮タイプ） …… 大さじ1/2
  - 酒 …… 大さじ1/2

1 煮る
鍋に煮汁の材料、しょうがを入れて混ぜ、中火にかける。煮立ったら、さつま揚げ、小松菜を加えて混ぜる。
↓
再び煮立ったら弱火にし、ふたをして3分ほど煮る。

2 仕上げる
小松菜がしんなりとしたら、汁けをきって器に盛る。

サブおかず 23 | 長いもののりあえ
ポン酢しょうゆとわさびで、上品なおいしさに。

材料（1人分）と下ごしらえ

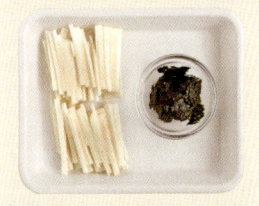

- 長いも …… 5cm（100g）
  皮をむいて細切りにする。
- 焼きのり（全形） …… 1/4枚
  細かくちぎる。
- 調味用
  - ポン酢しょうゆ（市販品） …… 大さじ1/2
  - わさびのすりおろし …… 少々

1 盛る
器に長いもとのりを合わせて盛る。

2 仕上げる
ボウルに調味用の材料を入れて混ぜ、1にかける。

075

1人分
70kcal
塩分 0.7g

1人分
64kcal
塩分 0.7g

サブおかず 24 | にらの納豆あえ
元気素材のふたつを組み合わせて。

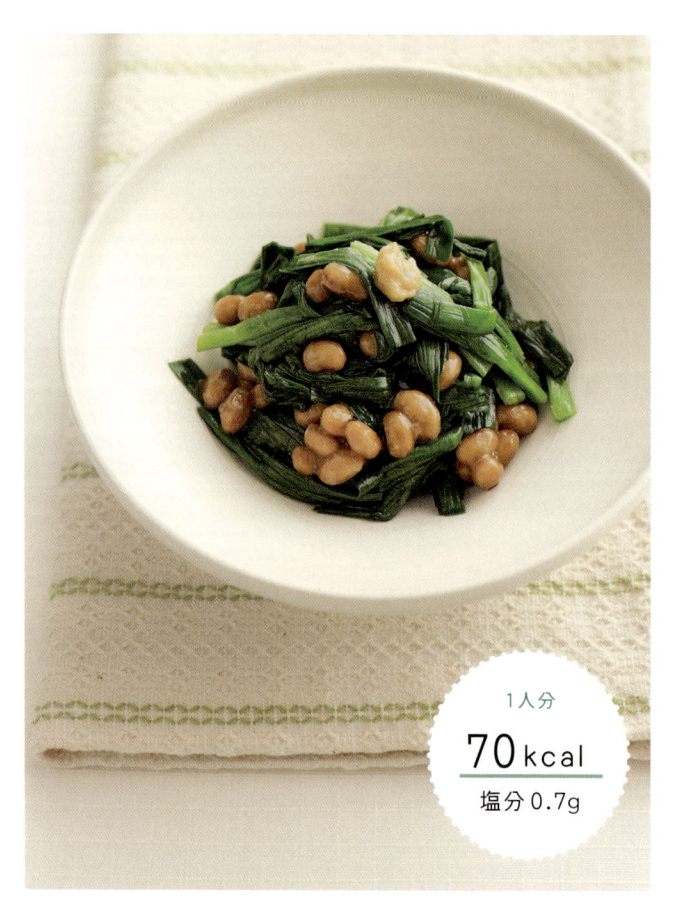

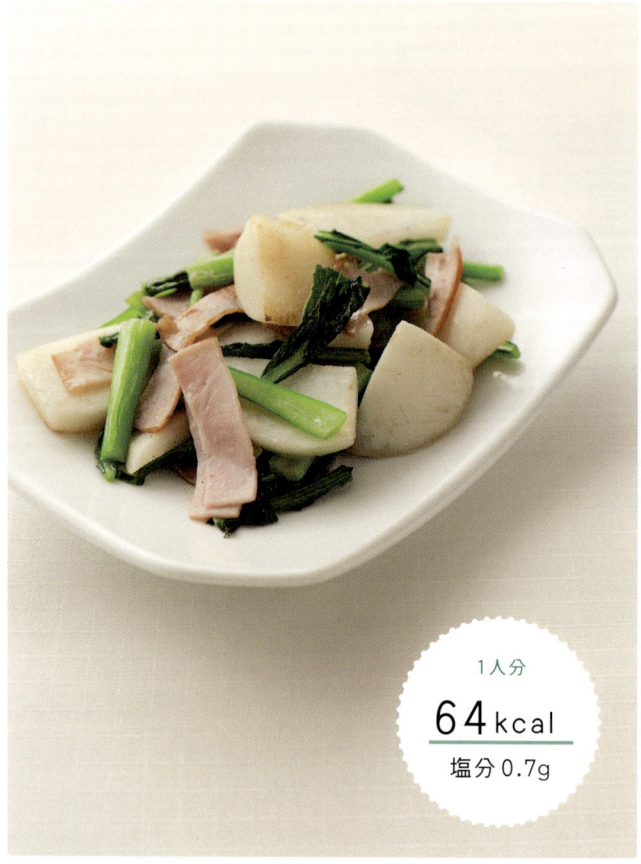

材料(1人分)と下ごしらえ

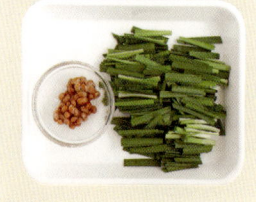

納豆 ………… 20g
にら ………… 2/3束強(70g)
　4cm長さに切る。
調味用
　┌ しょうゆ … 小さじ2/3
　└ ごま油 …… 小さじ1/4
練り辛子 ………… 少々

1 電子レンジで加熱する
耐熱皿ににらをのせ、ふんわりとラップをかけて電子レンジで1分30秒ほど加熱する。粗熱が取れたら、水けを絞る。

2 あえる
ボウルに納豆、調味用の材料を入れて混ぜ、にらを加えてあえる。器に盛り、練り辛子をのせる。

サブおかず 25 | ハムとかぶのバターソテー
リッチでコクのあるバターの風味で、大満足。

材料(1人分)と下ごしらえ

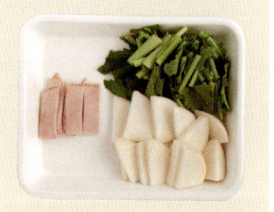

ボンレスハム … 1枚(10g)
　半分に切り、1cm幅に切る。
かぶの葉 ………… 30g
　3cm長さに切る。
かぶ ………… 大1個(80g)
　皮をつけたまま縦半分に切り、縦に5mm幅に切る。
バター ………… 小さじ1
塩、こしょう …… 各少々

1 炒める
フライパンにバターを中火で溶かし、かぶを入れて炒める。

2 蒸し焼きにする
かぶが透き通ったら、ハム、かぶの葉を加えてさっと混ぜ、ふたをして30秒ほど蒸し焼きにする。
↓
塩、こしょうを加え、手早く炒め合わせる。

夕食 Part1 サブおかず

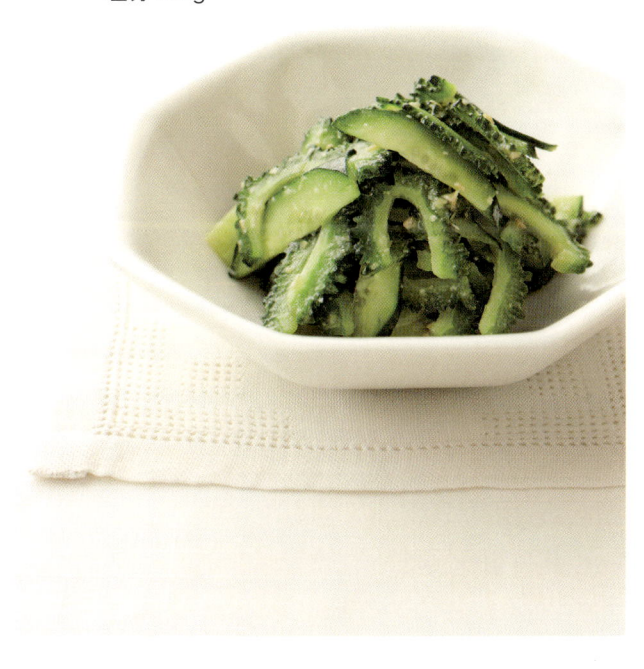

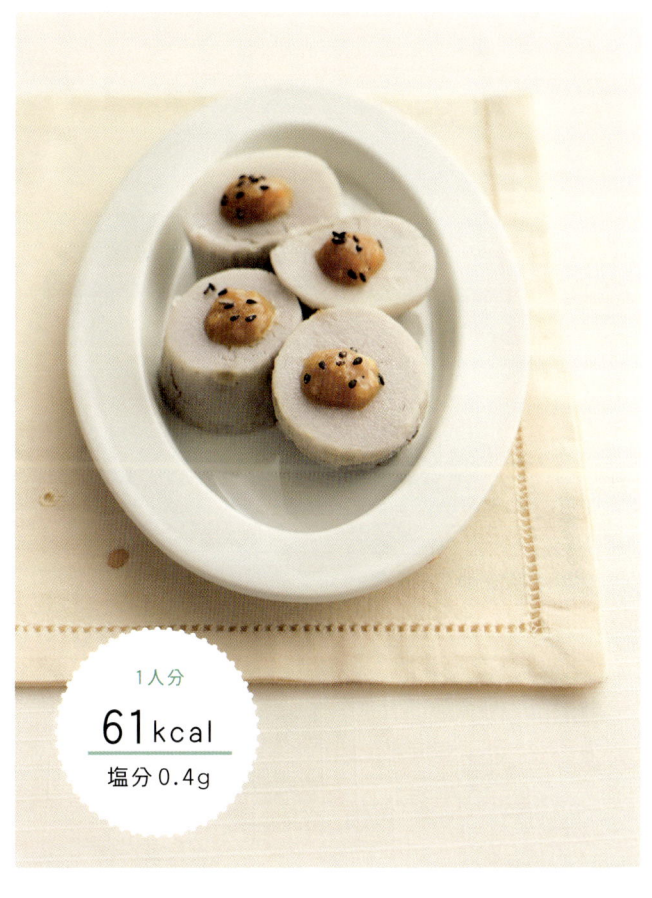

24
25
26
27

1人分
66kcal
塩分0.7g

1人分
61kcal
塩分0.4g

サブおかず 26 | ゴーヤの酢みそあえ
ビタミンCの宝庫、ゴーヤでアイデアおかず。

材料（1人分）と下ごしらえ

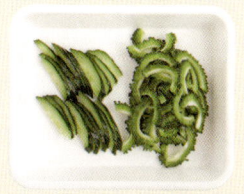

- きゅうり …… 1/3本（30g）
  縦半分に切り、3mm幅の斜め切りにする。
- ゴーヤ（にがうり）…… 50g
  縦半分に切ってわたと種をスプーンで取り除き、2mm幅に切る。
- サラダ油 …… 小さじ3/4
- 酢みそ
  [酢、みそ、砂糖 …… 各小さじ1

1 電子レンジで加熱する

耐熱のボウルにゴーヤを入れ、サラダ油を加えて、さっとからめる。

↓

ふんわりとラップをかけ、電子レンジで1分ほど加熱する。粗熱が取れたら、ペーパータオルで水けを拭く。

2 あえる

ボウルに酢みその材料を入れて混ぜ、ゴーヤ、きゅうりを加えてあえる。

サブおかず 27 | 里いもの甘みそかけ
里いもの素朴な味が、しみじみと堪能できます。

材料（1人分）と下ごしらえ

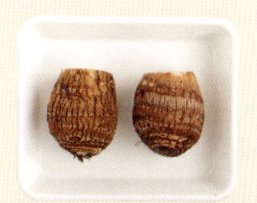

- 里いも …… 80g
  皮をつけたままよく水洗いをし、先端を少し切り落とす。
- 甘みそ
  [みそ、砂糖、酒 …… 各小さじ1/2
- 黒いりごま …… 少々

1 電子レンジで加熱する

耐熱皿に里いもをのせ、ふんわりとラップをかけて電子レンジで3分30秒ほど加熱する。

↓

ラップをかけたまま5分ほどおいて皮をむき、横半分に切って器に盛る。

2 甘みそを作る

耐熱のボウルに甘みその材料を混ぜ、ラップをかけずに電子レンジで10秒ほど加熱する。1の里いもにかけてごまをふる。

70kcal以下の汁もの

献立に汁ものがあると、心も体も満足度がぐっとアップします。食事を始めるときは、汁ものをまずひと口。体も温まり、食べ過ぎを防ぐ効果も期待できます。小さな器に盛れば、見た目の満足感もアップ。ただし塩分をとり過ぎないように、きちんと適量を食べましょう。

汁もの 01 | 麩とわかめのみそ汁

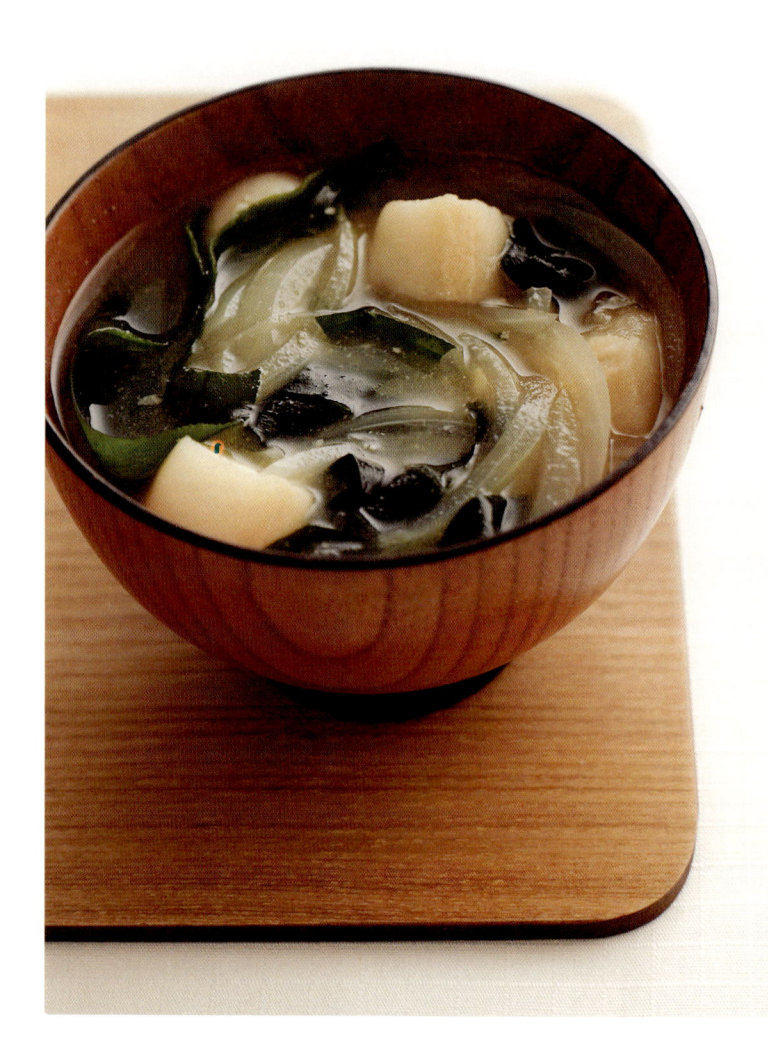

麩がやわらかく煮汁を吸って、食べごたえも満点。

1人分 53kcal 塩分1.5g

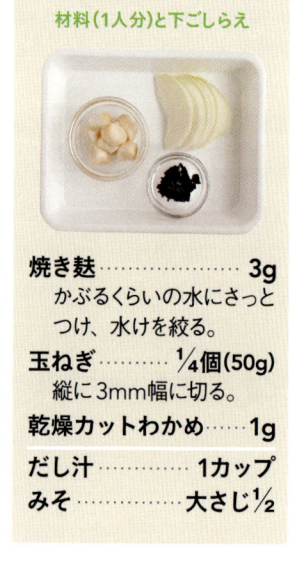

材料(1人分)と下ごしらえ

- 焼き麩 ……… 3g
  かぶるくらいの水にさっとつけ、水けを絞る。
- 玉ねぎ ……… 1/4個(50g)
  縦に3mm幅に切る。
- 乾燥カットわかめ ……… 1g
- だし汁 ……… 1カップ
- みそ ……… 大さじ1/2

1 煮る

鍋にだし汁、玉ねぎを入れ、中火にかける。煮立ったら弱火にし、ふたをして3分ほど煮る。

↓

焼き麩を加えて混ぜ、同様に1〜2分煮る。

2 わかめ、みそを加える

ふたを取り、わかめを加えて混ぜる。みそを煮汁で溶いて加える。

Part1 夕食 汁もの

汁もの 02 なすとみょうがのみそ汁
なすは低エネルギー、塩分を排出する効果も。

1人分 67kcal 塩分1.3g

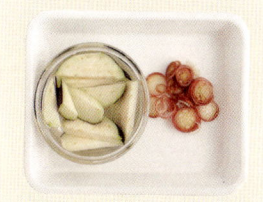

材料(1人分)と下ごしらえ
- なす……1/2本(35g)
  縦にところどころ皮をむき、縦半分に切って5mm幅の斜め切りにする。塩水（塩少々＋水1/2カップ）に10分ほどさらし、水けを拭く。
- みょうが……1個(15g)
  横に3mm幅に切る。
- サラダ油……小さじ1/2
- だし汁……3/4カップ
- 調味用
  - みそ（あれば赤みそ）……大さじ1/2
  - みりん……小さじ1/2
- 白すりごま……小さじ1

1 炒めて煮る
鍋にサラダ油を中火で熱し、なすを入れて炒める。全体に油が回ったら、だし汁を加える。

↓

煮立ったら弱火にし、ふたをして3分ほど煮る。

2 調味する
ボウルに調味用の材料を入れて混ぜ、1に加えてよく混ぜる。器に盛り、みょうがを散らしてごまをのせる。

汁もの 03 じゃこと絹さやのみそ汁
じゃこと油揚げのうまみで、だしいらず。

1人分 54kcal 塩分1.4g

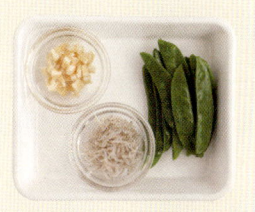

材料(1人分)と下ごしらえ
- 油揚げ……1/8枚強(5g)
  ざるに入れて熱湯をかけ、水けをきって5mm四方に切る。
- ちりめんじゃこ……大さじ1
- 絹さや……20g
  へたと筋を取り除く。
- みそ……大さじ1/2

1 煮る
鍋に水3/4カップ、ちりめんじゃこを入れて中火で煮立て、油揚げ、絹さやを加える。

↓

再び煮立ったら弱火にし、ふたをして1分ほど煮る。

2 みそを加える
ふたを取り、みそを煮汁で溶いて加える。

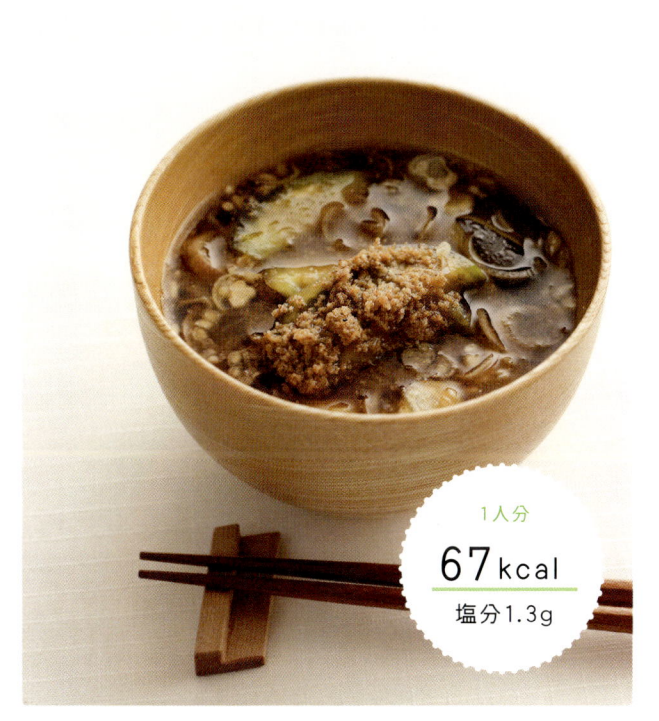

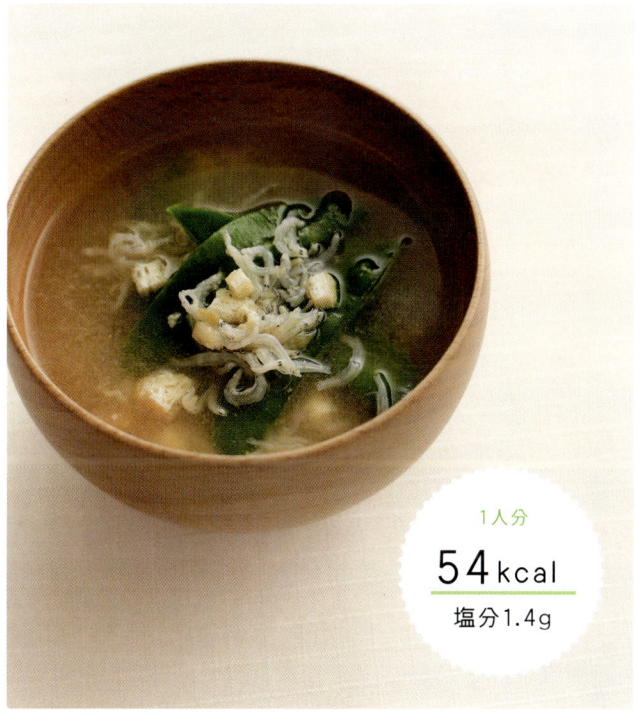

1人分
53 kcal
塩分 1.7g

1人分
66 kcal
塩分 1.4g

汁もの 04 | あさりと豆腐のみそ汁
たんぱく質を含む2素材を使って。

材料（1人分）と下ごしらえ

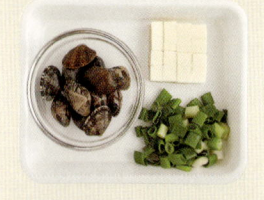

- あさり（殻つき・砂出ししたもの）……80g
  よく水洗いをして、水けをきる。
- 絹ごし豆腐……40g
  1.5cm角に切る。
- わけぎ……小1本(20g)
  1cm幅に切る。
- みそ……大さじ1/2弱
- 粉ざんしょう……少々

1 煮る
鍋にあさり、水3/4カップを入れ、中火にかける。煮立ったら弱火にし、ふたをして2分ほど煮る。
↓
あさりの口が開いたら、アクをすくい、わけぎを加えて混ぜる。

2 みそ、豆腐を加える
みそを煮汁で溶いて加え、豆腐を加えてさっと混ぜる。器に盛り、粉ざんしょうをふる。

汁もの 05 | 厚揚げと小松菜のみそ汁
たっぷりの小松菜も、ぺろりと食べられます。

材料（1人分）と下ごしらえ

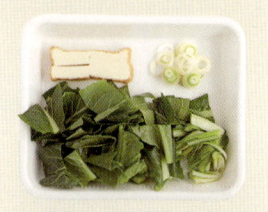

- 厚揚げ（絹揚げ）……25g
  ざるに入れて熱湯をかけ、水けをきって4等分に切る。
- 小松菜……60g
  根元に十文字の切り込みを入れ、3cm長さに切る。
- 長ねぎ……2cm(5g)
  3mm幅に切る。
- だし汁……3/4カップ
- みそ……大さじ1/2強

1 煮る
鍋にだし汁を入れて中火で煮立て、小松菜、厚揚げを順に加える。再び煮立ったら弱火にし、ふたをして1分ほど煮る。

2 みそを加える
ふたを取り、みそを煮汁で溶いて加える。器に盛り、長ねぎをのせる。

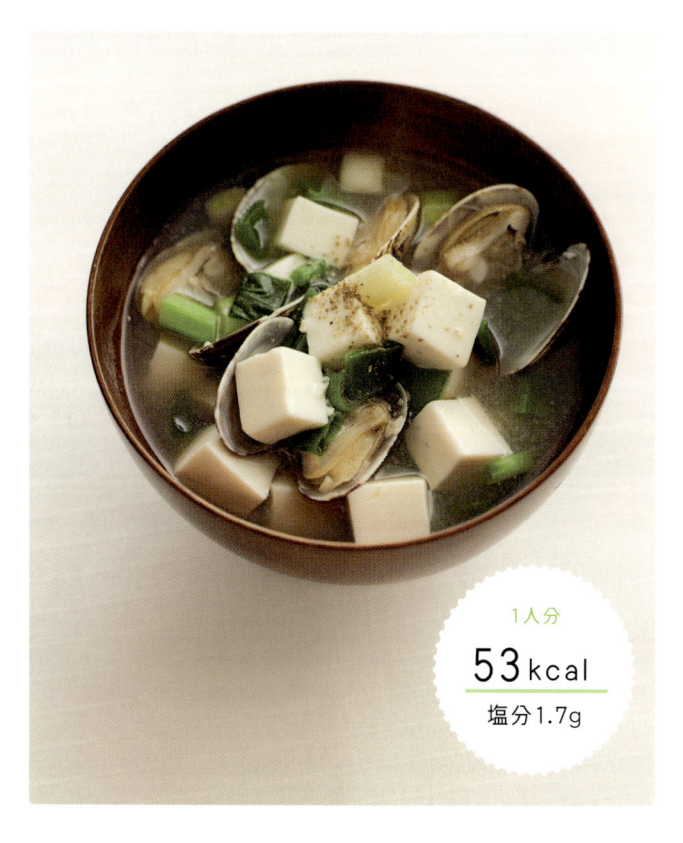

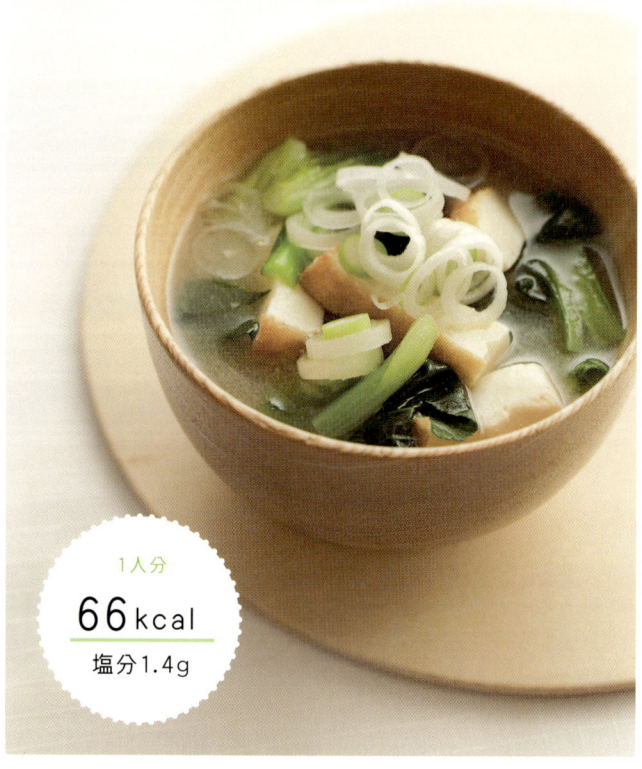

夕食 Part1 汁もの

1人分 63 kcal 塩分1.1g

1人分 60 kcal 塩分1.4g

汁もの 06 | トマトとわかめのスープ
さっぱりとした中にも、うまみたっぷり。

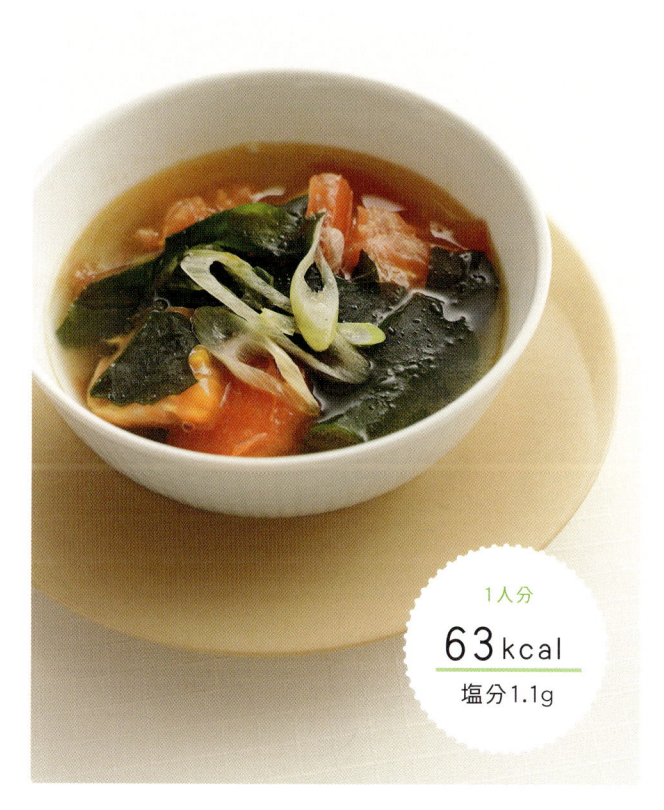

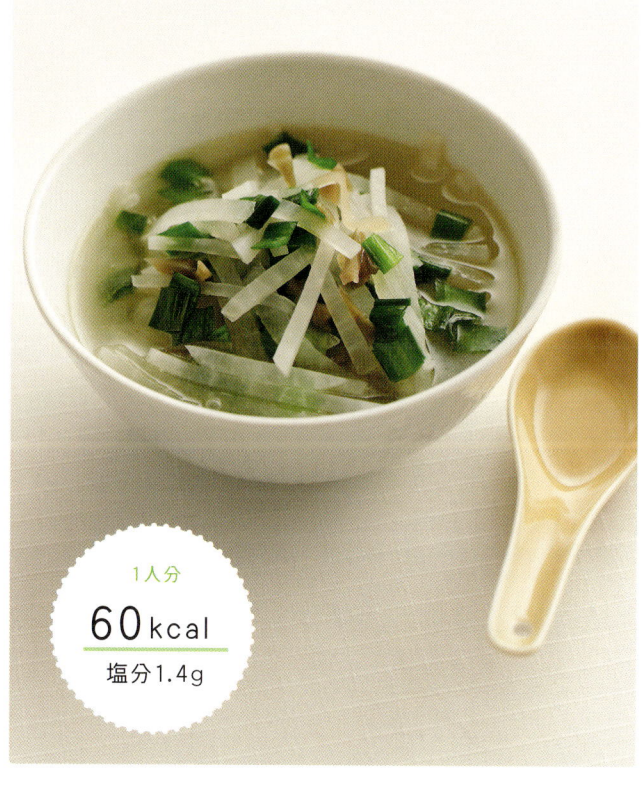

材料(1人分)と下ごしらえ

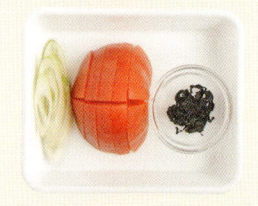

- 長ねぎ ………… 5g
  3mm幅の斜め切りにする。
- トマト ………… 1/2個(75g)
  へたを取り除き、縦半分に切って横に1cm幅に切る。
- 乾燥カットわかめ ………… 1g
- ごま油 ………… 小さじ1
- スープ
  - 水 ………… 3/4カップ
  - 鶏ガラスープの素(顆粒) ………… 小さじ1/4
  - 酒 ………… 小さじ1
- 調味用
  - しょうゆ、塩、こしょう ………… 各少々

1 炒める
鍋にごま油を中火で熱し、長ねぎを入れてさっと炒め、トマトを加えて炒め合わせる。

2 わかめを加える
全体に油が回ったら、スープの材料を加えて混ぜる。

↓

煮立ったら、弱火にしてアクをすくい、わかめ、調味用の材料を加えて混ぜる。

汁もの 07 | 大根とザーサイのスープ
炒めて煮るから、香りもコクもたっぷり。

材料(1人分)と下ごしらえ

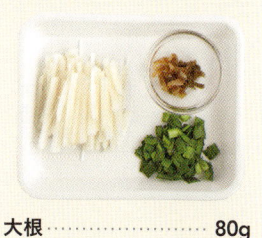

- 大根 ………… 80g
  皮をむき、2mm幅の輪切りにしてから細切りにする。
- 味つけザーサイ(びん詰) ………… 10g
  3mm幅に切る。
- にら ………… 2本(10g)
  8mm幅に切る。
- ごま油 ………… 小さじ1
- スープ
  - 水 ………… 1カップ弱(180ml)
  - 鶏ガラスープの素(顆粒) ………… 小さじ1/4
- 塩、こしょう ………… 各少々

1 炒める
鍋にごま油を中火で熱し、大根を入れて炒める。

↓

大根が透き通ったら、ザーサイを加えてさっと炒め合わせる。

2 煮る
全体に油が回ったら、スープの材料を加えて混ぜる。

↓

煮立ったら、弱火にしてアクをすくい、ふたをして3分ほど煮る。ふたを取り、塩、こしょう、にらを順に加えて混ぜ、さっと煮る。

04 05 06 07

081

汁もの 08 | キャベツと玉ねぎのスープ

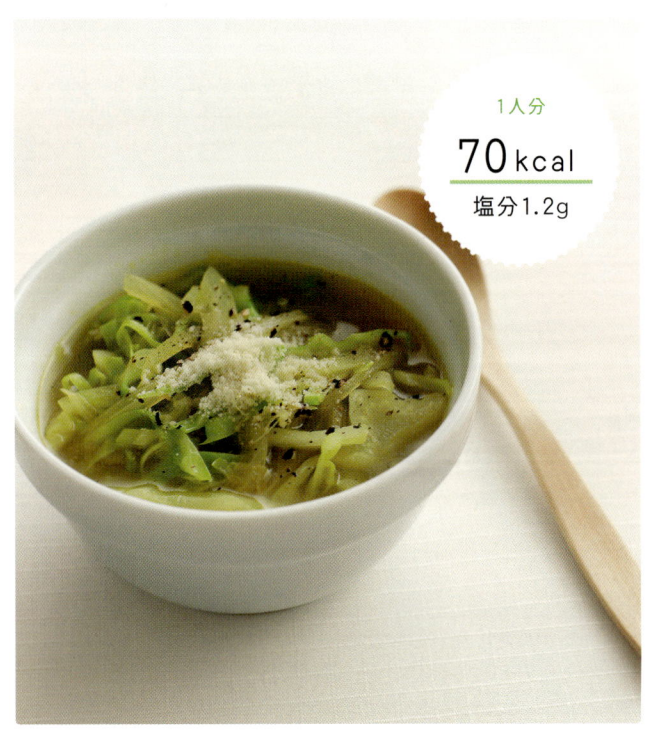

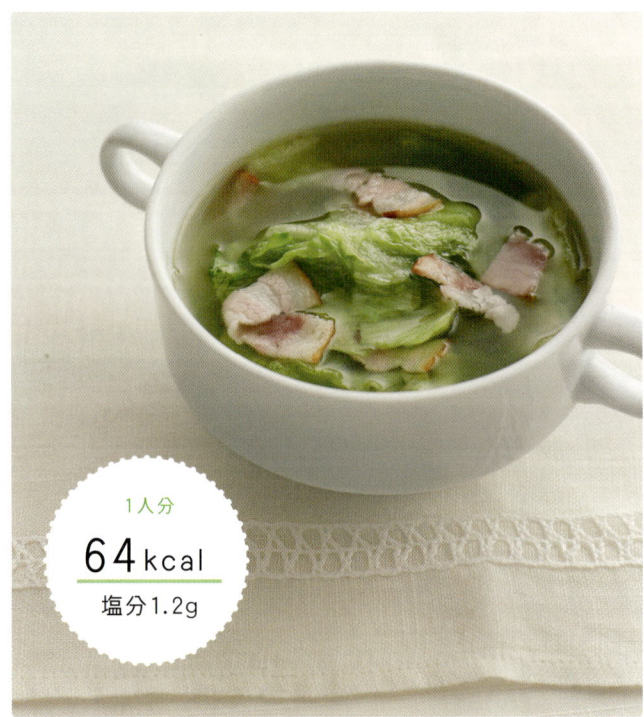

チーズのうまみ、カレー粉のスパイシーさが抜群。

1人分 70 kcal　塩分 1.2g

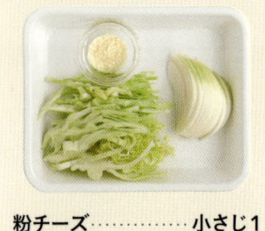

材料（1人分）と下ごしらえ

- 粉チーズ……小さじ1
- キャベツ……1枚（50g）
  6cm長さに切って、5mm幅に切る。
- 玉ねぎ……1/4個（50g）
  縦に3mm幅に切る。
- サラダ油……小さじ1/2
- カレー粉……小さじ1/4
- スープ
  - 水……1カップ
  - 洋風スープの素（固形・チキン）……1/4個
- 調味用
  - 酒……小さじ1
  - 塩、こしょう……各少々
- こしょう（あれば粗びき黒こしょう）……少々

1 炒める

鍋にサラダ油を中火で熱し、玉ねぎ、キャベツを入れてさっと炒める。ふたをして、ときどき混ぜながら1分ほど蒸し焼きにする。

↓

ふたを取り、カレー粉を加えて手早く炒め合わせる。

2 煮る

スープの材料を加えて混ぜる。煮立ったら弱火にしてアクをすくい、ふたをして3分ほど煮る。

↓

ふたを取り、調味用の材料を加えて混ぜ、さっと煮る。器に盛ってこしょうをふり、粉チーズをかける。

汁もの 09 | ベーコンとレタスのスープ

シャキシャキのレタスが新鮮なおいしさ。

1人分 64 kcal　塩分 1.2g

材料（1人分）と下ごしらえ

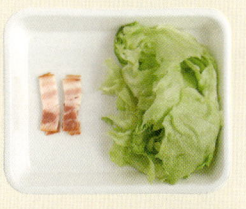

- ベーコン……1/2枚（7g）
  1cm幅に切る。
- レタス……50g
  食べやすい大きさにちぎる。
- オリーブ油……小さじ1/2
- スープ
  - 水……1カップ
  - 洋風スープの素（固形・チキン）……1/4個
- 調味用
  - 酒……小さじ1
  - 塩、こしょう……各少々

1 炒める

鍋にオリーブ油を中火で熱し、ベーコンを入れて炒める。ベーコンから脂が出てきたら、レタスを加えてさっと炒め合わせる。

2 煮る

全体に油が回ったら、スープの材料を加えて混ぜる。煮立ったら、弱火にしてアクをすくい、調味用の材料を加えて混ぜ、さっと煮る。

Part1 夕食 汁もの

08
09
10
11

1人分 54kcal 塩分1.5g

汁もの 10 豆腐ともやしのスープ
キムチの辛みは、代謝アップの効果も。

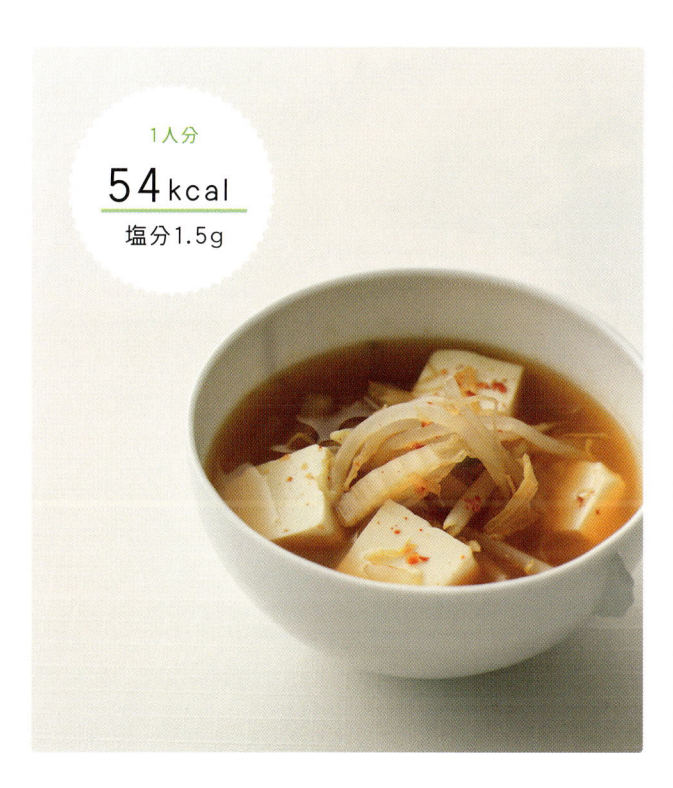

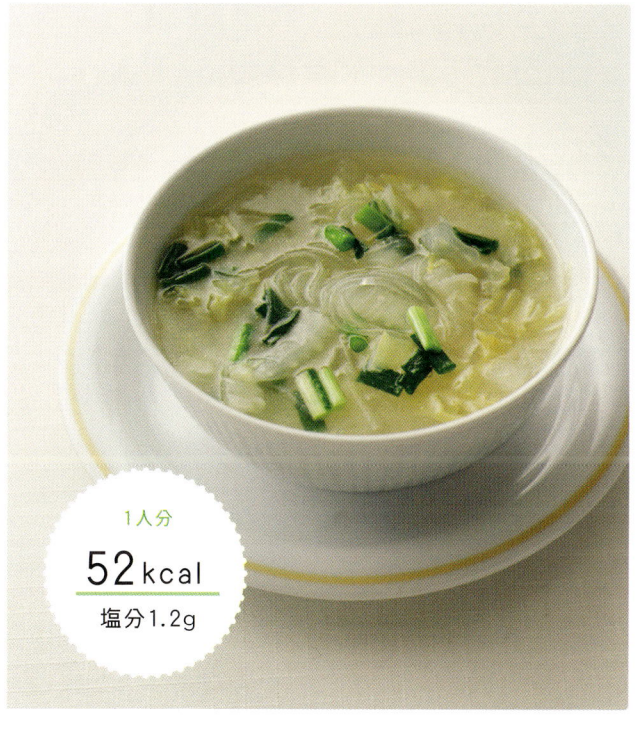

材料（1人分）と下ごしらえ

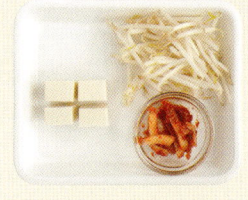

- 絹ごし豆腐 …… 1/6丁（50g）
  4等分に切る。
- もやし …… 50g
  ざるに入れて水洗いをし、水けをきる。
- 白菜キムチ …… 20g
  8mm幅に切る。
- スープ
  - 水 …… 3/4カップ
  - 鶏ガラスープの素（顆粒）…… 小さじ1/2
- 調味用
  - 酒 …… 小さじ1
  - しょうゆ、こしょう …… 各少々

1 煮る
鍋にスープの材料を入れて混ぜ、中火にかける。煮立ったら、もやし、キムチを加えて混ぜる。
↓
再び煮立ったら弱火にし、ふたをして1分ほど煮る。

2 豆腐を加える
ふたを取り、調味用の材料、豆腐を順に加えてさっと煮る。

1人分 52kcal 塩分1.2g

汁もの 11 白菜と春雨のスープ
少量の春雨で、のどごし、腹もちをアップ。

材料（1人分）と下ごしらえ

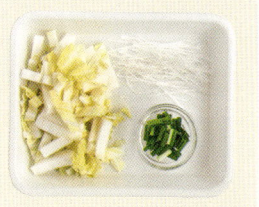

- 白菜 …… 80g
  縦半分に切り、1cm幅に切る。
- 春雨 …… 5g
  8cm長さに切る。
- 万能ねぎ …… 小1本（3g）
  1.5cm幅に切る。
- ごま油 …… 小さじ1/2
- スープ
  - 水 …… 1カップ
  - 鶏ガラスープの素（顆粒）…… 小さじ1/2
- 塩、こしょう …… 各少々

1 蒸し焼きにする
鍋にごま油を中火で熱し、白菜を入れる。ふたをして、ときどき混ぜながら2分ほど蒸し焼きにする。

2 煮る
ふたを取り、スープの材料、春雨を加えて混ぜる。煮立ったら弱火にし、ふたをして3分ほど煮る。
↓
ふたを取り、塩、こしょう、万能ねぎを順に加えて混ぜ、さっと煮る。

🍲 あまった分は、これを食べても

超低エネルギー素材で
30kcal以下のお助けおかず

朝食、昼食、夕食のメニューの選び方次第で、1日の摂取エネルギーのトータルが1400kcalほどになることも。そのあまった分は、こんなおかずを食べてもOK。どれも低エネルギーの素材なので、安心。どの食事に加えても。

きのこで

あまった分は 01 | オーブントースターで、油なしで香ばしく焼いて。
焼きしいたけのポン酢かけ

材料(1人分)
生しいたけ …………… 4個(60g)
ポン酢しょうゆ(市販品) … 小さじ1

1 しいたけは、石づきを切り落とす。

2 アルミホイルを敷いた天板にしいたけの軸の部分を上にしてのせ、温めたオーブントースターに入れて5分ほど焼く。器に盛り、ポン酢しょうゆをかける。

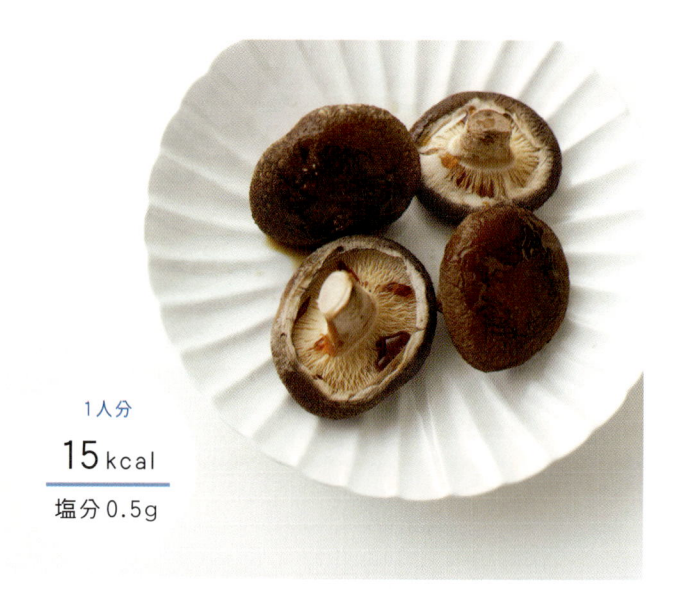

1人分
15kcal
塩分0.5g

あまった分は 02 | 梅干しのクエン酸は、疲れを取る働きも。
えのきの梅あえ

材料(1人分)
えのきだけ ………… 小1袋(80g)
梅肉(梅干しの果肉を包丁でたたいたもの) ………… 小さじ½
めんつゆ(市販品・3倍濃縮タイプ)
　………… 小さじ½

1 えのきだけは根元を切り落とし、長さを半分に切ってほぐす。耐熱のボウルにえのきだけを入れ、ふんわりとラップをかける。電子レンジで1分ほど加熱してさまし、水けをきる。

2 1に梅肉、めんつゆを加えてあえる。

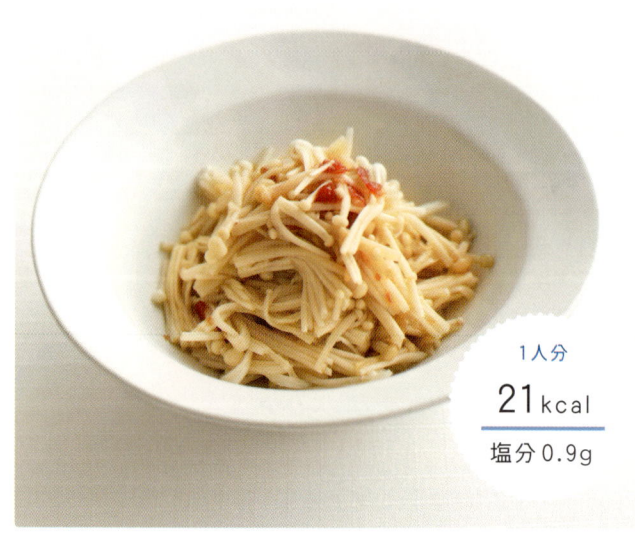

1人分
21kcal
塩分0.9g

あまった分は 03 | 電子レンジで作れば、油もぐっと少なめ。
しめじのにんにく炒め

材料(1人分)
- しめじ ………… 1/2パック(50g)
- 調味用
  - にんにくのすりおろし‥少々
  - オリーブ油 …… 小さじ1/2
  - 塩、こしょう(あれば粗びき黒こしょう) …… 各少々

1. しめじは石づきを切り落とし、食べやすい大きさにほぐす。
2. 耐熱のボウルにしめじを入れ、調味用の材料を加えて混ぜる。ふんわりとラップをかけて電子レンジで1分ほど加熱し、さっと混ぜる。

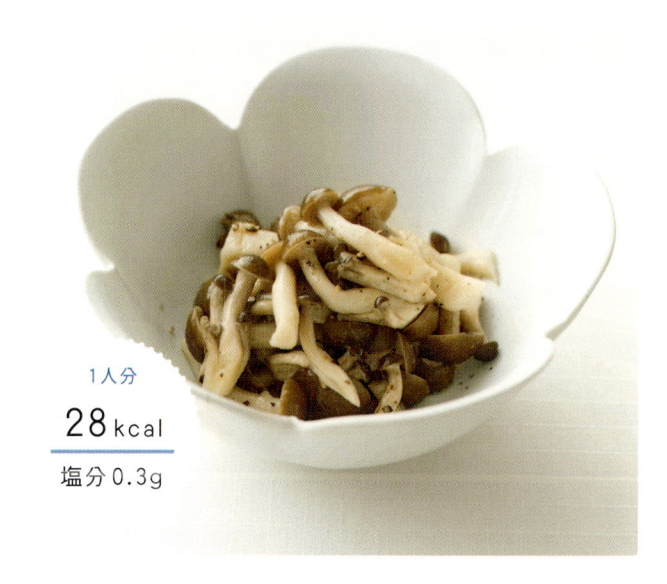

1人分 **28 kcal** 塩分0.3g

あまった分は 04 | しっかり1本も食べられて、食べごたえ充分。
エリンギのオイスターソースあえ

材料(1人分)
- エリンギ ………… 大1本(60g)
- 調味用
  - オイスターソース …… 小さじ1/2
  - オリーブ油 …… 小さじ1/4
- こしょう(あれば粗びき黒こしょう) …… 少々

1. エリンギは5cm長さに切り、縦半分に切ってさらに縦に5mm幅に切る。
2. 耐熱のボウルにエリンギを入れ、調味用の材料を加えて混ぜる。ふんわりとラップをかけ、電子レンジで1分20秒ほど加熱する。さっと混ぜて器に盛り、こしょうをふる。

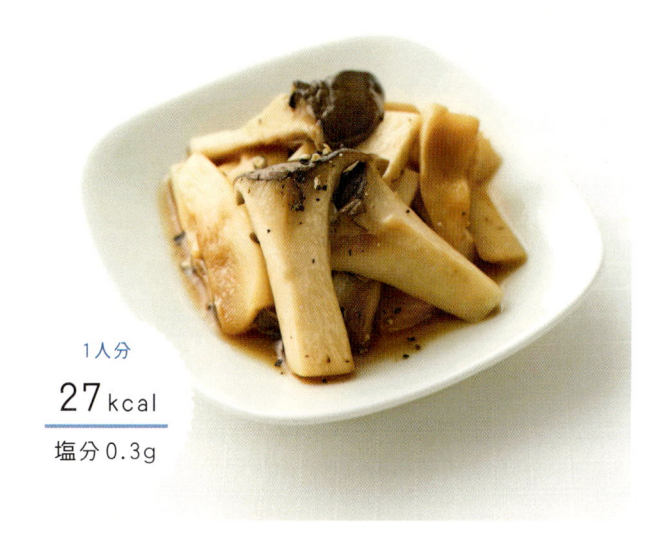

1人分 **27 kcal** 塩分0.3g

あまった分は 05 | どんなきのこを取り合わせて作っても。
ミックスきのこのめんつゆ煮

材料(1人分)
- しめじ ………… 1/3パック(30g)
- えのきだけ ……… 小1/3袋(25g)
- しょうが ………… 1/3かけ
- めんつゆ(市販品・3倍濃縮タイプ) …… 小さじ1

1. しめじは石づきを切り落とし、食べやすい大きさにほぐす。えのきだけは根元を切り落とし、長さを半分に切ってほぐす。しょうがは皮をむいてせん切りにする。
2. 耐熱のボウルにしめじ、えのきだけ、しょうが、めんつゆを入れて混ぜ、ふんわりとラップをかける。電子レンジで1分ほど加熱し、さっと混ぜる。

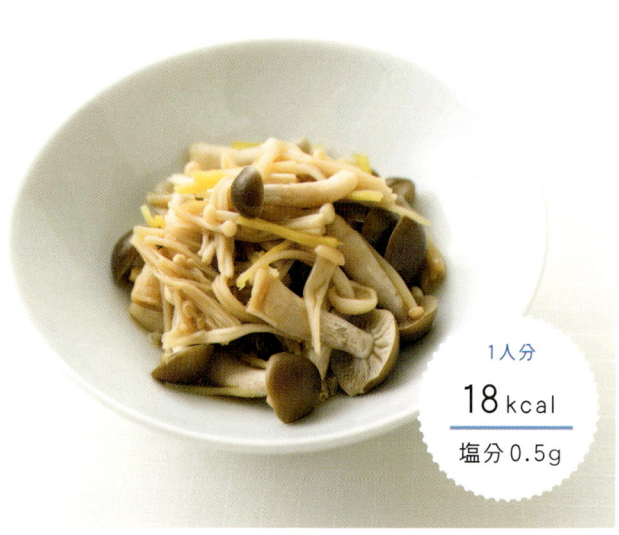

1人分 **18 kcal** 塩分0.5g

海藻で

あまった分は 06 | さっぱりとした口当たりが、魅力の一品。
わかめとみょうがのポン酢あえ

材料(1人分)
- 乾燥カットわかめ……… 3g
- みょうが ……… 2個(30g)
- ポン酢しょうゆ(市販品)
  ……… 小さじ1

1. わかめはかぶるくらいの水に3分ほどつけてもどし、水けを絞る。みょうがは横に2mm幅に切る。
2. ボウルにわかめ、みょうが、ポン酢しょうゆを入れてあえる。

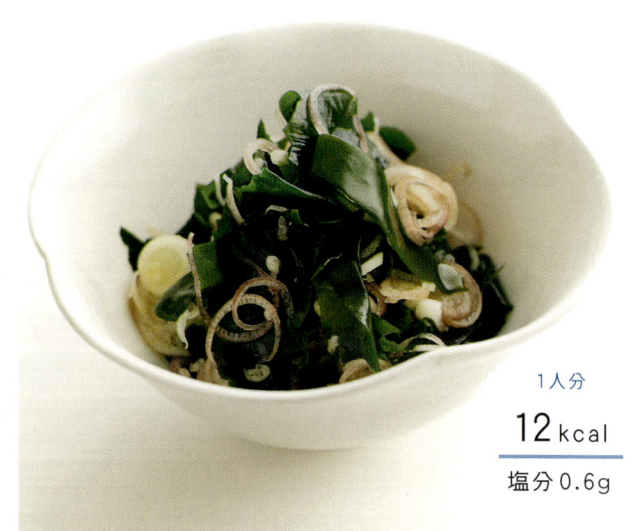

1人分 **12 kcal**
塩分 0.6g

あまった分は 07 | 和風、洋風、どちらの献立にもおいしくマッチ。
ひじきのカレー炒め

材料(1人分)
- 長ひじき(乾燥) ……… 8g
- オリーブ油 ……… 小さじ1/4
- 調味用
  - カレー粉 ……… 少々
  - 酒 ……… 小さじ1
  - しょうゆ ……… 小さじ1/2
  - 塩、こしょう ……… 各少々
- カレー粉 ……… 少々

1. ひじきはたっぷりの水に20分ほどつけてもどし、水けを絞って食べやすい長さに切る。
2. フライパンにオリーブ油を中火で熱し、ひじきを入れて炒める。全体に油が回ったら、調味用の材料を順に加えて手早く炒め合わせる。器に盛り、カレー粉をふる。

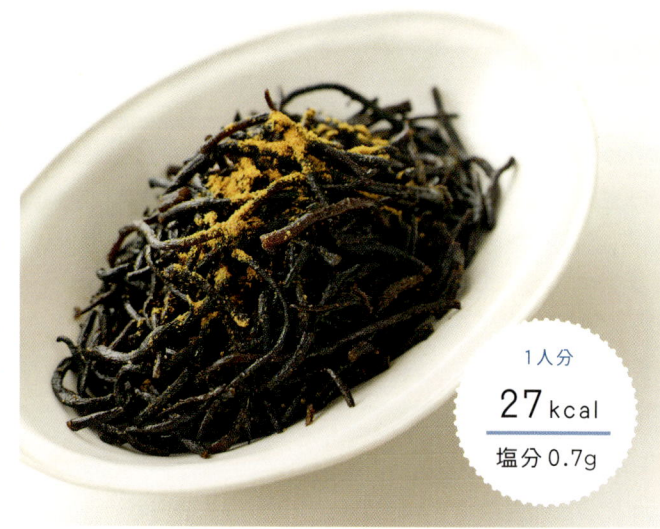

1人分 **27 kcal**
塩分 0.7g

あまった分は 08 | わさびの豊かな香りで、薄味でもおいしい。
もずくのわさびあえ

材料(1人分)
- もずく(味のついていないもの)
  ……… 100g
- 万能ねぎ ……… 1本(6g)
- 調味用
  - わさびのすりおろし ……… 少々
  - めんつゆ(市販品・3倍濃縮タイプ) ……… 小さじ1
  - 酢 ……… 小さじ1

1. もずくはざるに入れて水洗いをし、しっかりと水けをきる。万能ねぎは3mm幅に切る。
2. ボウルに調味用の材料を入れて混ぜ、もずく、万能ねぎを加えてあえる。

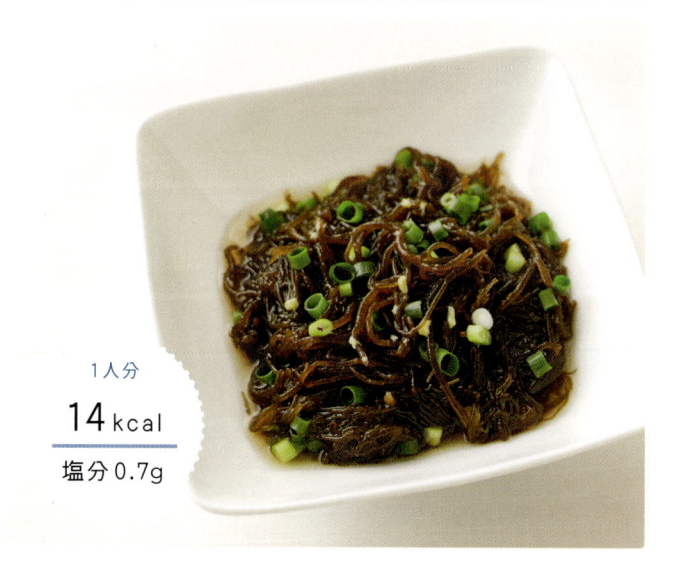

1人分 **14 kcal**
塩分 0.7g

あまった分は

09 わかめのしょうが炒め
代謝をアップし、体もホカホカに。

材料(1人分)
- わかめ(塩蔵)　30g
- しょうが　½かけ
- ごま油　小さじ½
- 調味用
  - しょうゆ　小さじ⅓
  - こしょう　少々

1. わかめは水洗いをし、たっぷりの水に3分ほどつけてもどす。水けを絞り、3cm長さに切る。しょうがは皮をむいてせん切りにする。
2. フライパンにごま油を中火で熱し、しょうが、わかめを順に入れて炒める。全体に油が回ったら、調味用の材料を加えて手早く炒め合わせる。

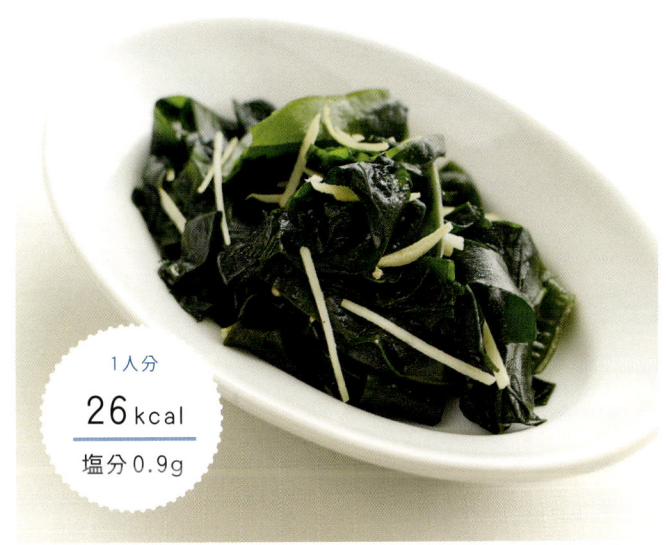

1人分　26kcal　塩分0.9g

あまった分は

10 切り昆布の梅じょうゆ煮
さっと鍋で煮るだけ。多めに作って常備菜にも。

材料(1人分)
- 切り昆布(生)　80g
- 梅肉(梅干しの果肉を包丁でたたいたもの)　小さじ½
- 調味用
  - 水　大さじ2
  - めんつゆ(市販品・3倍濃縮タイプ)　小さじ½
  - 酒　小さじ1

1. 切り昆布はざるに入れて水洗いをし、水けをきって食べやすい長さに切る。
2. 鍋に調味用の材料、切り昆布、梅肉を入れて混ぜ、中火にかける。煮立ったら弱火にし、ふたをして2分ほど煮る。ふたを取って中火にし、さっと煮て汁けをとばす。

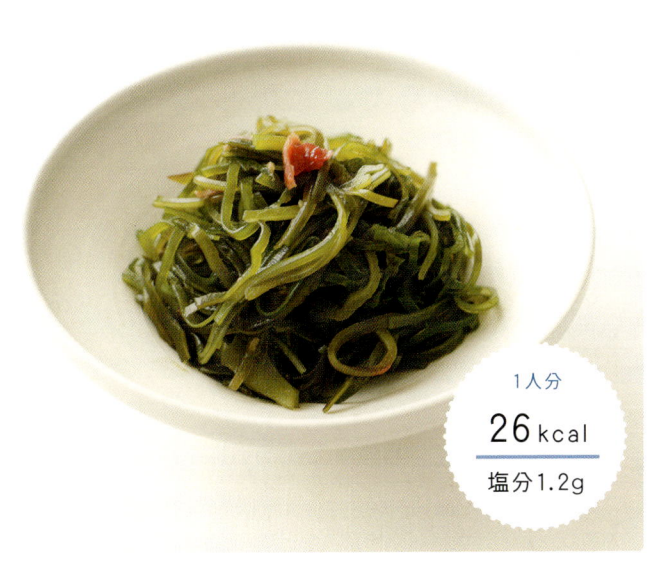

1人分　26kcal　塩分1.2g

---

memo

海藻は、食物繊維などを含む優秀素材

海藻には水溶性の食物繊維が含まれ、腸の働きを整えるほか、血圧を下げたり、コレステロールを排除する働きがあります。また、甲状腺ホルモンを作るヨードが豊富。ヨードは代謝をアップし、発育を促す効果も。β-カロテンも多く含むので、油と組み合わせて調理すると、吸収力がアップします。

こんにゃく類で

あまった分は 11 ごま油で炒めて、コクと満足感いっぱい。
ピリ辛こんにゃく

材料(1人分)
- こんにゃく……………… 50g
- 調味用
  - 赤唐辛子の小口切り… 少々
  - 水 …………………… 大さじ1
  - めんつゆ(市販品・3倍濃縮タイプ) ……………… 小さじ1
  - 酒 …………………… 小さじ1
  - ごま油 ……………… 小さじ¼

1. こんにゃくは一口大にちぎる。鍋にこんにゃくを入れ、かぶるくらいの水を加えて中火にかける。沸騰したら、ざるに上げて水けをきる。
2. 鍋に調味用の材料、こんにゃくを入れ、中火にかける。煮立ったら、鍋を揺すりながら、汁けをとばすように煮る。

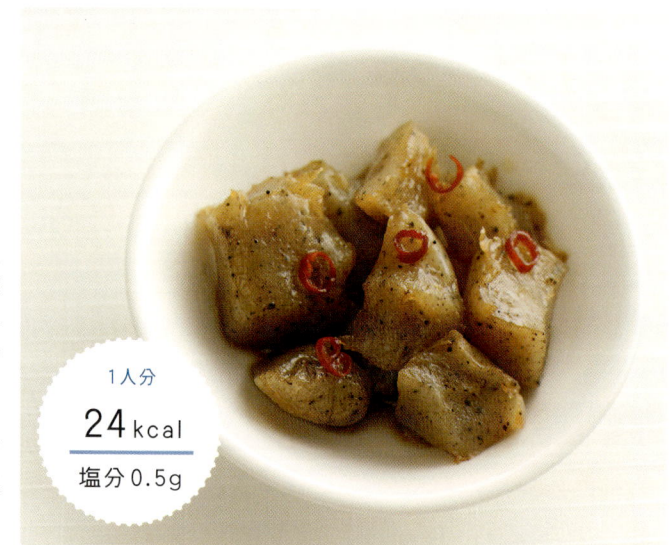

1人分 **24kcal** 塩分0.5g

あまった分は 12 こしょうを加えて、薄味でも納得のおいしさ。
しらたきのおかかあえ

材料(1人分)
- しらたき ……………… 100g
- 削り節 ………………… 1g
- めんつゆ(市販品・3倍濃縮タイプ)
  ………………… 大さじ½
- こしょう(あれば粗びき黒こしょう)
  ………………… 少々

1. しらたきは食べやすい長さに切る。鍋にしらたきを入れ、かぶるくらいの水を加えて中火にかける。沸騰したら、ざるに上げて水けをきる。
2. 鍋にしらたきを入れ、中火にかけている。しらたきの水けがなくなったら、めんつゆを加えて手早く混ぜる。火を止めて削り節を加え、さっと混ぜて器に盛り、こしょうをふる。

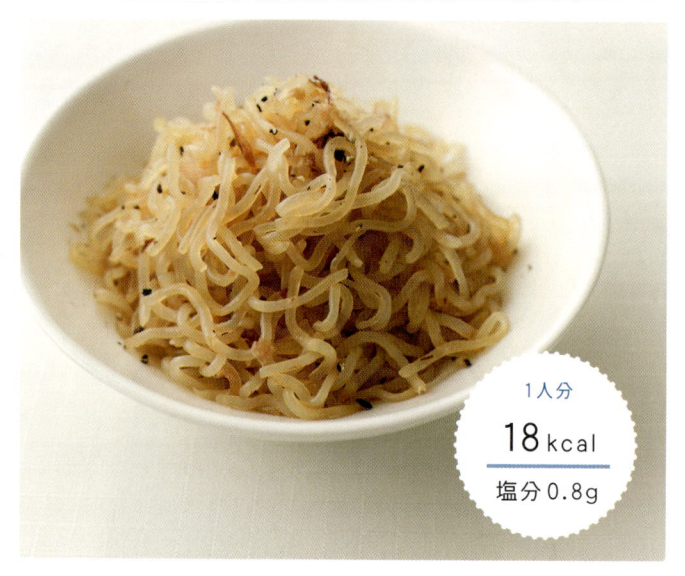

1人分 **18kcal** 塩分0.8g

あまった分は 13 少量の砂糖を加えて、甘みと充実感をプラス。
玉こんにゃくのみそ煮

材料(1人分)
- 玉こんにゃく …………… 70g
- 調味用
  - みそ、砂糖 …… 各小さじ1

1. 鍋に玉こんにゃくを入れ、かぶるくらいの水を加えて中火にかける。沸騰したら、ざるに上げて水けをきり、鍋に戻して中火にかける。
2. 調味用の材料を加え、鍋を揺すりながら手早く煮からめる。

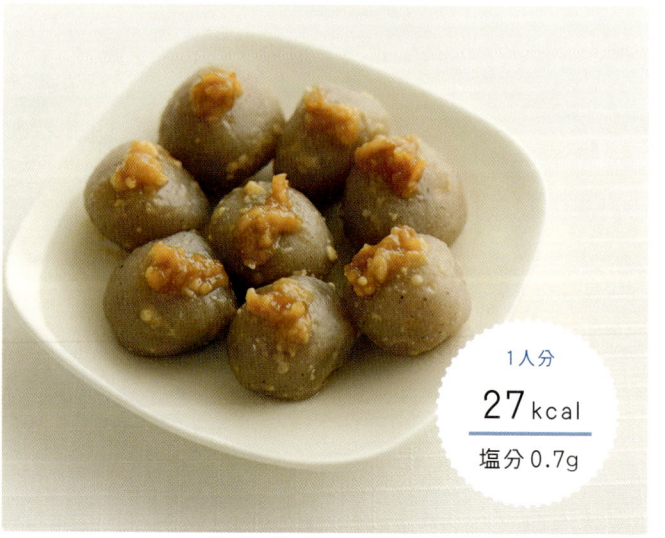

1人分 **27kcal** 塩分0.7g

あまった分は 14
味わい深いウスターソースで、アイデア満点。
糸こんにゃくのウスターソース炒め

材料(1人分)
- 糸こんにゃく……………100g
- 青のり………………………少々
- オリーブ油……………小さじ1/3
- 調味用
  - ウスターソース……小さじ1
  - 塩……………………………少々

1. 糸こんにゃくは食べやすい長さに切る。鍋に糸こんにゃくを入れ、かぶるくらいの水を加えて中火にかける。沸騰したら、ざるに上げて水けをきる。
2. フライパンにオリーブ油を中火で熱し、糸こんにゃくを入れて炒める。糸こんにゃくの水けがなくなったら、調味用の材料を加えて手早くからめ、器に盛って青のりをふる。

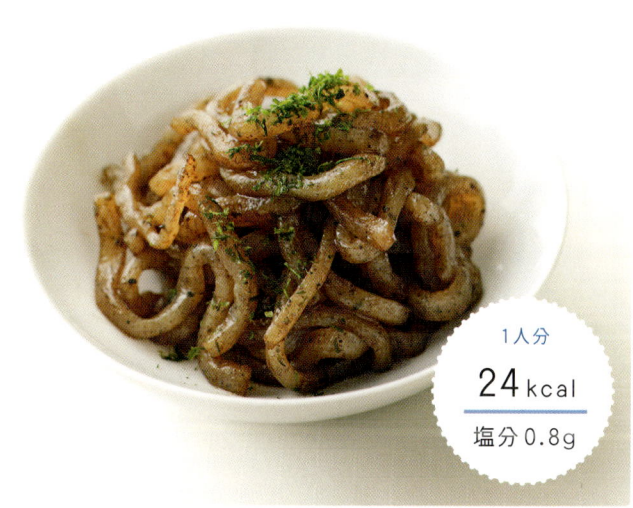

1人分 24kcal 塩分0.8g

あまった分は 15
あっさりしていて、うまみたっぷり。
しらたきのにんにく炒め

材料(1人分)
- しらたき…………………100g
- にんにくのすりおろし……少々
- 万能ねぎ………………2本(12g)
- オリーブ油……………小さじ1/2
- 調味用
  - 鶏ガラスープの素(顆粒)………………………少々
  - 塩、こしょう(あれば粗びき黒こしょう)………各少々

1. しらたきは食べやすい長さに切る。鍋にしらたきを入れ、かぶるくらいの水を加えて中火にかける。沸騰したら、ざるに上げて水けをきる。万能ねぎは1cm幅に切る。
2. フライパンにオリーブ油、にんにく、しらたきを入れ、中火にかけて炒める。しらたきの水けがなくなったら、調味用の材料を加えて炒め合わせ、万能ねぎを加えてさっと混ぜる。

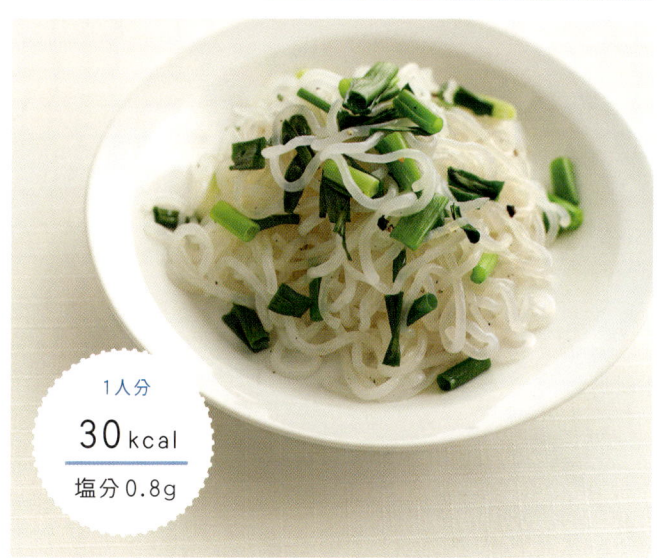

1人分 30kcal 塩分0.8g

memo

こんにゃくは、腸の中をきれいにする効果が

こんにゃくの成分は、95%以上が水分。ダイエット食として有名な素材ですが、便秘にも効果があります。それは、こんにゃく類に含まれる、水溶性の食物繊維「グルコマンナン」。グルコマンナンは胃で消化されずに腸まで届き、腸にたまった老廃物などをからめ取る働きがあります。肉や魚などの動物性たんぱく質をとるときに、ぜひ、いっしょに食べて。

野菜で

あまった分は 16 | ほうれん草のおひたし
この調理なら、ほうれん草100gもOK。

材料（1人分）
- ほうれん草　　　　100g
- 削り節　　　　　　1g
- 塩　　　　　　　　少々
- 調味用
  - しょうゆ　　　小さじ1弱
  - 水　　　　　　大さじ½

1. ほうれん草は根元に十文字の切り込みを入れ、4cm長さに切る。鍋に多めの湯を沸かし、塩、ほうれん草の根元、葉の順に入れて1分ほどゆでる。冷水にとってさまし、水けをしっかりと絞る。
2. ボウルに調味用の材料を入れて混ぜ、ほうれん草を加えてあえる。器に盛り、削り節をのせる。

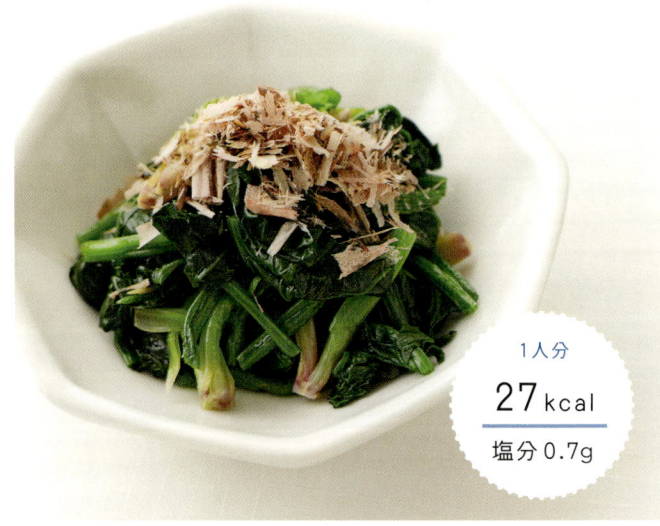

1人分 27kcal　塩分0.7g

あまった分は 17 | きゅうりのピクルス
ほどよい酸味で、献立にメリハリがつきます。

材料（1人分）
- きゅうり　　　　½本（50g）
- 調味用
  - 酢、水　　　　各大さじ1
  - 砂糖　　　　　小さじ1
  - 塩　　　　　　小さじ⅕

1. きゅうりは1cm幅に切る。
2. 耐熱のボウルにきゅうり、調味用の材料を入れてさっと混ぜる。ふんわりとラップをかけ、電子レンジで30秒ほど加熱してもう一度混ぜる。ラップをかけたままさまし、汁けをきって器に盛る。

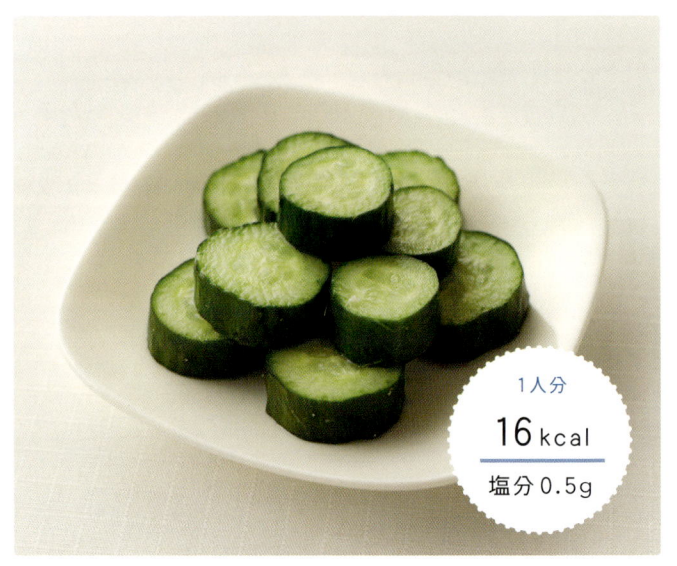

1人分 16kcal　塩分0.5g

あまった分は 18 | キャベツのごまあえ
ポン酢でさっぱりさせるのが、コツ。

材料（1人分）
- キャベツ　　　　大1枚（70g）
- あえごろも
  - 白すりごま　　小さじ½
  - ポン酢しょうゆ（市販品）　大さじ½

1. キャベツは5cm長さに切り、1cm幅に切る。耐熱のボウルにキャベツを入れ、ふんわりとラップをかけて電子レンジで1分30秒ほど加熱する。さめたら、水けを絞る。
2. ボウルにキャベツ、あえごろもの材料を入れてあえる。

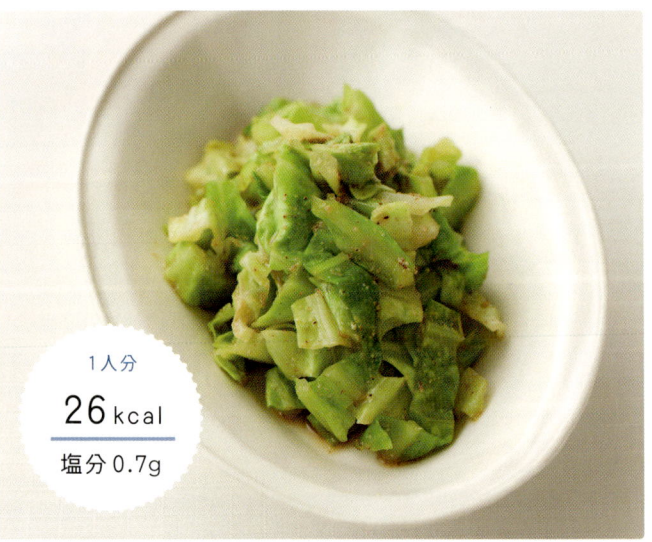

1人分 26kcal　塩分0.7g

あまった分は **19** | シャキシャキの歯ざわりが、おいしい、楽しい。
レタスのしょうがあえ

材料(1人分)
- レタス……………100g
- 焼きのり(全形)……少々
- 塩………………小さじ¼
- 調味用
  - しょうがのすりおろし………小さじ½
  - 酢………………小さじ2
  - めんつゆ(市販品・3倍濃縮タイプ)………小さじ1

1. レタスは食べやすい大きさにちぎり、塩と水¼カップを混ぜた塩水につけてもみ、1分ほどおく。しんなりとしたら、水けを絞る。焼きのりは細かくちぎる。
2. ボウルにレタス、調味用の材料を入れてあえる。器に盛り、焼きのりを散らす。

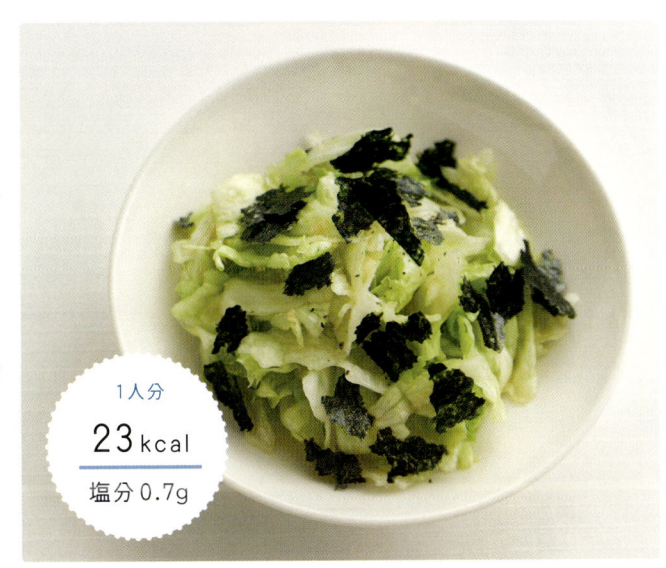

1人分 23kcal 塩分0.7g

あまった分は **20** | にんにく+ごまで食べごたえたっぷりの一品に。
トマトのナムル

材料(1人分)
- トマト……小1個(100g)
- 調味用
  - 長ねぎのみじん切り………3cm分(8g)
  - 白すりごま………小さじ½
  - にんにくのすりおろし………少々
  - 塩………………少々

1. トマトは縦半分に切ってへたを取り除く。さらに縦4等分のくし形に切り、2cm幅に切る。
2. ボウルにトマト、調味用の材料を入れてあえる。

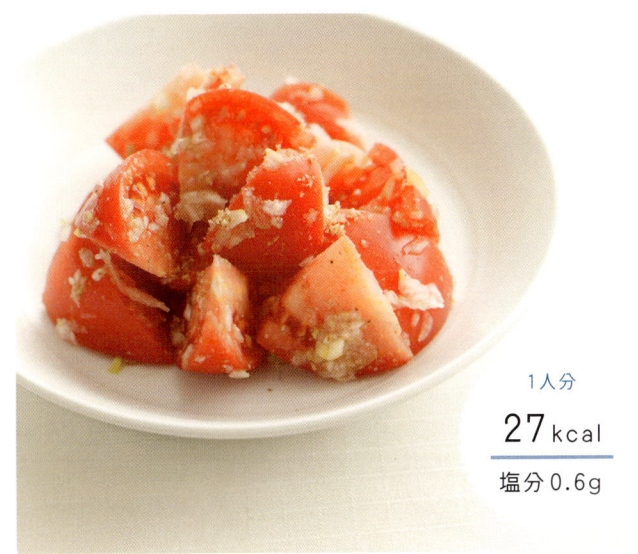

1人分 27kcal 塩分0.6g

memo

緑黄色野菜、淡色野菜の効果的なとり方

緑黄色野菜に多く含まれるβ-カロテンは、油に溶けるビタミンなので、油といっしょにとると、吸収力がアップします。油を使った炒めものに添えたり、油脂を含むごまなどといっしょに調理を。粘膜や肌を強化する働きがあります。また、淡色野菜に含まれるビタミンCは、疲労回復、イライラ予防などに効果的。食物繊維も豊富なので、積極的にとることが大切です。

Part2

おうちで食べる人も、お弁当の人もOK。
500kcal以下の昼食

ダイエット中は、栄養が偏らないよう、エネルギー量をとり過ぎないよう、
手作りのものを食べるのがおすすめです。
特に昼食は、外食をしがちなので注意が必要。
ここでは、おうちで作って食べる人、
お弁当を持って行く人のどちらも満足できる、とっておきのメニューを取りそろえました。
栄養も食べごたえも、満点。どれも身近な素材で、スピーディーに作れます。

たとえば、鮭フレークとれんこんの焼きめし献立

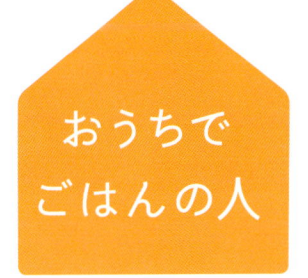

おうちでごはんの人

メインのご飯メニューまたは麺メニューに、小さなおかずを添えた2品完結の献立です。具だくさんで彩り鮮やか、ダイエットメニューとは思えないボリュームです。どれも、30分もあればでき上がるものばかり。

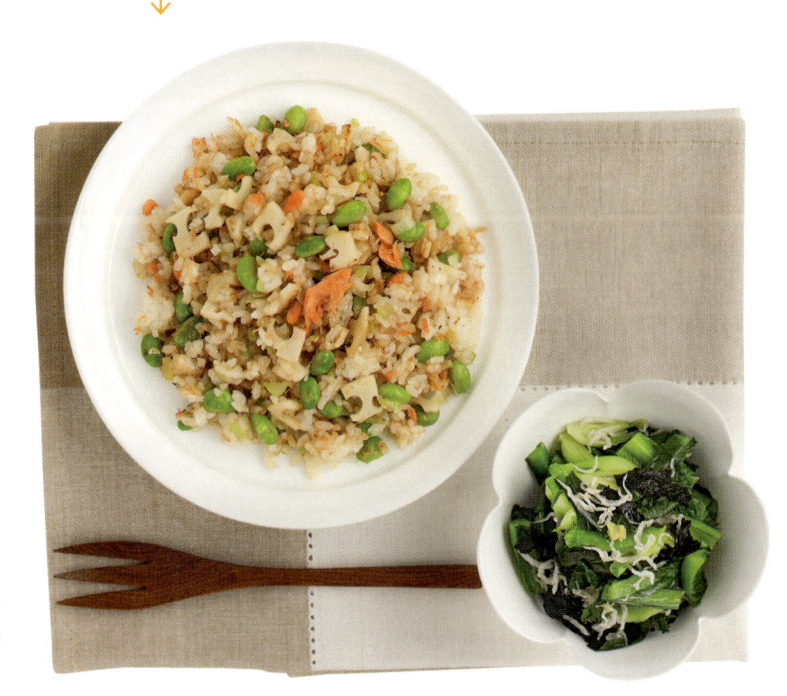

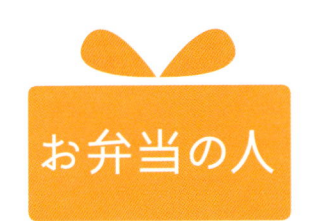

お弁当の人

お弁当にも向くように、おうちでのごはんをアレンジしています。傷まない工夫、おいしいアイデアをお見逃しなく。おかずやご飯は、さますこと。また、汁けをよくきったり、味が移らないようにケースに入れたりしましょう。

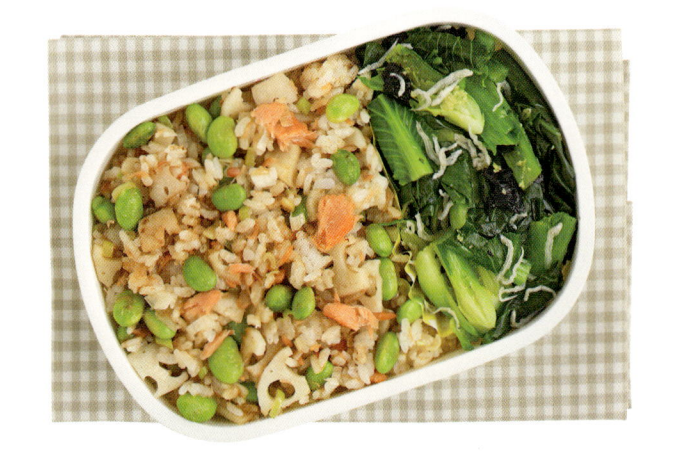

ご飯で

昼食で大活躍するどんぶりものや、チャーハン、混ぜごはん、おすしなどの献立を取りそろえました。どれも、具だくさんで栄養満点。さめてもおいしいので、お弁当にもぴったり。

昼食 01 しめじ入り親子丼献立

ご飯の量は、しっかり150g。ボリュームたっぷり。

ダイエット中だって、こんなにたっぷり、おいしく食べられます。しめじ、わけぎ、鶏ひき肉をめんつゆで煮て、卵でとじてふっくらと仕上げれば完成。かみごたえのある、やさしい味の浅漬けが、名わき役。

材料（1人分）と下ごしらえ

しめじ入り親子丼
474kcal　塩分1.9g

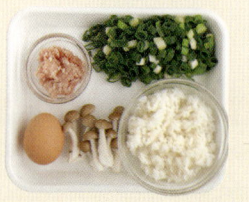

材料	分量
鶏ひき肉	40g
卵	大1個(60g)
しめじ	1/3パック(30g)
わけぎ	2本(50g)
温かいご飯	150g

- しめじ：石づきを切り落とし、食べやすい大きさにほぐす。
- わけぎ：1cm幅に切る。

煮汁
- 水　1/4カップ
- めんつゆ（市販品・3倍濃縮タイプ）　大さじ1
- 酒　大さじ1
- 砂糖　小さじ1

七味唐辛子　少々

かぶの浅漬け
18kcal　塩分0.6g

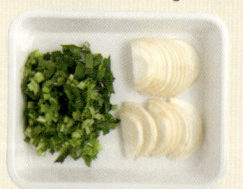

- かぶの葉　30g（8mm幅に切る。）
- かぶ　1個(60g)（皮をつけたまま縦半分に切り、横に3mm幅に切る。）
- 塩　少々

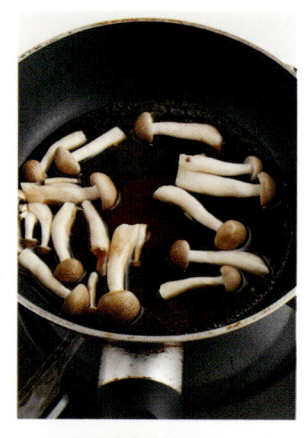

1 浅漬けを作り、しめじを火にかける

ボウルにかぶ、かぶの葉を入れ、塩をふってさっと混ぜ、10分ほどおく。かぶがしんなりとしたらよくもみ、水けを絞って器に盛る。

↓

直径20cmのフライパンに煮汁の材料、しめじを入れて混ぜ、中火にかける。

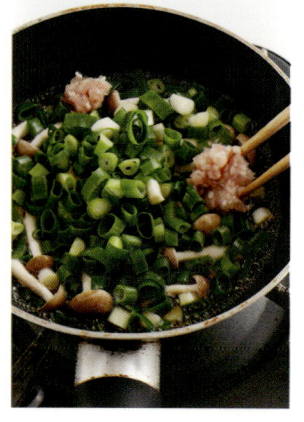

2 わけぎ、ひき肉を加えて煮る

煮立ったら、わけぎを加え、ひき肉を間隔をあけて少量ずつ加える。再び煮立ったら弱火にし、ふたをして1分ほど煮る。ふたを取ってひき肉を返し、同様に1分ほど煮る。

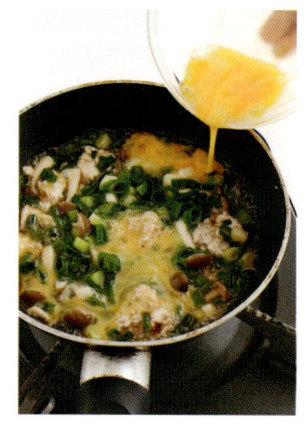

3 卵を加える

ボウルに卵を溶きほぐす。ふたを取り、中心から円を描くように溶き卵を流し入れて、好みのかたさになるまで煮る。器にご飯を盛ってのせ、七味唐辛子をふる。

お弁当にするときは

親子丼の汁が多いので、煮汁の水を40mlにして同様に煮る。卵は傷まないようにしっかりと火を通し、よくさましてからご飯にのせて。かぶの浅漬けは汁けをしっかりと絞り、味が移らないようにケースに入れる。プチトマト1個(10g)を添えれば完成。

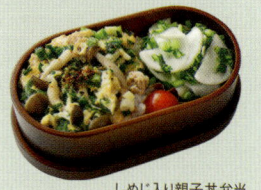

しめじ入り親子丼弁当
495kcal　塩分2.5g

memo
昼食が手作りできないときは、ここに注意

ダイエット中だからといって、エネルギーの低いざるそば285kcalやかけそば328kcalをチョイスするのは、NG。両者ともたんぱく質、ビタミン類などが不足していて栄養バランスもよくありません。選ぶなら、和風のさばのみそ煮定食665kcal、あじの塩焼き定食480kcalなどがおすすめ。ただし塩分が高く、ご飯の量も多めなので、みそ汁の汁、漬けものは残し、ご飯は少なめをオーダーするのが無難です。

1人分 Total

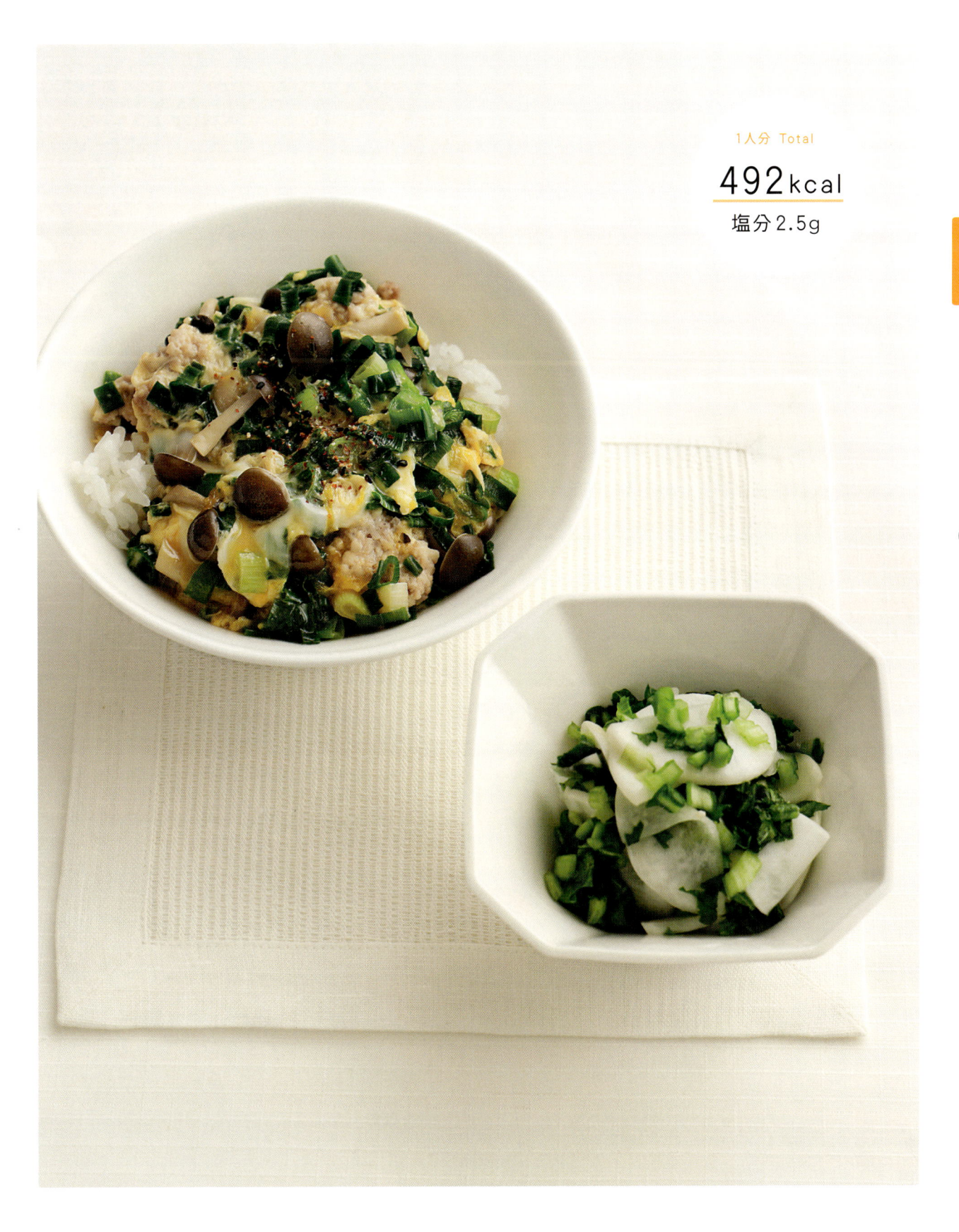

492 kcal

塩分 2.5g

Part2 昼食　ご飯で

01

昼食 02 鮭フレークのうまみと塩けで、おいしくいただく。

鮭フレークとれんこんの焼きめし献立

れんこんのシャキシャキ、枝豆のポクポク、鮭の独特の持ち味が楽しい一品です。
「これがダイエットメニュー!?」と驚いてしまうほどの食べごたえ。
見た目も、栄養バランスも抜群です。

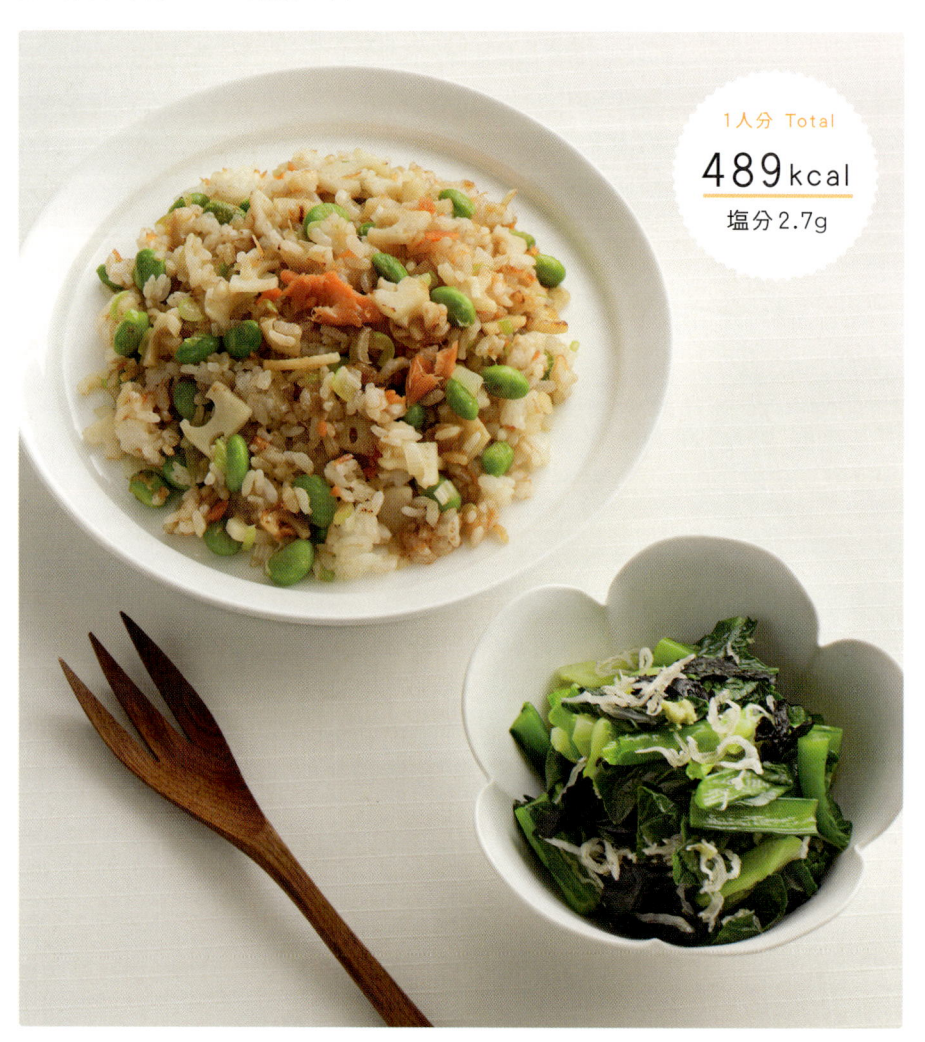

1人分 Total
489kcal
塩分2.7g

材料（1人分）と下ごしらえ

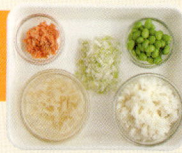

鮭フレークとれんこんの焼きめし
463kcal　塩分1.7g

鮭フレーク	20g
れんこん	50g
皮をむいて2mm幅の輪切りにし、さらに1.5cm四方に切る。酢水（酢小さじ½＋水½カップ）に5分ほどさらし、水けを拭く。	
長ねぎ	¼本(25g)
縦4等分に切り、3mm幅に切る。	
冷凍枝豆	50g
表示通りに解凍し、さやから豆を取り出す。	
温かいご飯	150g
酒	大さじ½
サラダ油	大さじ½
調味用A	
しょうゆ	小さじ1
こしょう	少々

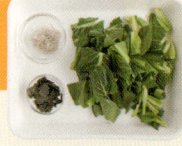

小松菜ののりあえ
26kcal　塩分1.0g

ちりめんじゃこ	大さじ1
焼きのり（全形）	¼枚
細かくちぎる。	
小松菜	80g
根元に十文字の切り込みを入れ、3cm長さに切る。	
塩	少々
調味用B	
わさびのすりおろし	少々
しょうゆ	小さじ1弱

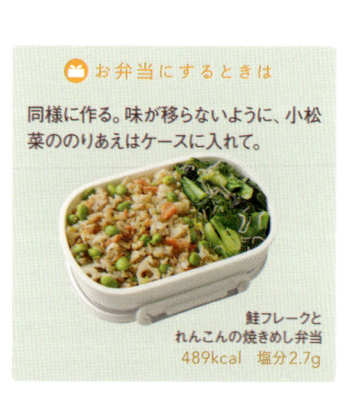

1 のりあえを作る

鍋に多めの湯を沸かし、塩、小松菜の根元、葉の順に入れて1分ほどゆでる。冷水にとってさまし、水けを絞る。
↓
ボウルに小松菜、ちりめんじゃこ、焼きのり、調味用Bの材料を入れてあえる。

2 焼きめしのれんこん、枝豆を炒める

ご飯に酒をふる。フライパンにサラダ油を中火で熱し、れんこんを入れて炒める。
↓
れんこんが透き通ったら、枝豆を加えて炒め合わせる。

3 ご飯、長ねぎ、鮭フレークを加える

全体に油が回ったら、ご飯、長ねぎ、鮭フレークを加えて炒める。
↓
ご飯がパラパラになったら、調味用Aの材料を加えて手早く炒め合わせる。

お弁当にするときは

同様に作る。味が移らないように、小松菜ののりあえはケースに入れて。

鮭フレークとれんこんの焼きめし弁当
489kcal　塩分2.7g

昼食 **03** | 簡単ビビンバ献立

カラフルな色合いで、栄養満点メニューに。

いろいろな色の具を組み合わせると、自然とバランスのよいメニューに仕上がります。
その代表選手が、これ。牛肉は赤身を使い、油は控えめ。
野菜がたっぷりなので、充実度も抜群です。メタボなパパの昼食にも、おすすめ。

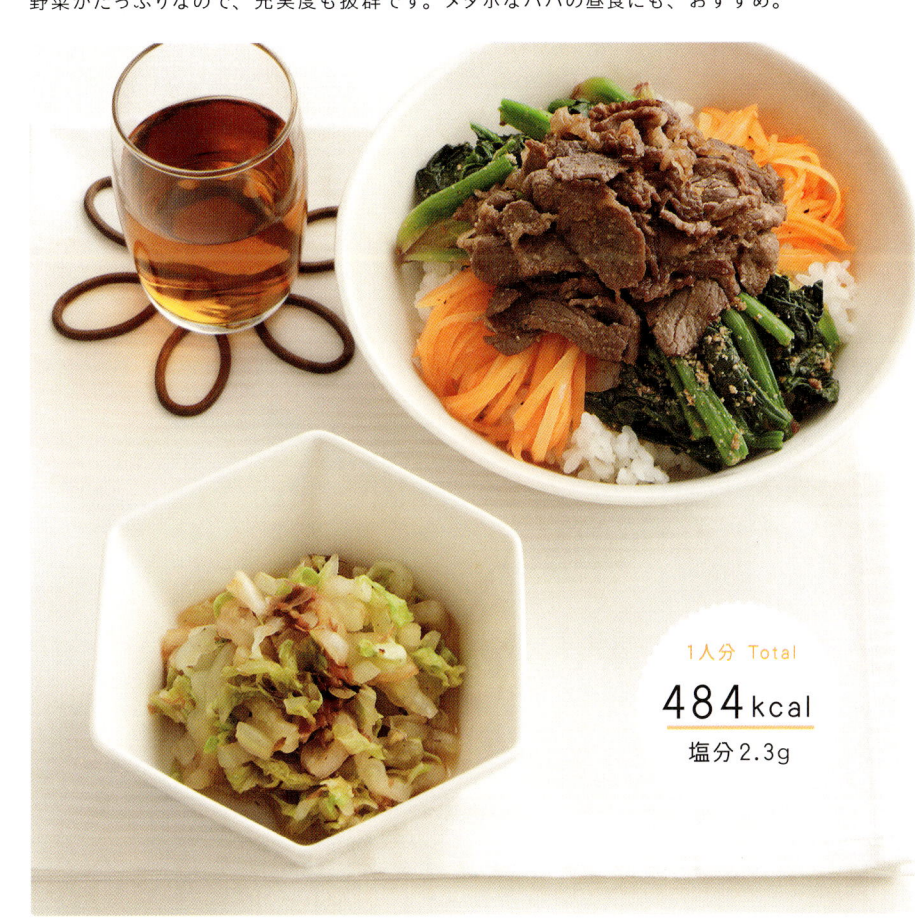

1人分 Total
484 kcal
塩分2.3g

材料（1人分）と下ごしらえ

簡単ビビンバ
462kcal　塩分1.8g

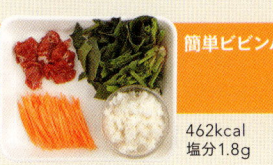

- 牛薄切り肉（赤身）………… 50g
  4cm長さに切る。
- にんじん ……… 小1/2本（50g）
  皮をむき、2mm幅の斜め切りにしてからせん切りにする。
- ほうれん草 ………………… 50g
  根元に十文字の切り込みを入れ、4cm長さに切る。
- 温かいご飯 ………………… 150g
- 下味
  - にんにくのすりおろし（あれば）
     ………………………………… 少々
  - 白すりごま ………… 小さじ1
  - 酒、砂糖、しょうゆ　各小さじ1
  - ごま油 ……………… 小さじ1/2
- 塩 …………………………… 少々
- ほうれん草の調味用
  - 白すりごま ………… 小さじ2
  - しょうゆ …………… 小さじ1/3
- にんじんの調味用
  - ごま油 ……………… 小さじ1/2
  - 塩、こしょう（あれば粗びき黒こしょう）……………… 各少々

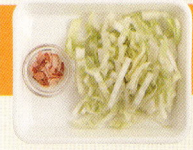

白菜のおかかあえ
22kcal　塩分0.5g

- 削り節 ……………………… 1g
- 白菜 ………………………… 80g
  縦半分に切り、8mm幅に切る。
- 調味用
  - めんつゆ（市販品・3倍濃縮タイプ）
     …………………………… 小さじ1
  - レモン汁 …………… 小さじ1

🍱 お弁当にするときは
ビビンバは、下味のにんにくを入れずに同様に作る。弁当箱にご飯を詰め、具をバランスよくのせる。白菜のおかかあえは、汁けが出ないように削り節を1.5gにして同様に作り、ケースに入れる。

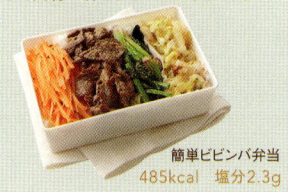

簡単ビビンバ弁当
485kcal　塩分2.3g

1 おかかあえを作る
耐熱のボウルに白菜を入れ、ふんわりとラップをかけて電子レンジで1分30秒加熱する。さめたら、水けを絞る。
↓
ボウルに白菜、削り節、調味用の材料を入れてあえる。

2 ほうれん草をあえる
牛肉に下味の材料をからめる。鍋に多めの湯を沸かし、塩、ほうれん草の根元、葉の順に入れて1分ほどゆでる。冷水にとってさまし、水けを絞る。ボウルに入れ、ほうれん草の調味用の材料を加えてあえる。

3 にんじんをあえる
耐熱のボウルににんじんを入れ、ふんわりとラップをかけて電子レンジで30秒ほど加熱する。水けをきってさます。
↓
にんじんの調味用の材料を加えてあえる。

4 牛肉を炒める
フライパンを中火で熱し、牛肉を入れて炒める。牛肉の色が変わったら、火からおろす。器にご飯を盛って**2**のほうれん草、**3**のにんじんをバランスよく置き、牛肉をのせる。

昼食 **04** | 色とりどりの具で栄養バランスよく。
焼き豚と野菜の**チャーハン**献立

冷蔵庫の掃除にもなるチャーハンは、昼食にもぴったりのメニュー。
しかも、いろんな具を取り合わせられるので、ダイエットにも最適。
具はたくさん、ご飯は適量、炒め油はきちんと計量が、サクセスへの道。

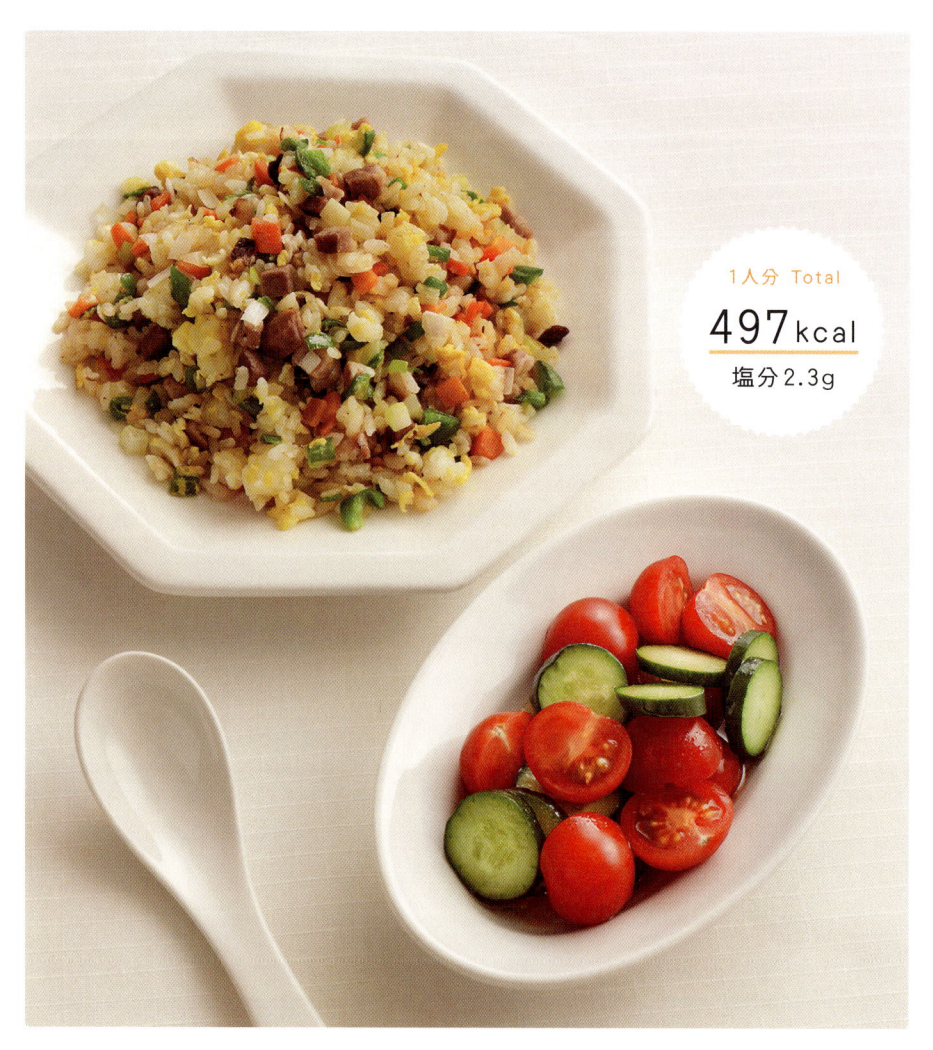

1人分 Total
497kcal
塩分2.3g

材料(1人分)と下ごしらえ

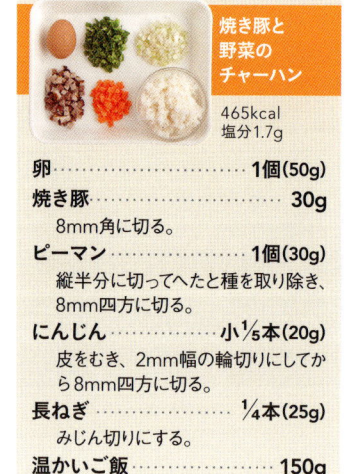

焼き豚と野菜のチャーハン
465kcal　塩分1.7g

卵	1個(50g)
焼き豚	30g

8mm角に切る。

| ピーマン | 1個(30g) |

縦半分に切ってへたと種を取り除き、8mm四方に切る。

| にんじん | 小1/5本(20g) |

皮をむき、2mm幅の輪切りにしてから8mm四方に切る。

| 長ねぎ | 1/4本(25g) |

みじん切りにする。

温かいご飯	150g
酒	大さじ1/2
サラダ油	大さじ1/2
調味用A	
塩、こしょう	各少々
しょうゆ	小さじ1/2

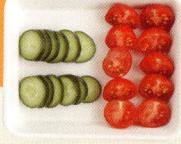

きゅうりとプチトマトのサラダ
32kcal　塩分0.6g

| きゅうり | 1/3本(30g) |

4mm幅に切る。

| プチトマト | 5個(50g) |

へたを取り除き、縦半分に切る。

調味用B	
しょうゆ	小さじ2/3
酢	小さじ1/2
ごま油	小さじ1/4
こしょう	少々

1 サラダを作る

ボウルにプチトマト、きゅうり、調味用Bの材料を入れてあえる。

2 炒める

ご飯に酒をふる。ボウルに卵を溶きほぐす。フライパンにサラダ油を中火で熱し、にんじん、ピーマンを入れて炒める。

↓

全体に油が回ったら端に寄せ、あいたところに溶き卵、ご飯を順に入れて全体をほぐしながら炒める。

3 長ねぎ、焼き豚を加える

ご飯がパラパラになったら、長ねぎ、焼き豚を加えて炒める。香りが立ったら、調味用Aの材料を順に加えて手早く炒め合わせる。

お弁当にするときは

チャーハンの長ねぎはにんじん、ピーマンといっしょに炒める。サラダは同様に作り、汁けが出ないように、汁をきって削り節ひとつまみを敷いたケースに入れて。

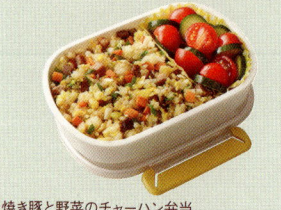

焼き豚と野菜のチャーハン弁当
499kcal　塩分2.3g

昼食 05 | 豚肉と野菜の中華風混ぜご飯献立

ごま油でパンチのある味に仕上げます。

材料をしっかりと量って作れば、こんなにたっぷりのボリュームに。
混ぜご飯はごま油をきかせた、大人気のしょうゆ味。
食物繊維が豊富なサラダを添えて、満足感いっぱい。ゆっくりと食べて、充実感もさらにアップ。

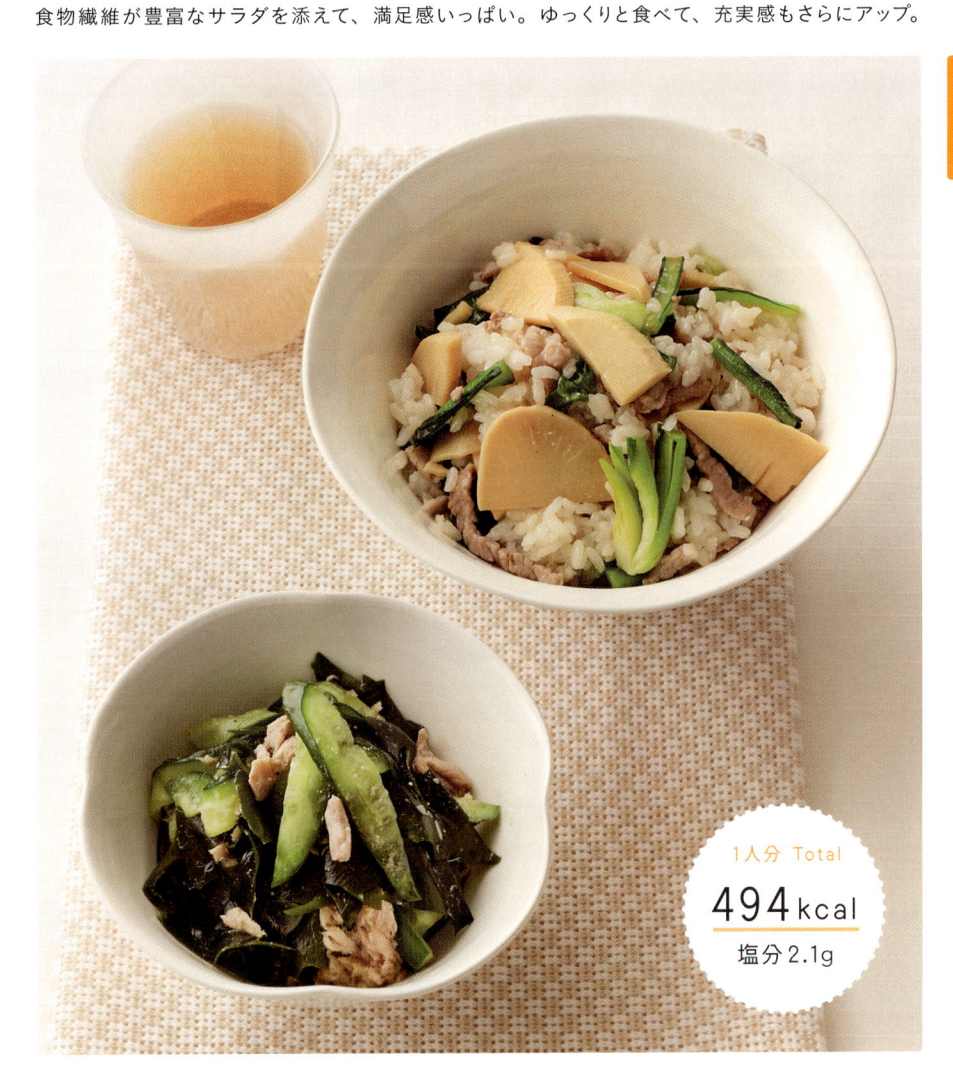

1人分 Total 494kcal 塩分2.1g

材料（1人分）と下ごしらえ

豚肉と野菜の中華風混ぜご飯 416kcal 塩分1.0g

- 豚もも薄切り肉 …… 50g
  5mm幅に切る。
- ゆでたけのこ …… 50g
  穂先と根元に切り分ける。穂先は縦に3mm幅に切り、根元は横に2mm幅に切る。
- 小松菜 …… 50g
  根元に十文字の切り込みを入れ、4cm長さに切る。
- 温かいご飯 …… 150g
- 下味
  - 酒、塩 …… 各少々
- ごま油 …… 小さじ1
- 調味用A
  - しょうゆ、砂糖 …… 各小さじ1/2
  - こしょう …… 少々

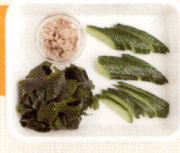

ツナときゅうりのサラダ 78kcal 塩分1.1g

- ツナ缶詰（油漬け） …… 20g
  缶汁をきり、粗くほぐす。
- 乾燥カットわかめ …… 3g
  かぶるくらいの水に3分ほどつけてもどし、水けを絞る。
- きゅうり …… 1/2本(50g)
  縦半分に切り、3mm幅の斜め切りに。
- 塩 …… 少々
- 調味用B
  - 白すりごま …… 小さじ1/2
  - めんつゆ（市販品・3倍濃縮タイプ） …… 小さじ1
  - 酢 …… 小さじ1

お弁当にするときは

混ぜご飯は傷みやすいので、炒めものとご飯を別々に。ご飯には梅干し小1個(3g)をのせる。具は同様に炒め、サラダは同様に作る。

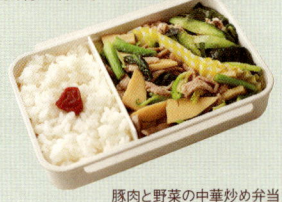

豚肉と野菜の中華炒め弁当 495kcal 塩分2.3g

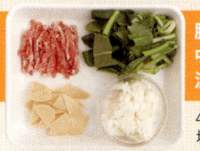

1 サラダを作る

ボウルにきゅうりを入れ、塩をふってもみ、5分ほどおく。しんなりとしたら、さっと水洗いをして水けを絞る。

↓

ボウルにツナ、きゅうり、わかめ、調味用Bの材料を入れてあえる。

2 たけのこをゆでる

豚肉に下味の材料をからめる。

↓

鍋にたけのこを入れ、かぶるくらいの水を加えて中火にかける。沸騰したら、ざるに上げて水けをきる。

3 混ぜご飯を作る

フライパンにごま油を中火で熱し、豚肉を入れて炒める。豚肉の色が変わったら、たけのこ、小松菜を加えて炒める。

↓

小松菜がしんなりとしたら、調味用Aの材料を加えて炒める。ボウルにご飯を入れ、炒めた具を加えて混ぜる。

昼食 06 えびとミックスベジタブルの炒めピラフ献立

白ワインとバターの豊かな香りで、大満足。

冷凍のミックスベジタブルを使えば、いつでもすぐに作れるし、買い置きできるからとても便利。しかもいろんなビタミン類がゲットできる、すぐれモノ。スープの素と塩味に仕上げて、おしゃれな洋風献立に。

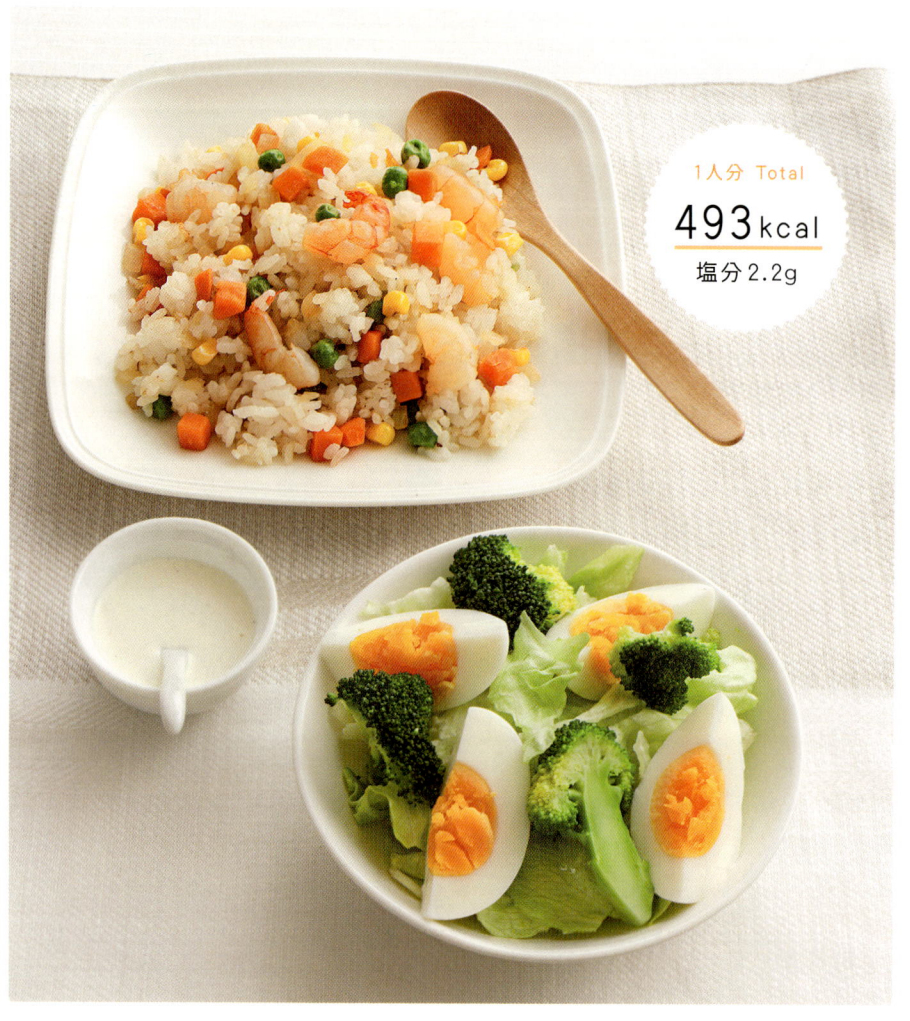

1人分 Total 493kcal 塩分2.2g

材料(1人分)と下ごしらえ

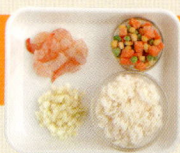

えびとミックスベジタブルの炒めピラフ 381kcal 塩分1.6g

むきえび	40g

あれば背わたを取り除き、半分に切る。

玉ねぎ	小1/5個(30g)

粗いみじん切りにする。

冷凍ミックスベジタブル	50g
温かいご飯	150g
バター	小さじ1
洋風スープの素(固形・チキン)	1/4個
白ワイン(または酒)	大さじ1
塩、こしょう	各少々

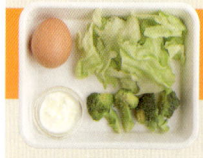

ゆで卵とレタスのサラダ 112kcal 塩分0.6g

ゆで卵(半熟)	1個(50g)
プレーンヨーグルト	大さじ1
レタス	30g

食べやすい大きさにちぎる。

ブロッコリー	30g

小房に分けて、大きいものは縦2〜4等分に切る。

塩	少々
ソース用 マヨネーズ	小さじ1/2
塩、こしょう	各少々

1 ブロッコリーをゆでる

鍋に多めの湯を沸かし、塩、ブロッコリーを順に入れて1分ほどゆでる。ざるに上げて水けをきり、さます。

2 サラダを作る

ゆで卵は殻をむき、縦4等分のくし形に切る。器にレタスを盛り、ゆで卵、ブロッコリーをのせる。
↓
ボウルにヨーグルト、ソース用の材料を入れて混ぜ、別の器に入れて添える。

3 ピラフを作る

フライパンにバターを中火で溶かし、玉ねぎを炒める。ミックスベジタブルを加えて炒め合わせ、えびを加えて炒める。
↓
洋風スープの素をくずしながら加えて白ワインをふり、ご飯を加えて炒める。塩、こしょうをふって混ぜる。

お弁当にするときは

ピラフは同様に作る。サラダのゆで卵は、傷まないようにかたゆで卵を必ず使うこと。ソースはこぼれないように、別容器に入れて。

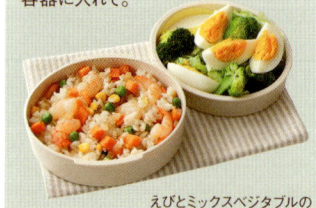

えびとミックスベジタブルの炒めピラフ弁当 493kcal 塩分2.2g

昼食 07 まぐろとオクラのちらしずし献立

良質のたんぱく質、鉄分豊富なまぐろの赤身で。

ダイエットにぴったりのヘルシー素材、まぐろの赤身。
刺し身で食べるとボリュームがあまりありませんが、オクラやたくあんを加えると、
食べごたえも、栄養価もぐんとアップ。塩分が少し高いので、朝、夕食で調整を。

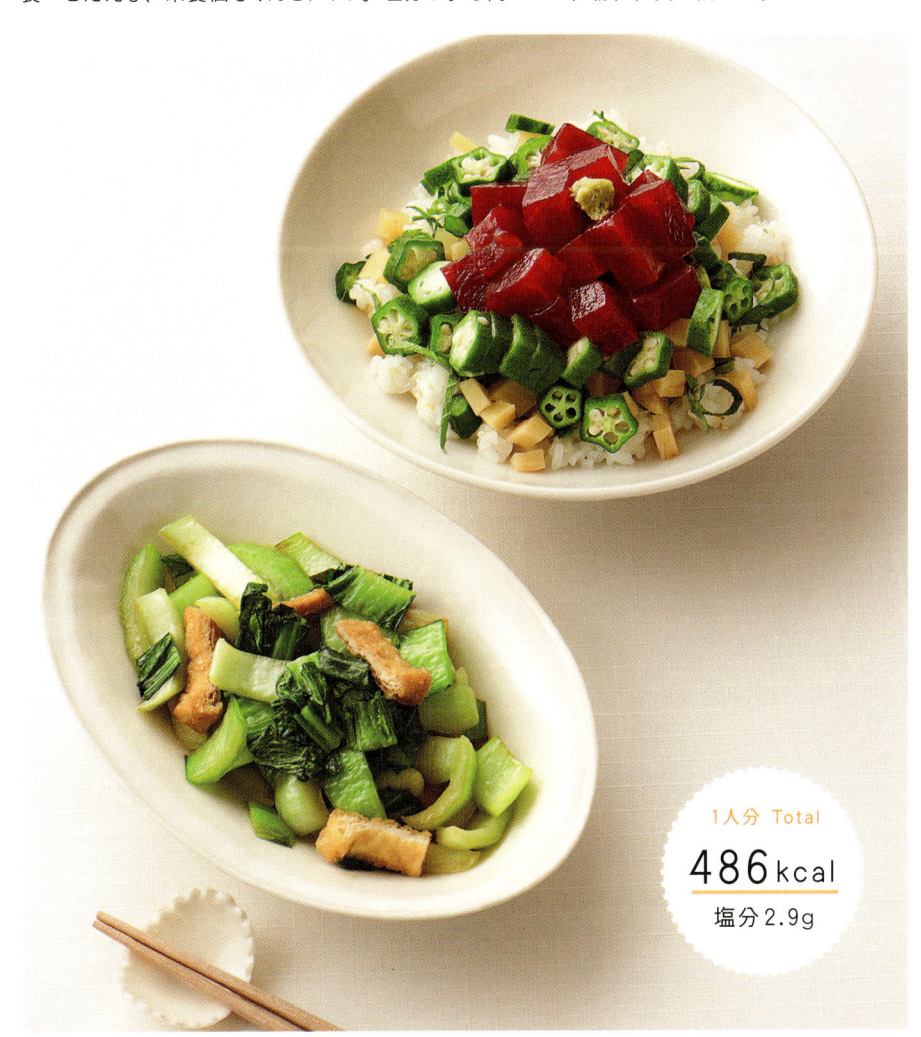

材料(1人分)と下ごしらえ

まぐろとオクラのちらしずし　385kcal　塩分2.0g

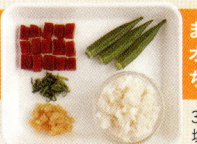

- まぐろの赤身(刺し身用・さく)……60g
  1.5cm角に切る。
- 青じそ……2枚
  縦半分に切り、横に3mm幅に切る。
- たくあん(市販品)……15g
  5mm角に切る。
- オクラ……3本(30g)
  がくを削り取る。
- 温かいご飯……150g
- 下味
  - [しょうゆ、みりん　各小さじ2/3
- 合わせ酢
  - 酢……小さじ2
  - 砂糖……小さじ1
  - 塩……小さじ1/5
- 白いりごま……大さじ1/2
- 塩……少々
- わさびのすりおろし……少々

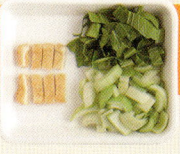

油揚げと青梗菜(チンゲンサイ)のソテー　101kcal　塩分0.9g

- 油揚げ……1/4枚強(10g)
  ざるに入れて熱湯をかけ、水けをきる。縦半分に切り、1cm幅に切る。
- 青梗菜……小1株(100g)
  縦半分に切り、横に1cm幅に切る。
- オリーブ油……小さじ1
- 調味用
  - めんつゆ(市販品・3倍濃縮タイプ)……大さじ1/2
  - 酒……大さじ1/2

お弁当にするときは

まぐろをツナに代えて。ツナ缶詰(水煮・食塩無添加)60gをマヨネーズ小さじ1、わさびのすりおろし、塩、こしょう各少々であえる。たくあんは除く。すし飯にオクラと青じそ、ツナをのせて紅しょうがのせん切り10gを添える。ソテーは同様に作る。

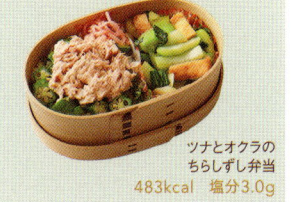

ツナとオクラのちらしずし弁当　483kcal　塩分3.0g

1人分 Total **486kcal** 塩分2.9g

1 すし飯を作る

まぐろに下味の材料をからめる。ボウルに合わせ酢の材料を混ぜる。
↓
大きめのボウルにご飯を入れ、合わせ酢をかけてさっくりと混ぜ、ごまを加えて混ぜる。

2 ちらしずしを作る

オクラは塩をふってこすり、熱湯で30秒ほどゆでる。冷水にとってさまし、水けを拭いて3〜4mm幅に切る。
↓
器に1のすし飯を盛り、青じそ、たくあん、オクラを散らす。まぐろをのせ、わさびを添える。

3 ソテーを作る

フライパンにオリーブ油を中火で熱し、油揚げ、青梗菜の茎、葉の順に入れて炒める。
↓
調味用の材料を加えて手早く炒める。

昼食 **08** | 汁けのあるご飯ものは、ダイエットの強い味方。
豚肉と野菜のみそ雑炊献立

ご飯がおいしい煮汁をふっくらと吸うので、ちょっぴり少なめの量でも充実度満点。
シャキシャキで、ほどよい酸味の炒めものを添えてアクセントに。
炒めものは、白菜や水菜、きのこなどで作っても。

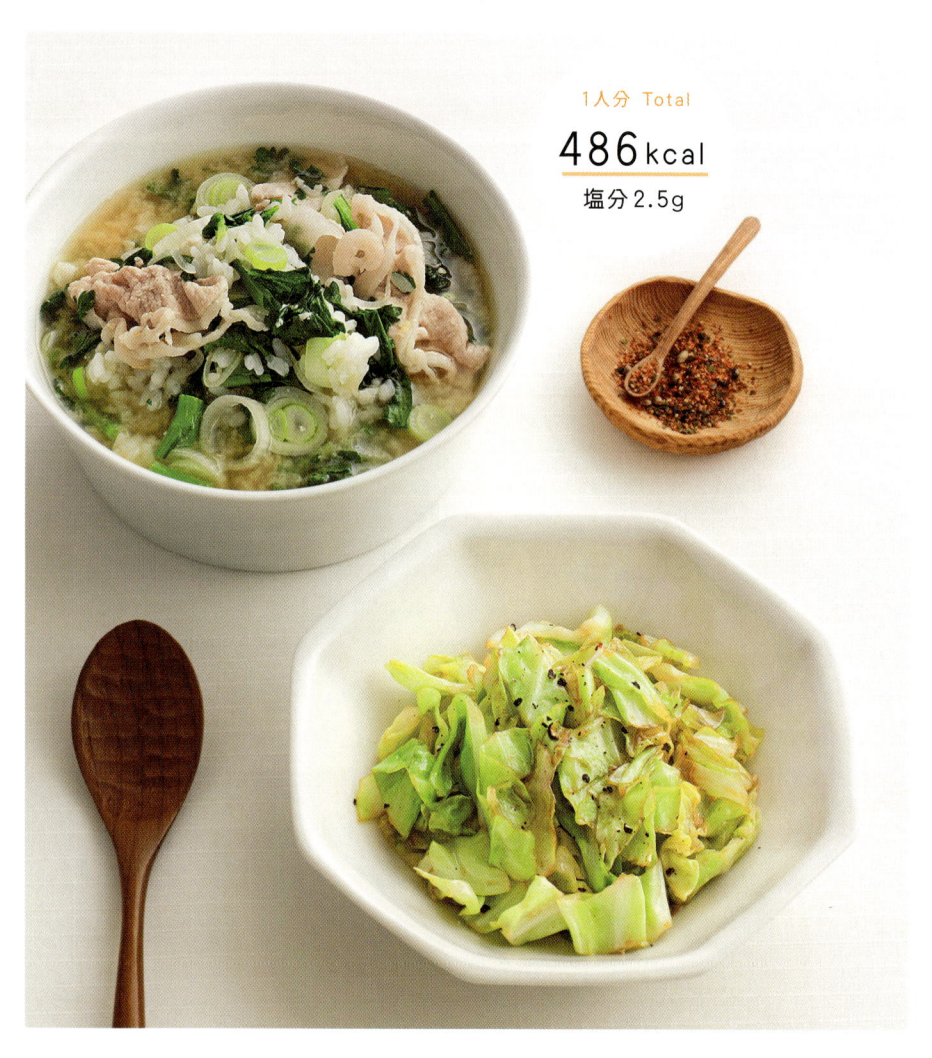

1人分 Total
486kcal
塩分2.5g

材料(1人分)と下ごしらえ

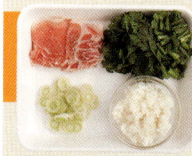

豚肉と野菜のみそ雑炊
420kcal 塩分1.8g

豚ロース肉(しゃぶしゃぶ用)	60g
半分に切る。	
長ねぎ	¼本(25g)
3mm幅に切る。	
春菊	50g
1〜2cm幅に切る。	
温かいご飯	120g
酒	大さじ1
だし汁	1カップ
みそ	小さじ2
七味唐辛子	適量

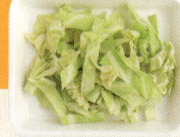

キャベツのポン酢炒め
66kcal 塩分0.7g

キャベツ	2枚(100g)
6cm長さに切り、1.5cm幅に切る。	
オリーブ油	小さじ1
調味用	
┌ ポン酢しょうゆ(市販品)	大さじ½
└ こしょう(あれば粗びき黒こしょう)	少々

1 雑炊の具、ご飯を煮る

豚肉に酒をからめる。鍋にだし汁を入れて中火で煮立て、豚肉を加えて混ぜる。再び煮立ったら、1分ほど煮る。
↓
弱めの中火にしてアクをすくい、春菊を加えて混ぜ、さっと煮る。長ねぎ、ご飯を加えて混ぜる。

2 みそを加える

煮立ったら、みそを煮汁で溶いて加え、器に盛る。七味唐辛子を添える。

3 ポン酢炒めを作る

フライパンにオリーブ油を中火で熱し、キャベツを入れて炒める。
↓
キャベツがしんなりとしたら、調味用の材料を加えて手早く炒める。

🍱 お弁当にするときは

雑炊は、みそ炒めとご飯を別々に。みそ炒めは、50gに減らした豚肉、細かく刻んだ春菊の茎をサラダ油小さじ1で炒め、長ねぎ、春菊の葉を加えて炒める。みそ小さじ2、酒大さじ1を混ぜてから加えてからめる。ご飯にはゆかり粉少々をふる。ポン酢炒めは同様に作る。

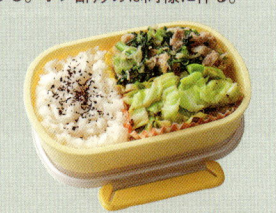

豚肉と野菜のみそ炒め弁当
497kcal 塩分2.6g

昼食 09 洋風雑炊も、ご飯があればラクラク作れます。

さ さ身とアスパラガスのリゾット風献立

具をオリーブ油とバターで炒めてうまみアップ、ピザ用チーズを加えてコクをプラス。
歯ごたえもおいしいサラダを添えても、エネルギー範囲内。
これなら、飽きずにずっとおいしく続けられます。

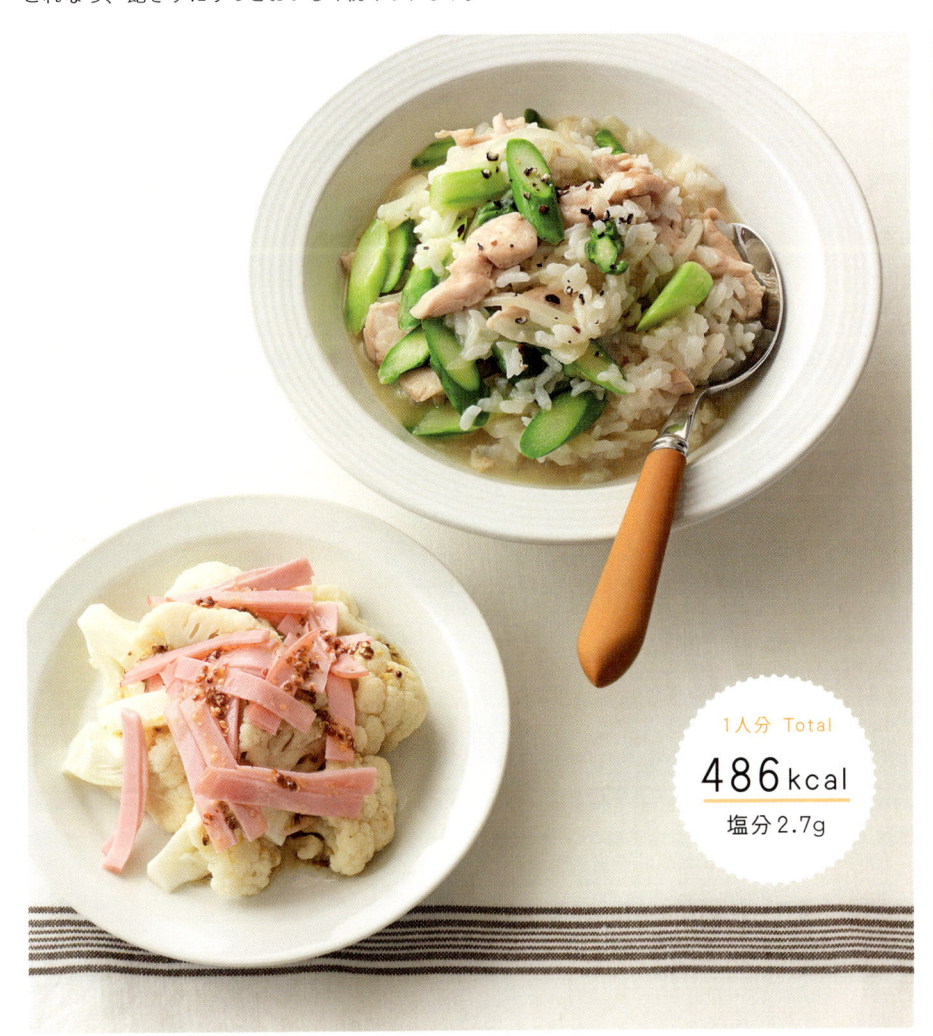

Part2 昼食 ご飯で 08 09

1人分 Total
486 kcal
塩分 2.7g

材料(1人分)と下ごしらえ

さ さ身とアスパラガスのリゾット風
412kcal / 塩分1.8g

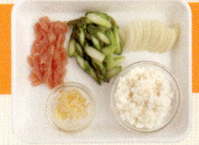

- 鶏ささ身 … 1本(50g)
  - あれば筋を取り除き、5mm幅の斜め切りにする。
- ピザ用チーズ … 15g
- グリーンアスパラガス … 3本(60g)
  - 根元から1/3のところまで皮をむいて5mm幅の斜め切りにする。
- 玉ねぎ … 1/4個(50g)
  - 長さを半分に切り、縦に2mm幅に切る。
- 温かいご飯 … 120g
- 下味
  - 塩、こしょう … 各少々
- オリーブ油 … 小さじ1/2
- バター … 小さじ1
- 白ワイン(または酒) … 大さじ1
- スープ
  - 水 … 1/2カップ
  - 洋風スープの素(固形・チキン) … 1/4個
- 塩、こしょう(あれば粗びき黒こしょう) … 各少々

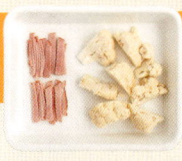

ハムとカリフラワーのサラダ
74kcal / 塩分0.9g

- ボンレスハム … 1枚(10g)
  - 半分に切り、8mm幅に切る。
- カリフラワー … 80g
  - 小房に分け、大きいものは縦2〜4等分に切る。
- ドレッシング
  - サラダ油 … 小さじ1
  - 酢、粒マスタード … 各小さじ1/4
  - 塩、こしょう … 各少々

お弁当にするときは

リゾット風は具とご飯を別々に。バターはオリーブ油小さじ1に代えて炒め、白ワイン大さじ1、カレー粉、塩、こしょう各少々で調味。ピザ用チーズを加えて炒めて。ご飯には、ちりめんじゃこ小さじ1をのせる。サラダはマヨネーズ大さじ1/2、粒マスタード小さじ1/2であえる。

489kcal / 塩分2.3g
ささ身とアスパラガスの炒めもの弁当

1 サラダを作る

耐熱のボウルにカリフラワーを入れ、ふんわりとラップをかけて電子レンジで1分30秒ほど加熱し、さます。

↓

器にカリフラワー、ハムを盛り、ドレッシングの材料を混ぜてかける。

2 リゾット風の具を炒める

ささ身に下味の材料をふる。フライパンにオリーブ油、バターを入れて中火で熱し、玉ねぎを入れて炒める。

↓

玉ねぎがしんなりとしたら、アスパラガス、ささ身を加えて炒め合わせる。

3 煮る

ささ身の色が変わったら白ワインをふり、スープの材料を加えて混ぜる。煮立ったらご飯、ピザ用チーズを加えて混ぜ、ふたをして30秒ほど煮る。

↓

塩を加えて混ぜ、器に盛ってこしょうをふる。

昼食 10 ドライカレー献立

さめてもおいしいから、お弁当にもばっちり。

野菜を小さめに切って、あらかじめ電子レンジで加熱しておけば、スピーディーに作れるし、炒め油も少量ですみます。カレー粉の香りでパンチをきかせて、満足度もアップ。ピクルスが、さわやかで口直しにもぴったり。

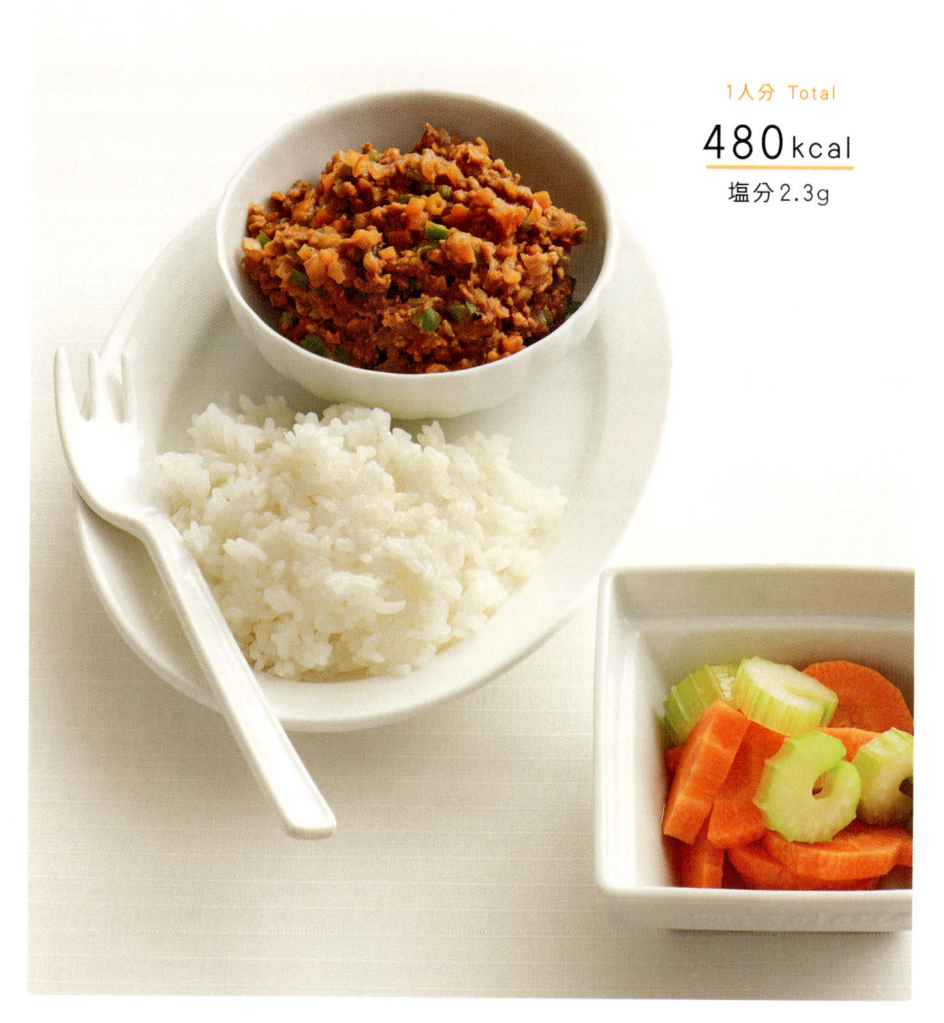

1人分 Total
480kcal
塩分2.3g

材料(1人分)と下ごしらえ

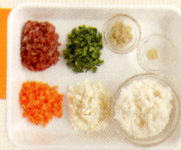

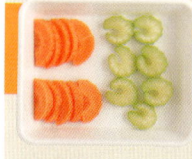

ドライカレー 449kcal 塩分1.7g

- 豚ひき肉(赤身) ……… 60g
- にんじん ……… 1.5cm(20g)
  皮をむいて3mm角に切る。
- ピーマン ……… 1個(30g)
  縦半分に切ってへたと種を取り除き、3mm四方に切る。
- 玉ねぎ ……… 1/4個(50g)
  みじん切りにする。
- しょうがのすりおろし ……… 小さじ2
- にんにくのすりおろし ……… 小さじ1/2
- 温かいご飯 ……… 120g
- サラダ油 ……… 小さじ1
- 調味用
  - カレー粉 ……… 大さじ1/2
  - 小麦粉 ……… 小さじ1
  - 水、酒、トマトケチャップ ……… 各大さじ1
  - 洋風スープの素(固形・キチン) ……… 1/4個
- 塩、こしょう ……… 各少々

にんじんとセロリのレンジピクルス 31kcal 塩分0.6g

- にんじん ……… 小1/3本(30g)
  皮をむき、3mm幅の半月切りにする。
- セロリ ……… 30g
  筋を取り除き、横に5mm幅に切る。
- 漬け汁
  - 酢、水 ……… 各大さじ2
  - 砂糖 ……… 大さじ1/2
  - 塩 ……… 小さじ1/5

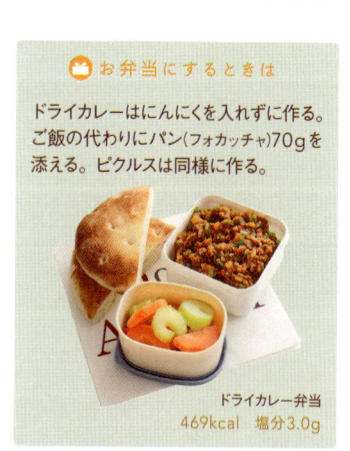

1 ピクルスを作る

耐熱のボウルに漬け汁の材料を入れて混ぜ、にんじん、セロリを加える。
↓
ふんわりとラップをかけて電子レンジで1分ほど加熱し、よく混ぜてさます。汁けをきって器に盛る。

2 カレーの野菜を加熱する

耐熱のボウルに、にんじん、玉ねぎ、しょうが、にんにく、サラダ油を入れてさっと混ぜる。
↓
ふんわりとラップをかけて電子レンジで2分ほど加熱する。

3 煮る

フライパンを中火で熱し、2の野菜、ひき肉、ピーマンを入れて炒める。ひき肉の色が変わったら、調味用の材料を加えて手早く炒め合わせる。
↓
煮立ったら1分ほど煮て、塩、こしょうを加えて混ぜる。器に盛り、ご飯を添える。

お弁当にするときは

ドライカレーはにんにくを入れずに作る。ご飯の代わりにパン(フォカッチャ)70gを添える。ピクルスは同様に作る。

ドライカレー弁当 469kcal 塩分3.0g

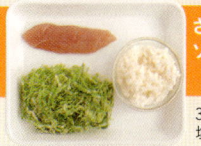

昼食 11 ささ身のソースカツ丼献立

ささ身を使えば、フライものだって食べられる。

どうしても食べたいフライも、きちんと量を守れば大丈夫です。
ご飯の上にたっぷりキャベツを敷いて、その上にのせて。ほんのり甘い中濃ソースをかけて、おいしい仕上がりに。切り干し大根のサブおかずで、食物繊維もゲット。

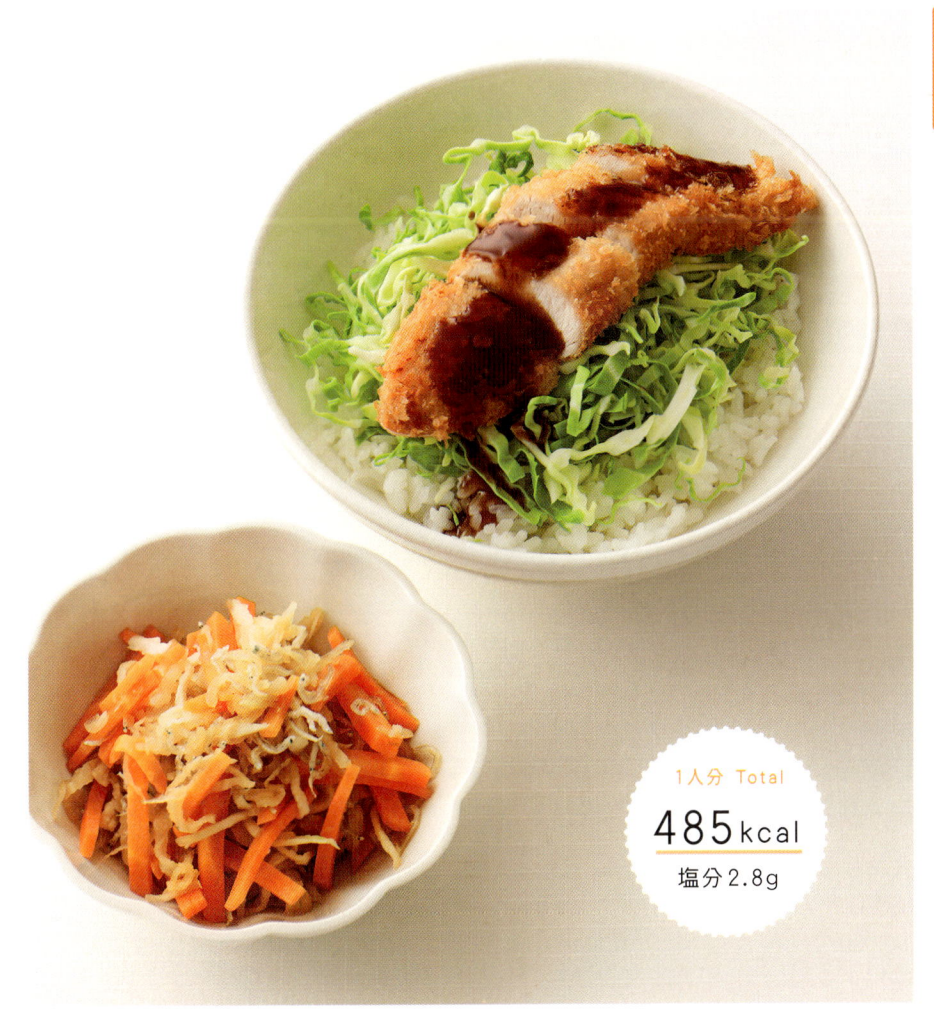

Part2 昼食 ご飯で 10 11

材料(1人分)と下ごしらえ

ささ身のソースカツ丼 375kcal 塩分1.5g

- 鶏ささ身 …… 大1本(60g)
  - あれば筋を取り除く。
- キャベツ …… 1枚(50g)
  - せん切りにする。
- 温かいご飯 …… 120g
- ころも用
  - 小麦粉、片栗粉 …… 各小さじ1
  - 水 …… 小さじ2
- 下味
  - 塩、こしょう …… 各少々
- パン粉 …… 適量
- 揚げ油 …… 適量
- 中濃ソース …… 大さじ1

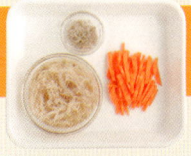

切り干し大根とじゃこの煮もの 110kcal 塩分1.3g

- ちりめんじゃこ …… 大さじ1
- 切り干し大根 …… 10g
  - よく水洗いをして、かぶるくらいの水に15分ほどつけてもどし、水けを絞る。
- にんじん …… 小1/3本(30g)
  - 皮をむき、5mm幅の輪切りにしてから、5mm幅に切る。
- サラダ油 …… 小さじ1
- 煮汁
  - 水 …… 1/4カップ
  - 酒、しょうゆ、みりん …… 各小さじ1

1人分 Total 485kcal 塩分2.8g

お弁当にするときは

ソースカツ丼は同様に作り、ささ身に中濃ソースをからめる。弁当箱にご飯を詰めてよくさまし、キャベツ、ささ身の順にのせて。煮ものは風味をよくするため、しょうがのすりおろし小さじ1をいっしょに炒め、同様に作る。

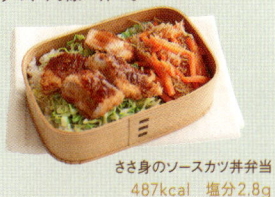

ささ身のソースカツ丼弁当 487kcal 塩分2.8g

1 煮ものを作る

フライパンにサラダ油を中火で熱し、ちりめんじゃこ、切り干し大根、にんじんを入れて炒める。全体に油が回ったら、煮汁の材料を加えて混ぜる。

↓

煮立ったら、弱火にしてふたをし、3分ほど煮る。ふたを取って中火にし、汁けをとばす。

2 ささ身にころもをつける

バットにころも用の材料を入れて混ぜる。ささ身は下味の材料をふり、ころも用の材料をからめてパン粉をまぶす。

3 揚げる

フライパンに揚げ油を2cm深さほど入れて中温(170℃)に熱し、2を入れてときどき返しながら3分ほど揚げる。油をきり、食べやすい大きさに切る。

↓

器にご飯を盛り、キャベツ、ささ身をのせて中濃ソースをかける。

麺で

パスタやうどん、焼きそば、そうめん。昼食に大活躍のメニューを集めてみました。
ご飯同様、ヘルシーで食べごたえも満点。お弁当派の人は、ちょっとしたアイデアをプラスすれば大丈夫。

昼食 12 | パスタだって、このテクニックで安心メニューに。
ささ身ときのこのパスタ献立

オリーブ油とバターで炒めて、コクと風味をプラス。仕上げにしょうゆと粉チーズを加えて、さらに味わい深く仕上げます。
シャキシャキのにんじんサラダの歯ごたえも、美味。たっぷり食べられるから、腹もちも抜群。

材料（1人分）と下ごしらえ

ささ身ときのこのパスタ
398kcal 塩分1.8g

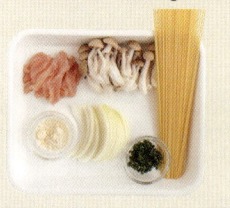

- 鶏ささ身 …… 1本(50g)
  あれば筋を取り除き、5mm幅の斜め切りにする。
- 粉チーズ …… 大さじ1
- しめじ …… 1/2パック(50g)
  石づきを切り落とし、食べやすい大きさにほぐす。
- 玉ねぎ …… 1/4個(50g)
  縦に2mm幅に切る。
- パセリのみじん切り …… 大さじ1
- スパゲティ …… 60g
- 塩 …… 適量
- オリーブ油 …… 小さじ1弱
- バター …… 小さじ1
- しょうゆ …… 小さじ1

ツナとにんじんのサラダ
87kcal 塩分0.7g

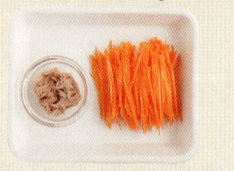

- ツナ缶詰（水煮・食塩無添加）…… 20g
  缶汁をきり、粗くほぐす。
- にんじん …… 1/2本(80g)
  皮をむき、2mm幅の斜め切りにしてからせん切りにする。
- ドレッシング
  - オリーブ油、酢 …… 各小さじ1
  - 砂糖、塩、こしょう（あれば粗びき黒こしょう）…… 各少々

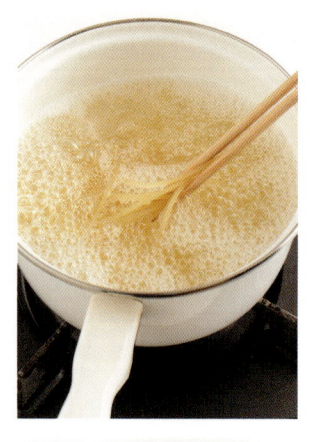

1 サラダを作り、スパゲティをゆでる

ボウルにツナ、にんじん、ドレッシングの材料を入れてあえ、5分ほどおく。汁けをきり、器に盛る。鍋に水1ℓ、塩小さじ1を入れて沸騰させ、スパゲティを半分に折って加える。袋に表示された時間どおりにゆでる。

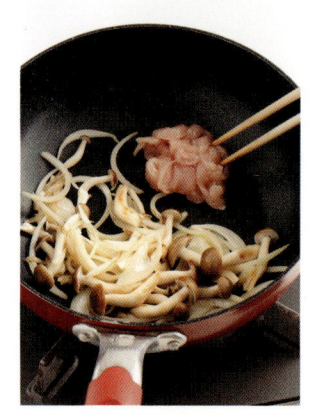

2 炒める

ささ身に塩少々をふる。フライパンにオリーブ油、バターを入れて中火で熱し、しめじ、玉ねぎを入れて炒める。玉ねぎがしんなりとしたら端に寄せ、あいたところにささ身を入れて両面を焼く。

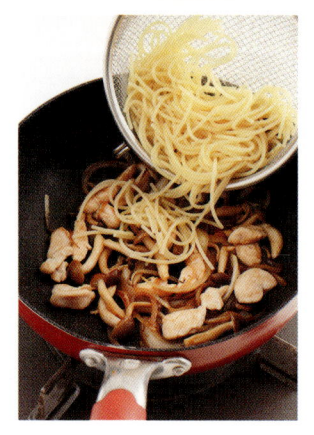

3 仕上げる

2にしょうゆを加えて全体を手早く炒め合わせ、火を止める。スパゲティをざるに上げて水けをきる。2のフライパンを中火にかけ、スパゲティを加えてさっと炒める。火を止め、パセリを加えて混ぜ、器に盛る。粉チーズをかける。

お弁当にするときは

パスタは同様に作り、熱いうちに粉チーズを混ぜる。サラダも同様に作り、味が移らないように仕切りをしたり、ケースに入れたりして。

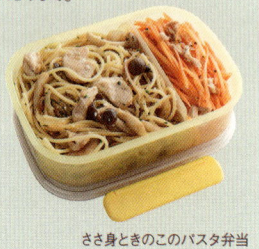

さき身ときのこのパスタ弁当
485kcal 塩分2.5g

memo

麺メニューは、麺や油の量を守って

ダイエット中の麺料理は、エネルギーが高めの麺自体の量を減らして作ることが大切です。その分、エネルギーが控えめでビタミン、ミネラルを多く含む、野菜をたっぷりと加えて物足りなさをカバーすること。また、高エネルギーの油は、少量を効果的に使うのがポイントです。食べごたえや風味がアップし、満足感もゲット。

Part2 昼食 麺で

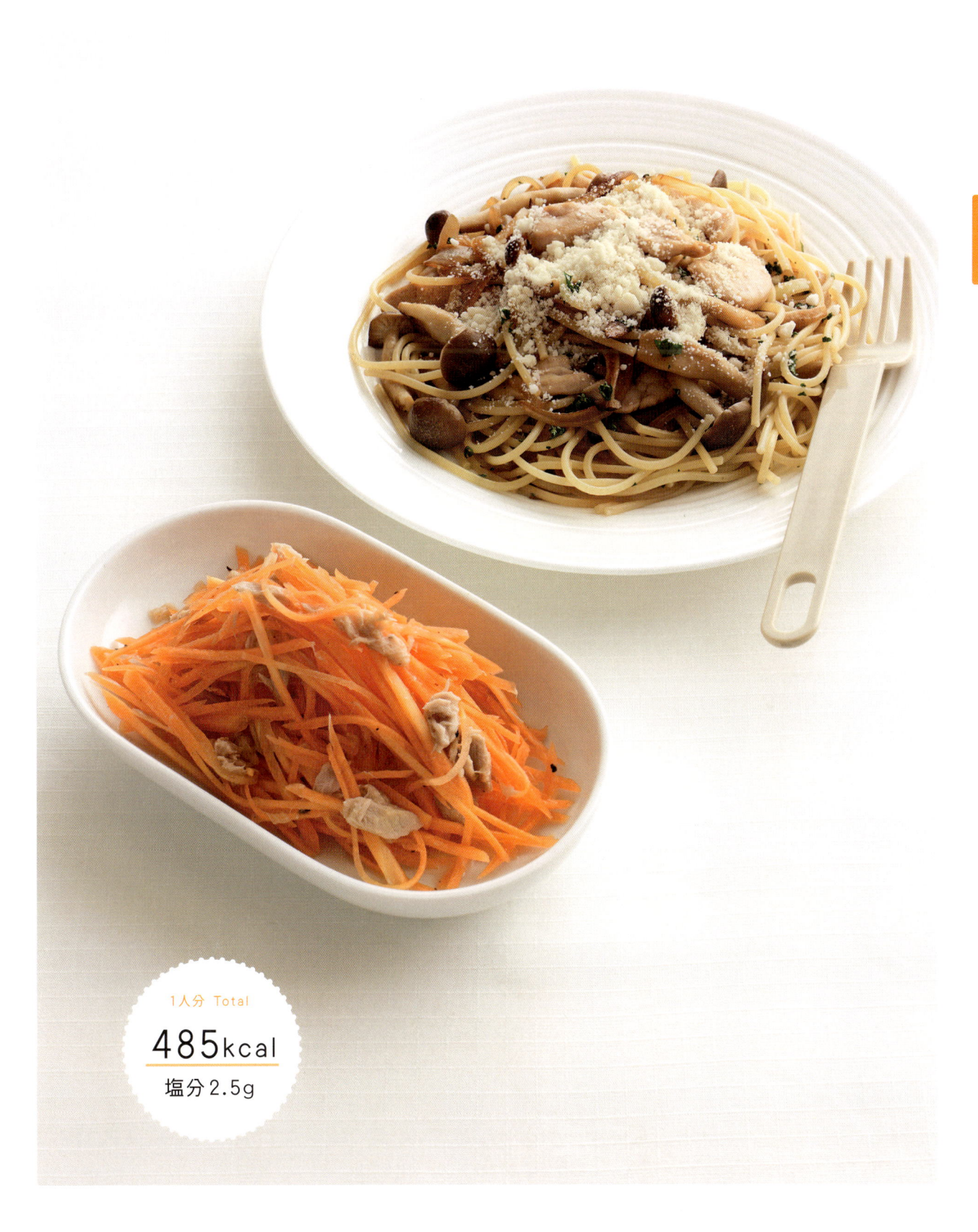

12

1人分 Total
485kcal
塩分2.5g

昼食 13

プチプチの明太子、しっとりポテトがよく合う。

明太子とポテトのペンネ献立

ゆでたペンネとポテト、ブロッコリーを明太子＋バターに加えてよくあえます。
ポテトとブロッコリーでボリュームも栄養価も、ぐんとアップ。
ゆで豚入りのダイナミックなサラダも、相性抜群です。

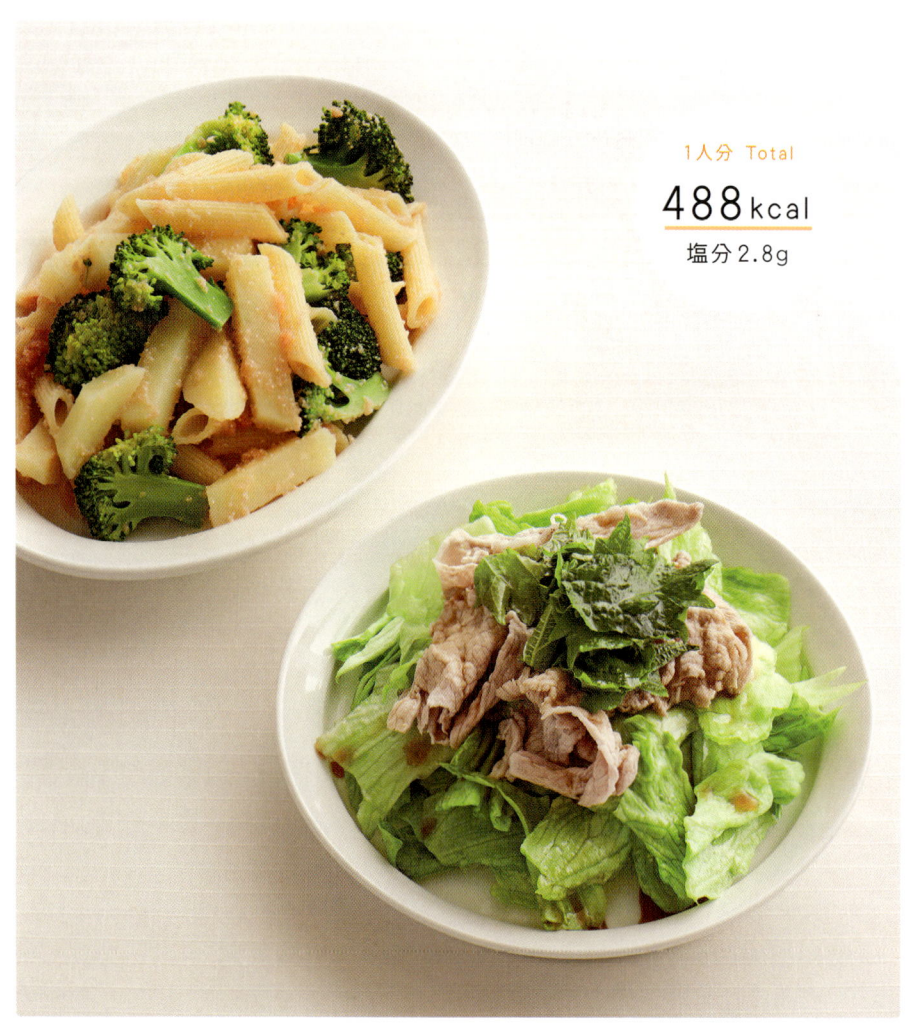

1人分 Total
488kcal
塩分2.8g

材料(1人分)と下ごしらえ

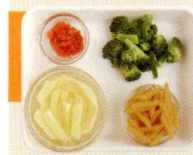

明太子とポテトのペンネ
402kcal 塩分2.3g

辛子明太子	1/4腹(30g)
包丁の刃先で中身をしごき出す。	
じゃがいも	小1個(80g)
皮をむいて1cm角の棒状に切る。かぶるくらいの水に3分ほどさらし、水けをきる。	
ブロッコリー	50g
小房に分け、大きいものは縦2～4等分に切る。	
ショートパスタ(あればペンネ)	60g
塩	小さじ1
バター(室温にもどしたもの)	小さじ2
レモン汁	小さじ1/2

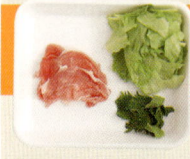

ゆで豚とレタスのサラダ
86kcal 塩分0.5g

豚もも肉(しゃぶしゃぶ用)	40g
レタス	60g
一口大にちぎる。	
青じそ	3枚
粗くちぎる。	
酒	大さじ1/2
塩	少々
ポン酢しょうゆ(市販品)	小さじ1

1 サラダを作る

鍋に水1と1/2カップを入れて沸騰させ、酒、塩を加える。弱火にして、豚肉を1枚ずつ加えてゆでる。ざるに上げて水けをきり、さまして食べやすい大きさにちぎる。
↓
器にレタス、豚肉、青じそを盛り、ポン酢しょうゆをかける。

2 ショートパスタ、じゃがいも、ブロッコリーをゆでる

鍋に水1ℓ、塩を入れて沸騰させ、ショートパスタを加える。袋に表示された時間どおりにゆでる。
↓
ショートパスタがゆで上がる8分前にじゃがいも、1分前にブロッコリーを加えてゆでる。ざるに上げ、水けをきる。

3 あえる

ボウルに明太子、バター、レモン汁を入れて混ぜ、ショートパスタ、じゃがいも、ブロッコリーを加えてよくあえる。

🍱 お弁当にするときは

ペンネは同様に作る。サラダも同様に作り、別の弁当箱に詰める。ポン酢しょうゆは、別の容器に入れて。保冷剤を添えておくと安心。

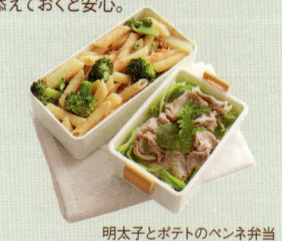

明太子とポテトのペンネ弁当
488kcal 塩分2.8g

昼食 14 | 豚肉、油揚げ、小松菜のうどん献立

「こんなに食べていいの!?」と驚くほど。

具だくさんのかけうどんは、ダイエット中の強い味方。
熱い食べものは自然とスローペースになるので、満腹感もじんわり味わえます。
塩分で体がむくまないように汁を残すと、ダイエット効果もさらにアップ。

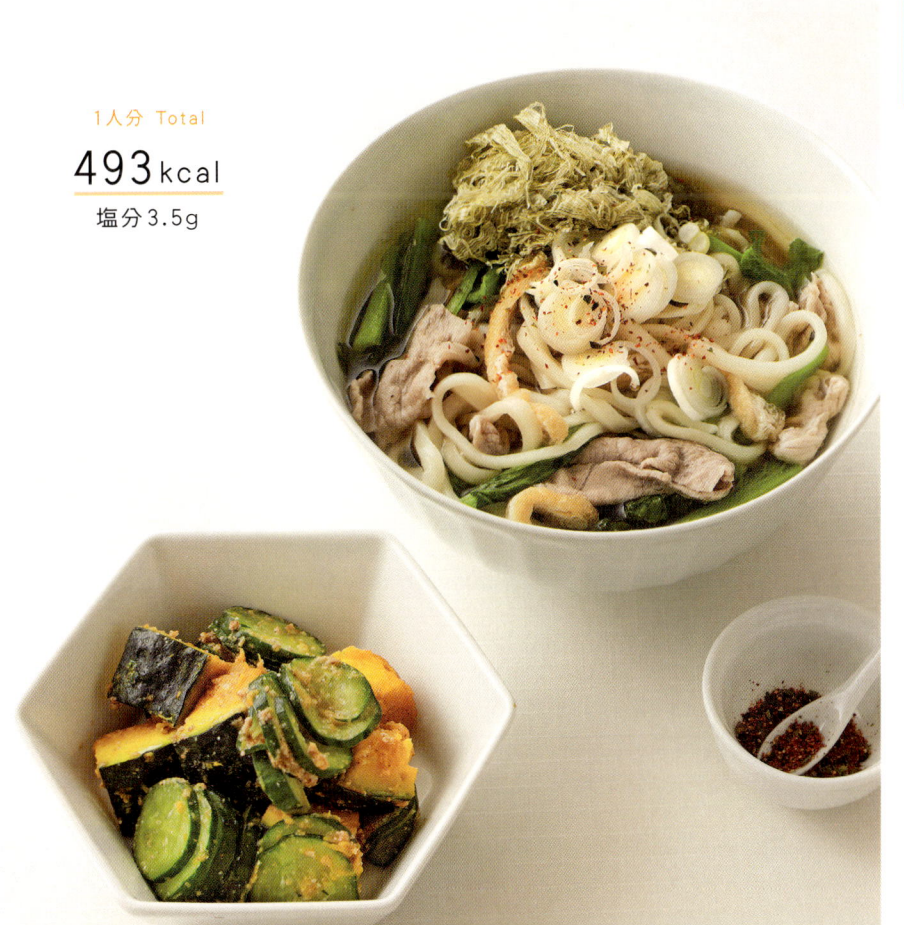

1人分 Total
493kcal
塩分3.5g

Part2 昼食 麺で 13 14

材料(1人分)と下ごしらえ

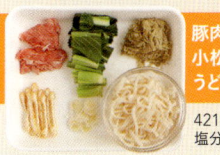

豚肉、油揚げ、小松菜のうどん
421kcal 塩分2.9g

- 豚もも肉(しゃぶしゃぶ用) ……… 50g
  5cm長さに切る。
- 油揚げ ……… 1/4枚(8g)
  ざるに入れて熱湯をかけ、水けをきって5mm幅に切る。
- 小松菜 ……… 50g
  根元は4つ割りにし、4cm長さに切る。
- 長ねぎ ……… 5cm(12g)
  2mm幅に切る。
- とろろ昆布 ……… 5g
- ゆでうどん ……… 1玉弱(180g)
  ざるに入れ、水洗いをしてほぐす。
- 煮汁
  - 水 ……… 1カップ
  - めんつゆ(市販品・3倍濃縮タイプ) ……… 大さじ1と1/3
  - 酒 ……… 大さじ1
- 七味唐辛子 ……… 適量

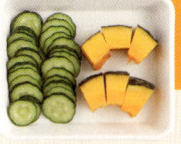

かぼちゃときゅうりのごまあえ
72kcal 塩分0.6g

- きゅうり ……… 1/2本(50g)
  3mm幅に切る。
- かぼちゃ ……… 60g
  わたと種をスプーンで取り除き、2cm角に切る。
- 塩 ……… 少々
- あえごろも
  - 白すりごま ……… 小さじ1
  - 砂糖 ……… 小さじ1/2
  - 塩 ……… 少々

🍱 お弁当にするときは

油揚げを除いて焼きうどんに。豚肉は酒大さじ1/2、塩少々をからめ、サラダ油小さじ1で炒める。うどん、小松菜を加えて炒め、酒大さじ1/2、めんつゆ(市販品・3倍濃縮タイプ)小さじ2で調味して、長ねぎ、とろろ昆布を加えて炒める。ごまあえは同様に。

豚肉と小松菜の焼きうどん弁当
489kcal 塩分1.9g

1 ごまあえを作る

耐熱皿にかぼちゃをのせ、ふんわりとラップをかける。電子レンジで1分20秒加熱する。

↓

きゅうりに塩をふってもみ、5分おく。水洗いをして水けを絞る。ボウルにかぼちゃ、きゅうり、あえごろもの材料を入れてあえる。

2 うどんの具を煮る

鍋に煮汁の材料、油揚げを入れて中火で煮立て、豚肉をほぐしながら加えて煮る。弱めの中火にしてアクをすくい、小松菜を加える。

↓

煮立ったら、弱火にしてふたをし、30秒ほど煮る。

3 うどんを加える

2のふたを取って中火にし、うどんを加えて混ぜる。煮立ったら、煮汁ごと器に盛り、長ねぎ、とろろ昆布をのせて、七味唐辛子をふる。

昼食 15 | オイスターソース独特のうまみでいただく。
牛肉とにらの焼きそば献立

本場風の中華メニューも、ちょっとしたコツでダイエットメニューに早変わり。
ここでも、麺と油の量を守ることが大切です。ビタミン豊富な野菜を加えて、歯ごたえよく。
むくみを取る効果のある、きゅうりを使ったサブおかずを添えて。

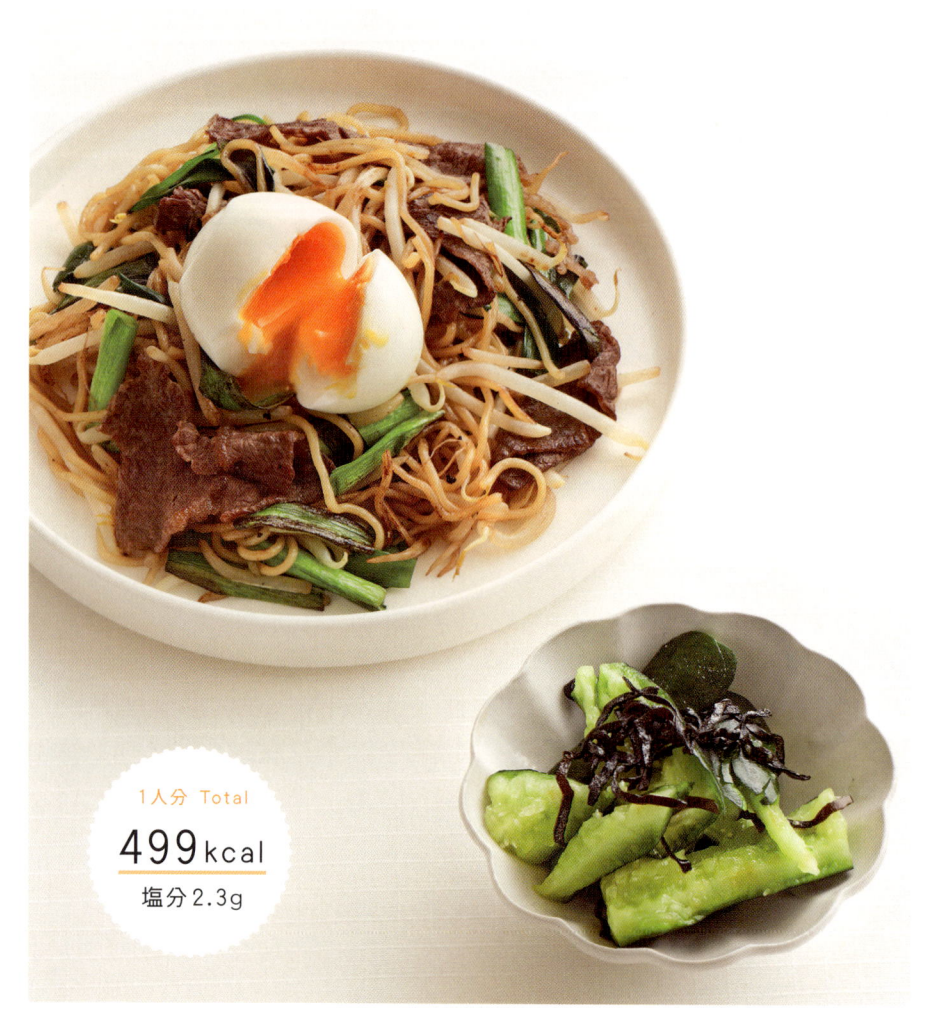

1人分 Total
499kcal
塩分2.3g

材料(1人分)と下ごしらえ

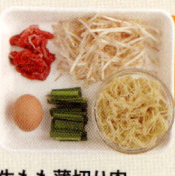

牛肉とにらの焼きそば
490kcal　塩分1.9g

材料	分量
牛もも薄切り肉	40g
4cm長さに切る。	
ゆで卵(半熟)	1個(50g)
もやし	100g
ざるに入れて水洗いをし、水けをきる。	
にら	1/5束(20g)
4cm長さに切る。	
中華蒸し麺(焼きそば用)	2/3玉(120g)
下味	
酒	小さじ1
塩	少々
サラダ油	大さじ1/2
調味用	
オイスターソース	大さじ1/2
酒	小さじ1
こしょう	少々

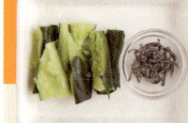

たたききゅうりの塩昆布あえ
9kcal　塩分0.4g

材料	分量
きゅうり	1/2本(50g)
すりこ木などでたたいてひびを入れ、4cm長さに切って裂く。	
塩昆布の細切り	2g

1 塩昆布あえを作る
ボウルにきゅうり、塩昆布を入れてあえる。

2 牛肉に下味をつける
牛肉に下味の材料をからめる。
↓
耐熱皿に麺を入れてふんわりとラップをかけ、電子レンジで1分ほど加熱する。ゆで卵は殻をむく。

3 焼きそばを作る
フライパンにサラダ油を中火で熱し、牛肉を入れて炒める。牛肉の色が変わったら、麺、もやし、にらの順に加えて炒め合わせる。
↓
にらが少ししんなりとしたら、調味用の材料を加えて炒め、器に盛って、ゆで卵をのせる。

🍱 お弁当にするときは
焼きそばは、にらをピーマン小1個(20g)に代えて。縦半分に切り、横に薄切りにして同様に作る。ゆで卵は傷まないように、かたゆで卵を必ず使い、半分に切って添える。塩昆布あえは、味が移らないようにケースに入れて。

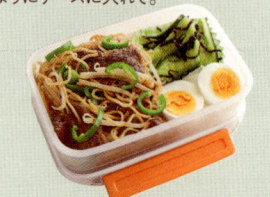

牛肉とピーマンの焼きそば弁当
499kcal　塩分2.3g

昼食 16 | ひき肉と野菜のそうめんチャンプルー献立

ストックできるそうめんを使って、手早く。

カレー粉仕立てのスパイシーなそうめんチャンプルー、すっきりとした酸味が魅力のスープを組み合わせて。淡色野菜、緑黄色野菜、きのこなどがまんべんなくゲットできます。さめてもおいしいから、お弁当にもおすすめ。

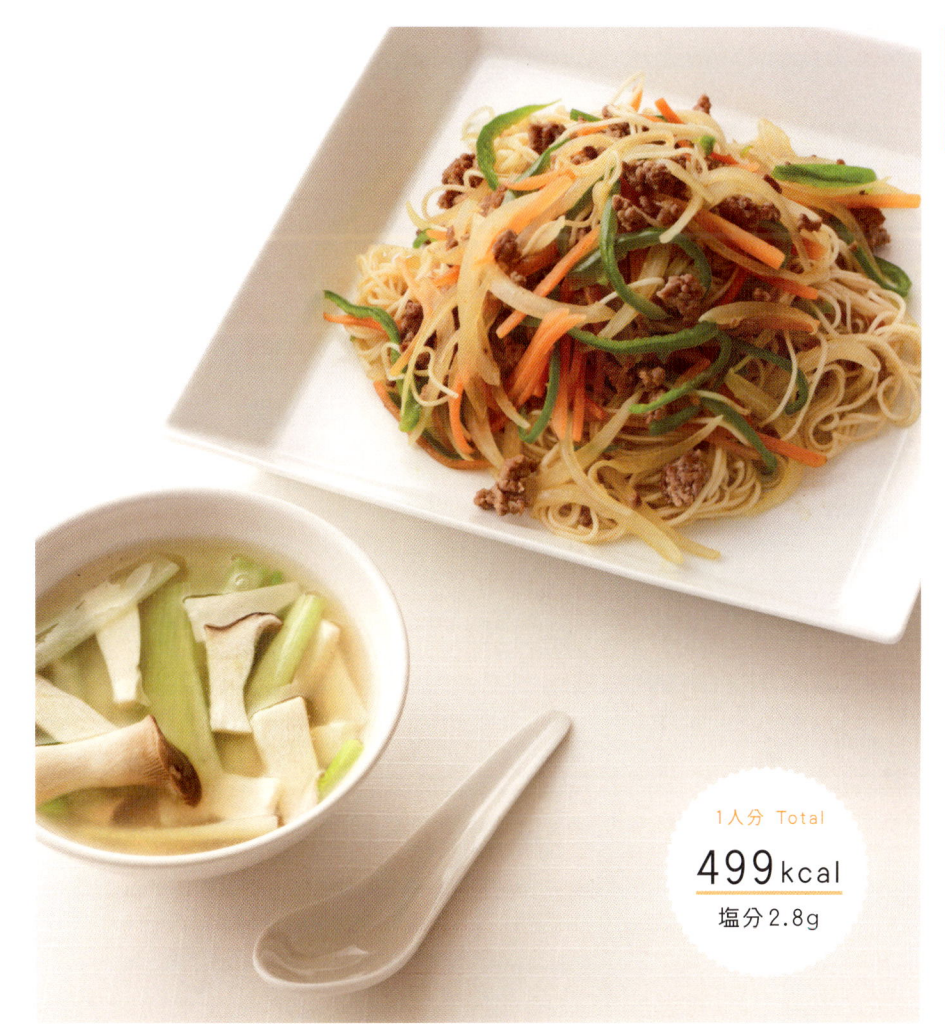

Part2 昼食 麺で

材料(1人分)と下ごしらえ

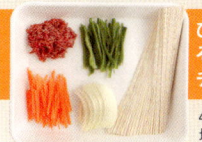

ひき肉と野菜のそうめんチャンプルー
464kcal 塩分1.5g

- 豚ひき肉(赤身) ……… 50g
- にんじん ……… 小1/3本(30g)
  皮をむき、3mm幅の輪切りにしてから細切りにする。
- ピーマン ……… 1個(30g)
  縦半分に切ってへたと種を取り除き、縦に3mm幅に切る。
- 玉ねぎ ……… 1/4個(50g)
  縦に3mm幅に切る。
- そうめん ……… 70g
- サラダ油 ……… 大さじ1/2
- 調味用A
  - カレー粉 ……… 小さじ1/2
  - 鶏ガラスープの素(顆粒) ……… 小さじ1/4
  - 酒 ……… 大さじ1/2
  - 塩、こしょう ……… 各少々

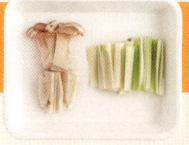

エリンギと長ねぎのスープ
35kcal 塩分1.3g

- エリンギ ……… 小1本(30g)
  長さを半分に切って縦半分に切り、さらに縦に3mm幅に切る。
- 長ねぎ ……… 1/3本(30g)
  4cm長さに切り、縦4等分に切る。
- スープ
  - 水 ……… 3/4カップ
  - 鶏ガラスープの素(顆粒) ……… 小さじ1/2
  - 酒 ……… 大さじ1/2
- 調味用B
  - しょうゆ、塩、こしょう 各少々
- 片栗粉 ……… 小さじ1/2
- 酢 ……… 大さじ1/2

1人分 Total
499kcal
塩分2.8g

🍱 お弁当にするときは

チャンプルーは同様に作る。スープはあえものに。耐熱皿にエリンギ、長ねぎを入れてラップをかけ、電子レンジで1分20秒ほど加熱。汁けをきり、梅肉(梅干しの果肉をたたいたもの)小さじ1/3であえる。

ひき肉と野菜のそうめんチャンプルー弁当
480kcal 塩分1.9g

1 そうめんをゆでる

鍋にたっぷりの湯を沸かし、そうめんを入れて1分ほどゆでる。
↓
ざるに上げて流水を当ててさます。さらに冷水につけてもみ洗いをし、ざるに上げて水けをしっかりと絞る。

2 スープを作る

鍋にスープの材料、エリンギを入れて煮立て、弱火にしてふたをして1分ほど煮る。
↓
長ねぎ、調味用Bの材料を加えて混ぜ、さっと煮る。片栗粉を水小さじ1で溶いて加え、大きく混ぜる。火を止めて酢を加える。

3 チャンプルーを作る

フライパンにサラダ油を中火で熱し、ひき肉を入れて炒める。にんじん、ピーマン、玉ねぎを加えて炒め合わせる。
↓
そうめんを加えてさっと炒め、調味用Aの材料を順に加えて手早く炒め合わせる。

昼食 17

大ぶりに切った具が、口あたりよし。

豚肉と野菜のほうとう風献立

具を油で炒めてから煮るので、コクも風味もたっぷり。
野菜は電子レンジでチンしておけば、味のなじみもいいし、スピーディーに仕上がります。
おつゆを半分ほど残すと減塩になり、ダイエット効果もアップ。

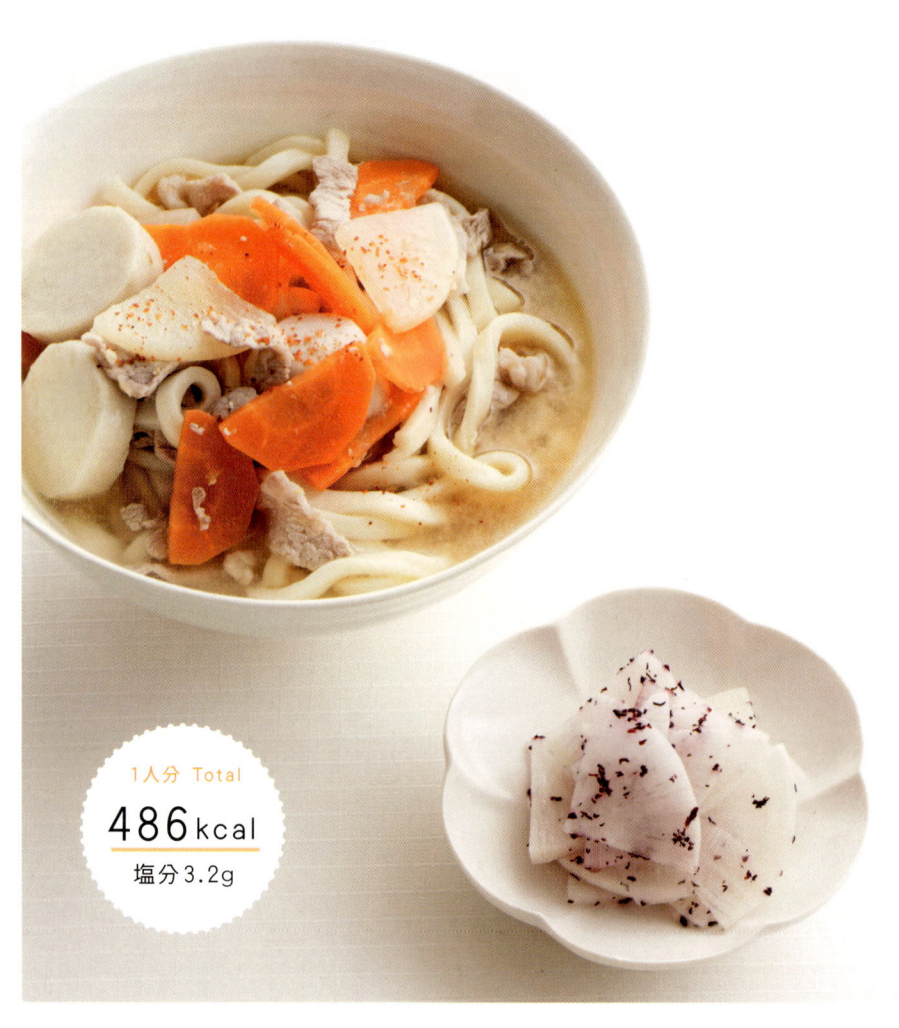

1人分 Total
486kcal
塩分3.2g

材料(1人分)と下ごしらえ

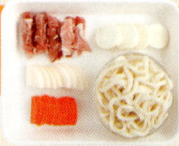

豚肉と野菜のほうとう風
476kcal 塩分2.9g

豚もも薄切り肉	60g

1cm幅に切る。

大根	50g

皮をむき、4mm幅のいちょう切りにする。

にんじん	小1/3本(30g)

皮をむき、2mm幅の半月切りにする。

里いも	50g

皮をむき、横に1cm幅に切る。

ゆでうどん	1玉(220g)

ざるに入れ、さっと水洗いをしてほぐし、水けをきる。

酒	大さじ1
サラダ油	小さじ1
だし汁	1と1/4カップ
みそ	大さじ1弱
一味唐辛子	少々

大根のゆかり粉あえ
10kcal 塩分0.3g

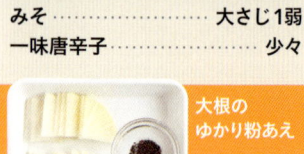

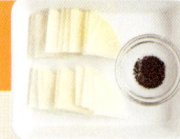

大根	50g

皮をむき、2mm幅のいちょう切りにする。

ゆかり粉	少々

1 ゆかり粉あえを作る

ボウルに大根、ゆかり粉を入れ、よくあえる。

2 ほうとう風の具を炒める

耐熱皿に大根、にんじん、里いもをのせ、ふんわりとラップをかけて電子レンジで2分30秒加熱。豚肉に酒をからめる。
↓
鍋にサラダ油を中火で熱し、豚肉を入れて炒める。豚肉の色が変わったら、加熱した野菜を加えてさっと炒め合わせる。

3 煮る

だし汁を加えて煮立て、弱火にしてアクをすくい、ふたをして1分ほど煮る。ふたを取って中火にし、うどんを加えて混ぜる。
↓
煮立ったら、みそを煮汁で溶いて加える。器に盛り、一味唐辛子をふる。

🍱 お弁当にするときは

ほうとう風は、焼きうどんに。大根、にんじんは細切りにし、耐熱皿にのせてラップをかけ、電子レンジで1分加熱。豚肉に酒小さじ1、塩少々をからめ、オリーブ油小さじ1で炒める。大根、にんじん、うどんを加えて炒め、みそ小さじ2、こしょう少々で調味。4cm長さに切った万能ねぎ2本分を混ぜる。里いもは耐熱皿にのせてラップをかけ、電子レンジで1分30秒ほど加熱し、半分に切って黒いりごま少々をふる。ゆかり粉あえは、削り節1gを敷いたケースに入れる。

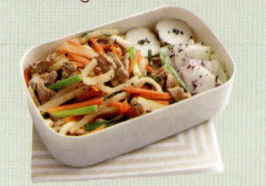

豚肉と野菜の焼きうどん風弁当
478kcal 塩分2.5g

昼食 18 | かにかま入りサラダそば献立

オリーブ油＋めんつゆで、じんわり、おいしく。

かに風味かまぼこ、いり卵、きゅうり、貝割れ菜を加えた、見た目にも大満足の一品。
それぞれの具の味わい、食感が楽しめます。
乾麺のおそばを使えば、量の調節もしやすく、ストックできて便利。ぜひ、お試しを。

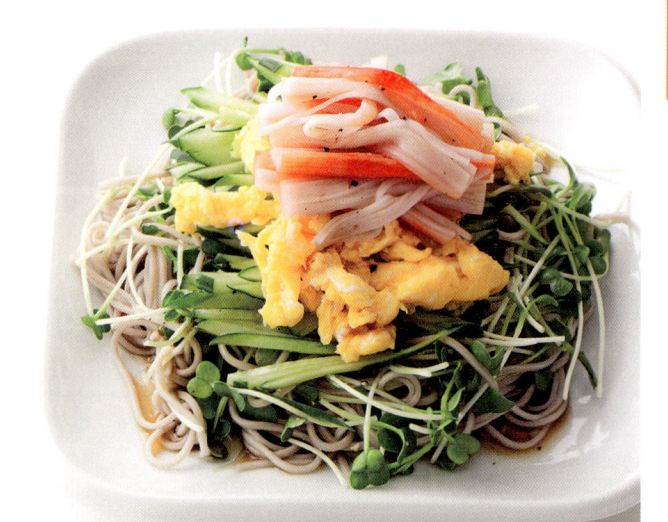

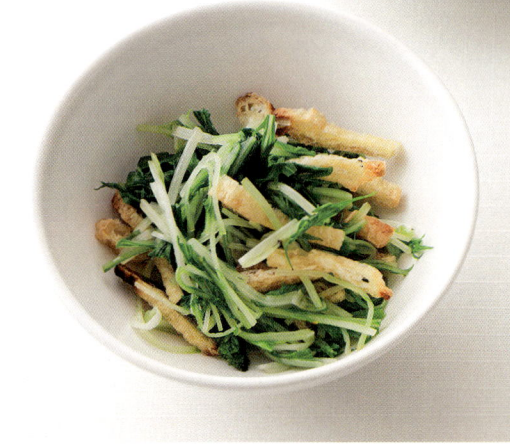

材料(1人分)と下ごしらえ

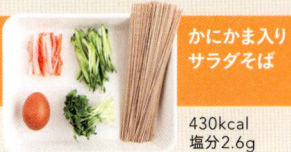

かにかま入りサラダそば　430kcal　塩分2.6g

- かに風味かまぼこ ……… 3本(30g)
  食べやすい大きさに裂く。
- 卵 ……………… 大1個(60g)
- きゅうり ……………… ½本(50g)
  3mm幅の斜め切りにしてから、細切りにする。
- 貝割れ菜 ……………… ½パック(25g)
  根元を切り落とす。
- そば(乾麺) ……………… 70g
- 調味用
  - 砂糖 ……………… 小さじ½
  - 塩 ……………… 少々
- つゆ
  - めんつゆ(市販品・3倍濃縮タイプ) ……………… 大さじ1
  - 水 ……………… 大さじ2
  - オリーブ油 ……………… 小さじ1
  - こしょう(あれば粗びき黒こしょう) ……………… 少々

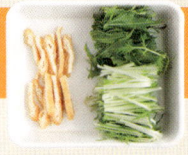

油揚げと水菜のポン酢あえ　50kcal　塩分0.5g

- 油揚げ ……………… ¼枚強(10g)
  縦半分に切り、5mm幅に切る。
- 水菜 ……………… 1株(30g)
  4cm長さに切る。
- ポン酢しょうゆ(市販品) … 小さじ1

1人分 Total　480kcal　塩分3.1g

お弁当にするときは

サラダそば、ポン酢あえはそれぞれ同様に作る。そば、貝割れ菜、きゅうりを混ぜて弁当箱に詰め、よくさましたいり卵、かに風味かまぼこをのせる。つゆは、別の容器に入れて。保冷剤を添えておくと安心。

かにかま入りサラダそば弁当　480kcal　塩分3.1g

1 いり卵を作り、油揚げを炒める

ボウルに卵を溶きほぐし、調味用の材料を加えて混ぜる。フライパンを中火で熱して卵液を一度に流し入れ、大きく混ぜながらいって取り出す。
↓
フライパンを弱火で熱し、油揚げを入れて炒める。表面がカリッとしたら、取り出す。

2 ポン酢あえを作る

耐熱皿に水菜をのせ、ふんわりとラップをかけて電子レンジで50秒ほど加熱する。ざるに上げてさまし、水けを絞る。
↓
ボウルに油揚げ、水菜を入れ、ポン酢しょうゆを加えてあえる。

3 サラダそばを作る

鍋にたっぷりの湯を沸かし、そばを入れて袋に表示された時間どおりにゆでる。ざるに上げて流水で洗い、水けをきる。
↓
ボウルにつゆの材料を入れて混ぜる。器にそば、貝割れ菜、きゅうり、いり卵、かに風味かまぼこを盛り、つゆをかける。

🍴 あまった分は、これを食べても

野菜とフルーツで
80kcal以下のお楽しみおやつ

甘いものをがまんしてストレスをためるよりも、適量をゆっくり、おいしく食べるほうが、心にも体にもいいものです。ここでは、野菜やフルーツを使って、ビタミンやミネラルをとることもできる、おすすめのメニューをご紹介します。

あまった分は 21 | かぼちゃの素朴な甘さを生かして、砂糖はほどほどに。電子レンジで簡単に作れます。
かぼちゃの茶巾

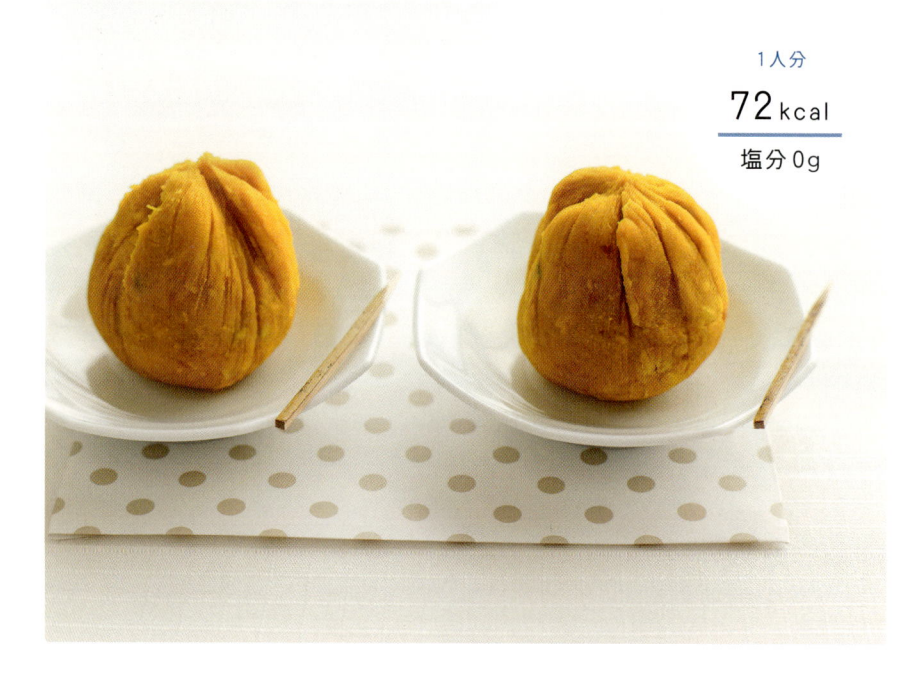

1人分
72 kcal
塩分 0g

材料(2人分)
かぼちゃ ……………… 120g
砂糖 ………………… 大さじ1

1. かぼちゃはわたと種をスプーンで取り除き、皮をむく。耐熱皿にかぼちゃをのせ、ふんわりとラップをかけて電子レンジで2分30秒ほど加熱する。

2. かぼちゃがやわらかくなったら、フォークの背などで細かくつぶし、砂糖を加えて混ぜる(水分が足りない場合は、湯少々を加えて混ぜる)。

3. ラップに2の1/2量をのせて包み、ギュッとねじって茶巾に絞る。残りも同様にする。

memo

かぼちゃは、栄養満点の野菜

かぼちゃはβ-カロテン、ビタミンC、E、食物繊維などが豊富な優秀野菜です。かぼちゃに含まれるビタミンCはでんぷんに包まれているので、加熱しても壊れにくいのが特徴。免疫力アップ、肌や粘膜の強化、目の疲れを取るなどの働きもあります。

1人分
76 kcal
塩分 0g

あまった分は **22**

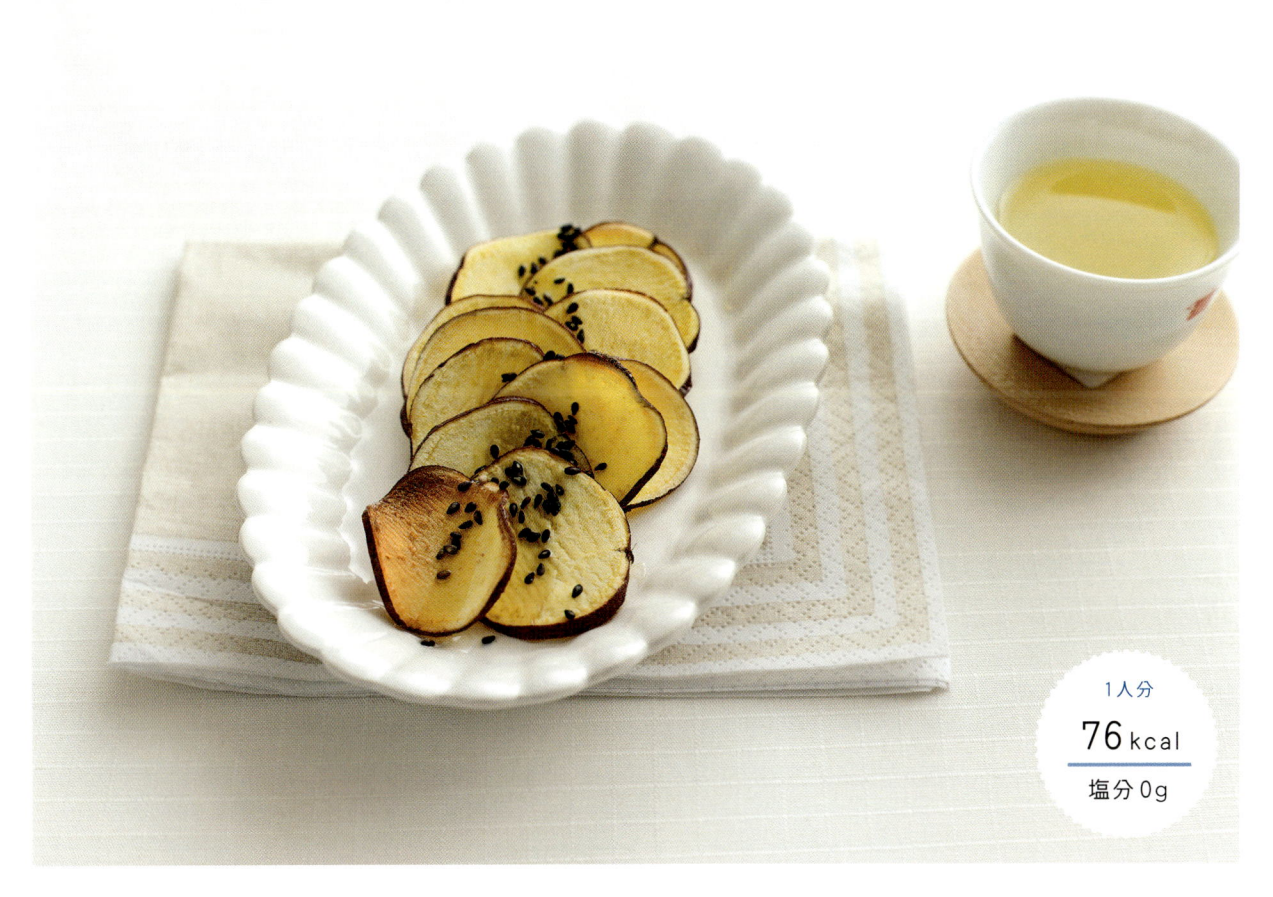

薄く切って、はちみつをかけて、オーブントースターで焼くだけ。
黒ごまの香りもマッチ。

さつまいものはちみつ焼き

材料(1人分)
さつまいも ……………… 40g
黒いりごま ……………… 少々
はちみつ ……………… 小さじ1

1. さつまいもは皮をつけたまま、2mm幅の輪切りにする。かぶるくらいの水に3分ほどさらし、水けを拭く。

2. オーブントースターの天板にアルミホイルを敷き、さつまいもを並べてはちみつをかける。温めたオーブントースターに入れ、5分ほど焼く。

3. さつまいもがしんなりとしたら器に盛り、アルミホイルに残ったはちみつをかけてごまをふる。

memo

さつまいもは、さまざまな栄養素を含みます

ビタミンCを豊富に含み、いも類の中ではトップクラス。美肌作りに欠かせない野菜です。さつまいももかぼちゃと同様、加熱してもビタミンCが壊れにくいのが特徴。また、β-カロテン、ビタミンB₁、B₂、Eのほか、体内の掃除をしてくれる食物繊維も豊富です。塩分を排出するカリウムも多いので、むくみ防止にも。

1人分
60 kcal
塩分 0g

あまった分は **23** はちみつ、しょうがのすりおろしを加えて、ヘルシーなおいしさに。
アイスクリーム代わりにどうぞ。
オレンジシャーベット

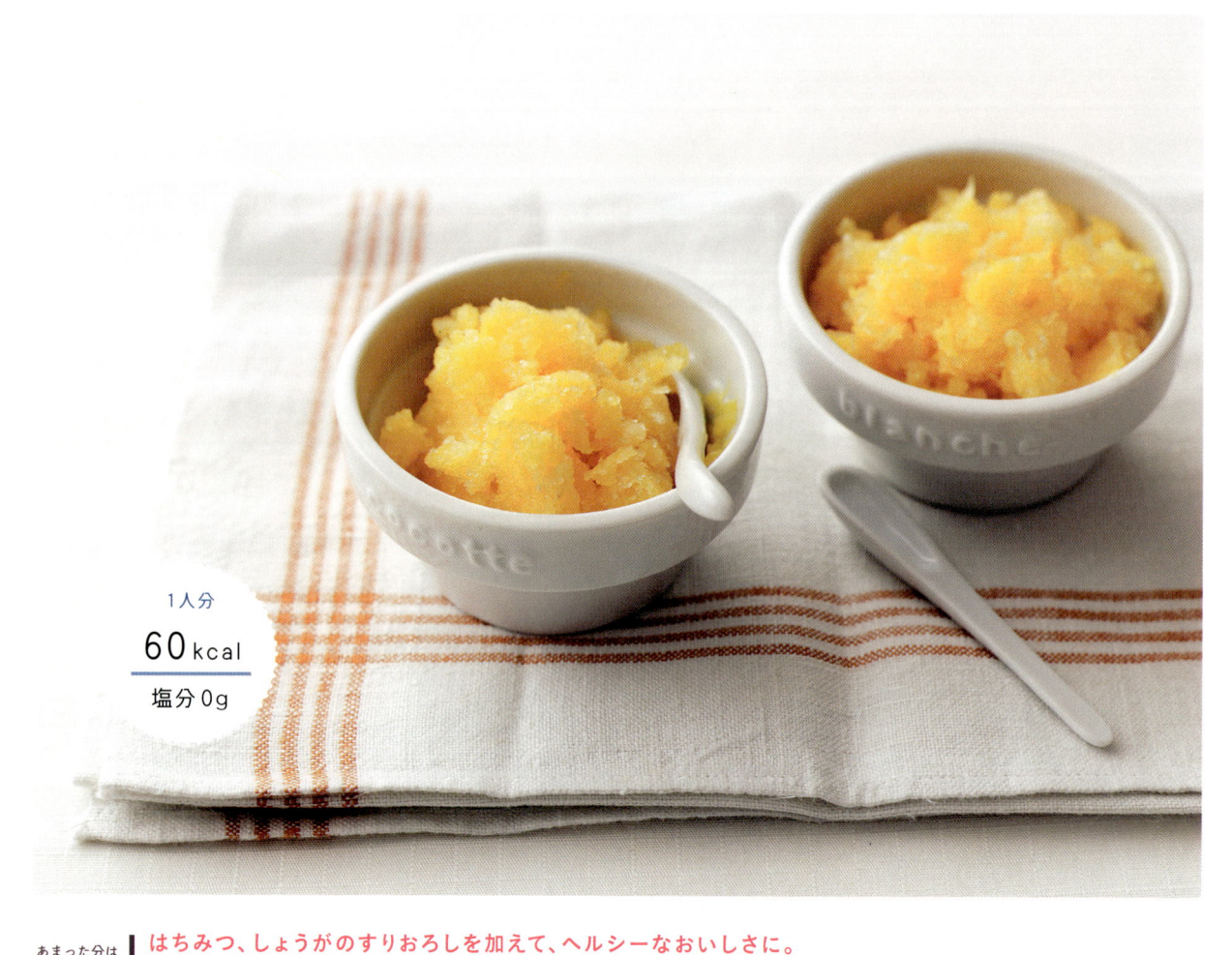

材料(2人分)
オレンジ............大1個(200g)
しょうがのすりおろし...小さじ½
はちみつ...............小さじ2

1 オレンジは薄皮ごと皮をむき、縦4等分に切る。真ん中の白い筋を取り除き、1cm幅に切る。ラップを敷いた金属製(またはホーロー製)の密閉容器に入れ、冷凍庫に2時間ほど入れる。

2 フードプロセッサーにオレンジ、しょうが、はちみつを入れ、かくはんする。再び密閉容器に入れ、冷凍庫に1時間ほど入れて冷やし固める。

memo

オレンジは、ダイエットにぴったりのフルーツ

オレンジは、美肌や風邪予防に効果のあるビタミンCのほか、糖質や脂質の代謝をアップするビタミンB_1、B_2が豊富。ダイエットに最適のフルーツです。また、ビタミンの一種、ナイアシンも豊富。これは、二日酔いなどの原因になる、アセトアルデヒドを分解する働きも。

1人分
62 kcal
塩分 0g

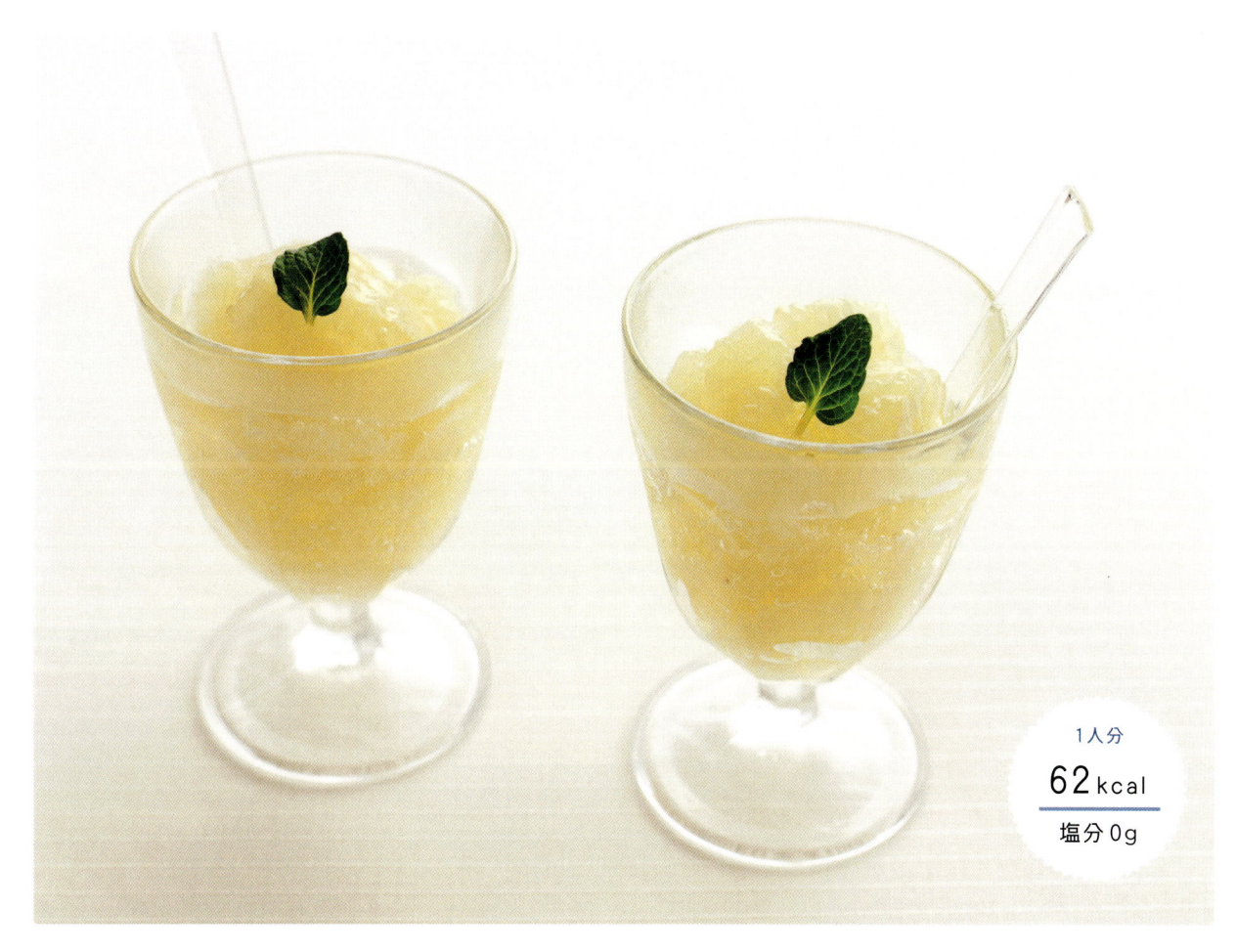

あまった分は
24

0kcalの炭酸水を使って、楽しい口当たりに。
白ワイン、ミントの香りがすがすがしい。

グレープフルーツゼリー

材料(3人分)

- グレープフルーツ……大1個(250g)
- 炭酸水(無糖のもの)……1カップ
- 砂糖……大さじ1と½
- 白ワイン……大さじ2
- 粉ゼラチン……5g
- ミント(あれば)……少々

1 グレープフルーツは皮と薄皮をむいて果肉を取り出し、砂糖をからめる。炭酸水は開栓せずに室温に10分ほどおく。

2 大きめの耐熱のボウルに白ワインを入れ、粉ゼラチンをふり入れて混ぜ、5分ほどおいてふやかす。ラップをかけずに電子レンジで30秒ほど加熱し、混ぜて溶かす。

3 2のボウルにグレープフルーツ、炭酸水を加えてゆっくりと混ぜ、表面をぴっちりとラップで覆う。さらにラップをかけ、冷蔵庫に1時間ほど入れて冷やし固める。器に盛り、ミントを添える。

memo

グレープフルーツは、低エネルギーフルーツの代表選手

グレープフルーツはビタミンCのほか、この吸収をアップするビタミンP、クエン酸を多く含むのが特徴です。しかも生で食べるので、ビタミンCをムダなくとることができます。グレープフルーツは1個を食べても、約80kcal。食べごたえがあることはもちろん、1日に必要なビタミンCの⅔量以上をとることができます。

Column Otanoshimi Oyatsu

1人分
55kcal
塩分 0g

あまった分は
25 いちごのシロップ煮

いちご＋砂糖を電子レンジで加熱するだけ。
やさしい甘みが広がります。

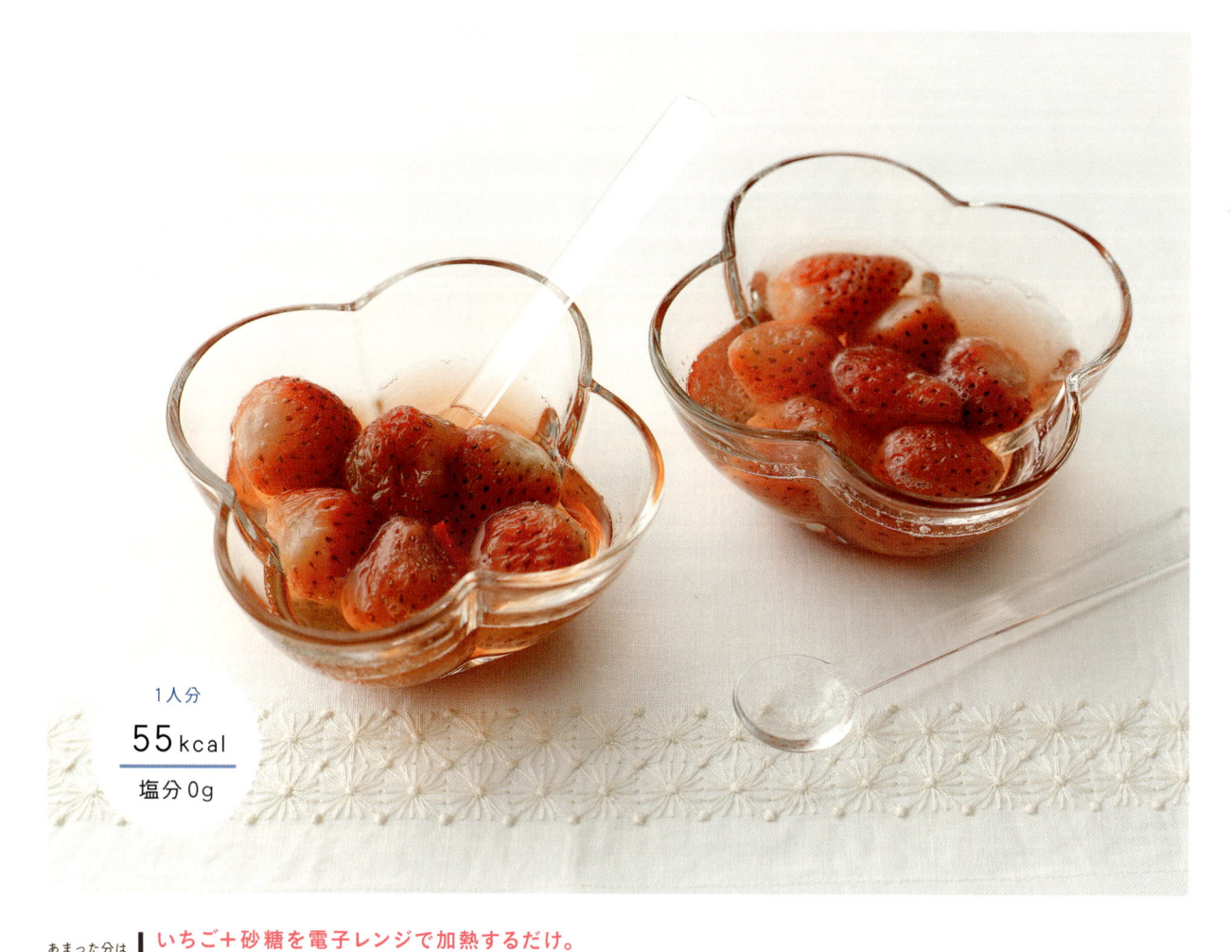

材料(2人分)
いちご(小粒のもの) ……… **120g**
砂糖 ……………………… **大さじ2**

1. いちごはへたを取り除く。

2. 耐熱のボウルにいちご、砂糖、水大さじ2を入れて混ぜ、ラップをかけずに電子レンジで2分ほど加熱する。もう一度混ぜてさまし、ラップをかけて冷蔵庫で30分ほど冷やす。

memo

いちご、りんご、キウイの栄養素

いちごはビタミンCを豊富に含み、1日に150gを食べれば必要量がほぼゲットできます。ただし水溶性のビタミンなので、水につけっぱなしにしておかないこと。また、りんごには水溶性の食物繊維のペクチン、塩分を排出するカリウムが豊富です。キウイはビタミンCのほか、ペクチン、カリウムも豊富。いちご、りんご、キウイとも便秘やむくみ予防に最適なフルーツです。

あまった分は

26 りんごのバターソテー

バターで焼いて、リッチな味わいに。
豊かな香りのシナモンで、満足度アップ。

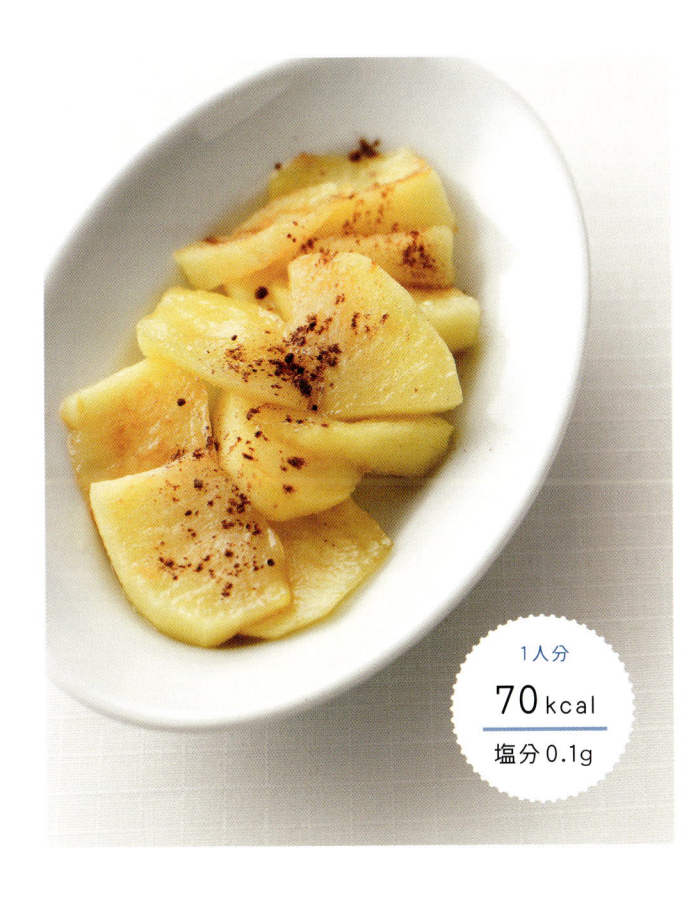

材料(1人分)

りんご……………小½個(80g)
バター………………小さじ½
砂糖…………………小さじ1
シナモンパウダー…………少々

1人分
70kcal
塩分 0.1g

1. りんごは縦半分に切って皮をむき、芯を取り除いて5mm幅に切る。
2. フライパンにバターを中火で溶かし、りんごを並べる。弱火にしてふたをし、ときどき上下を返しながら、5分ほど蒸し焼きにする。ふたを取って弱めの中火にし、砂糖を加えて手早くからめる。器に盛り、シナモンパウダーをふる。

あまった分は

27 キウイのカッテージチーズかけ

カッテージチーズを加えて、さらに栄養価をアップ。
ほかのチーズに比べると、かなり低脂肪。

材料(1人分)

キウイ………………⅔個(60g)
カッテージチーズ…………20g
はちみつ……………小さじ1

1. キウイは皮をむき、8mm幅のいちょう切りにする。
2. 器にキウイを盛り、カッテージチーズをのせてはちみつをかける。

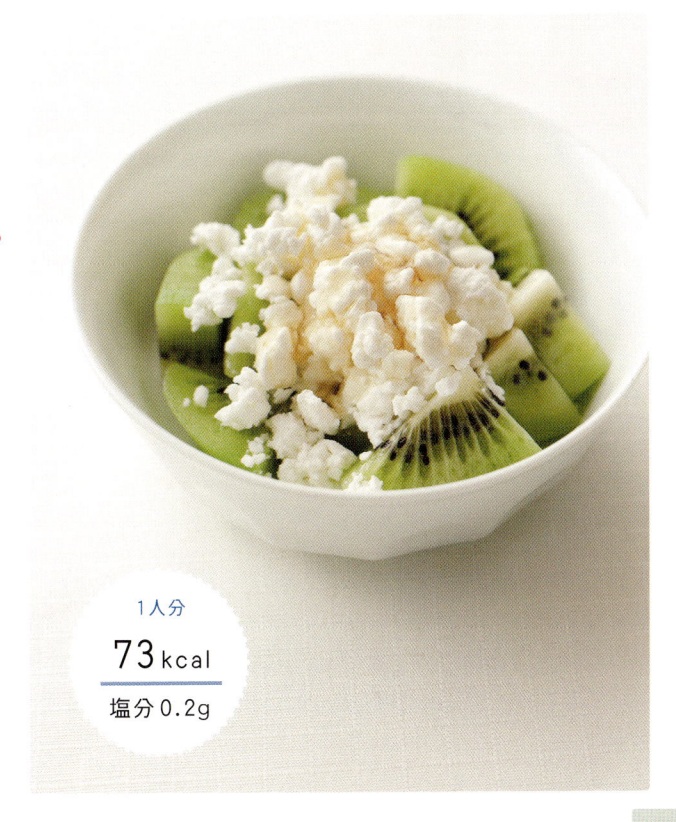

1人分
73kcal
塩分 0.2g

119

Part3

必ず食べたり、飲んだりする習慣をつけて。
400kcal以下の朝食

朝食を抜くと空腹になり過ぎて、昼食にドカ食いしがち。
しかも、その食べたものを体は栄養としてため込もうとし、
肥満の原因を引き起こします。
また食事の時間がずれると、夕食のあと夜食をとってしまいがち。
忙しくても、時間がなくても、手作りのものを必ず口にするようにしましょう。
ここでは、しっかり食べたい人、ササッと食べたい人、
とにかく時間がない人の3パターン向けのメニューを紹介しました。
なるべく献立メニューを食べるように心がけ、
仕方のないときだけドリンクを飲むようにしましょう。

しっかり食べたい人の おすすめ献立

写真は、目玉焼きのせ丼と梅肉ととろろ昆布のおすまし。このように、ご飯や雑炊、パンなどをメインにした献立が登場します。身近な素材で作れて、おなかも大満足の仕上がりです。

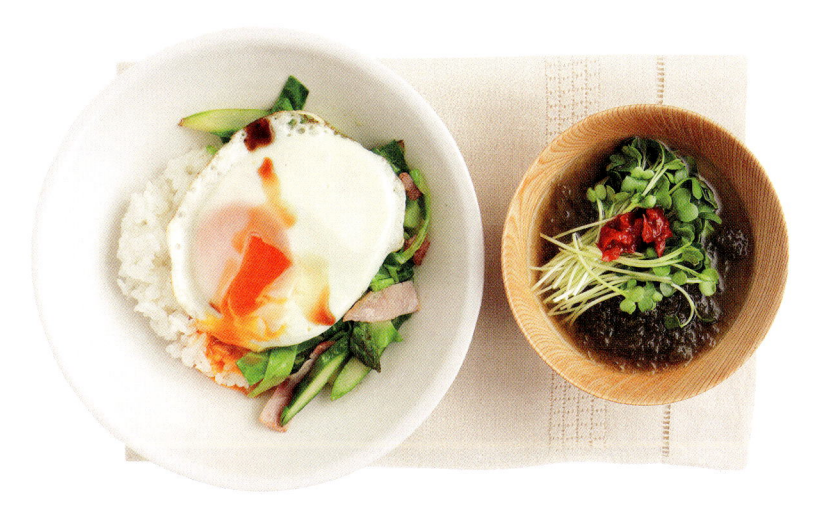

たとえば、目玉焼きのせ丼献立

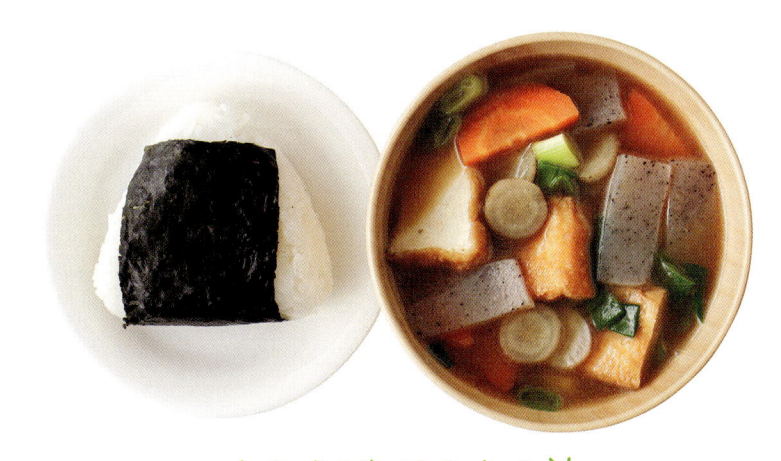

ササッと食べたい人の 具だくさん汁もの

このように具だくさんの汁ものがずらり、勢ぞろい。時間があるときに一度に2回分を作っておいて、朝は温め直すだけでOK。おにぎりや、ご飯を茶碗1杯分を添えれば、栄養バランスも抜群に。

たとえば、けんちん汁

とにかく時間がない人の ヘルシードリンク

5分で作れるヘルシードリンクを集めました。トマトジュースやバナナ、牛乳、しょうがなど、体にもおいしい素材をフル活用。時間がなくても、何かを口に入れる習慣を身につけましょう。

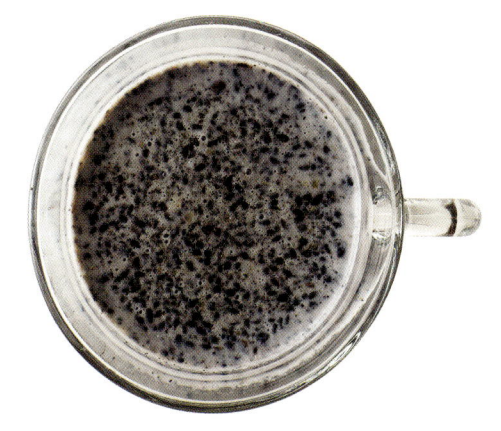

たとえば、黒ごま＋豆乳ドリンク

しっかり食べたい人の おすすめ献立

「ゆったり、しっかり朝食をとって1日をスタートさせたい」という人に
おすすめのメニューを取りそろえました。
どれも、栄養バランス抜群、ボリューム満点。
簡単に作れるものばかりなので、ぜひお試しを。

朝食 01 | 納豆おろし献立

スタンダードな和食献立なら、これ。

メインの納豆おろしに、具だくさんのみそ汁、白いご飯の組み合わせ。
みそ汁はじゃこでうまみを出すので、だしいらず。
みそ汁を作っている間に、納豆おろしをササッと準備すればOK。

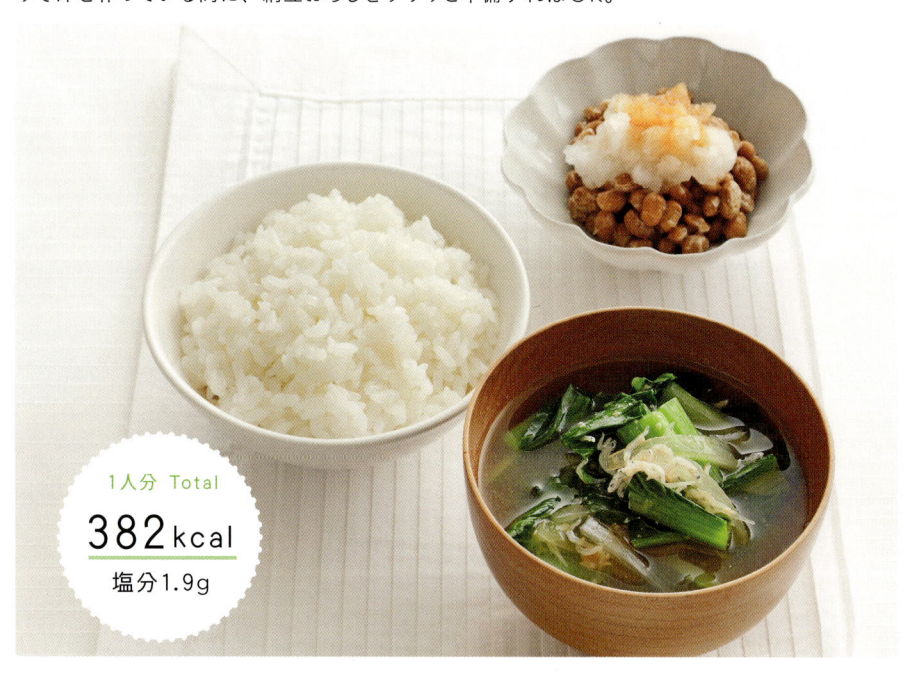

1人分 Total 382kcal 塩分1.9g

材料(1人分)と下ごしらえ

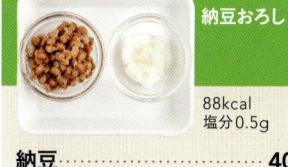

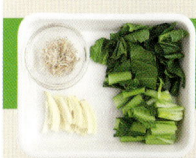

納豆おろし 88kcal 塩分0.5g
- 納豆 … 40g よくかき混ぜる。
- 大根 … 40g 皮をむいてすりおろし、汁けをきる。
- ポン酢しょうゆ(市販品) … 小さじ1

じゃこと小松菜のみそ汁 42kcal 塩分1.4g
- ちりめんじゃこ … 大さじ1
- 玉ねぎ … 小1/8個(20g) 長さを半分に切り、縦に5mm幅に切る。
- 小松菜 … 50g 根元は4つ割にし、3cm長さに切る。
- みそ … 大さじ1/2

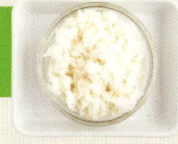

ご飯 252kcal 塩分0g
- 温かいご飯 … 150g

1 納豆おろしを作る
器に納豆を入れ、大根おろしをのせてポン酢しょうゆをかける。

2 ちりめんじゃこ、玉ねぎを煮る
鍋に水1カップ、ちりめんじゃこ、玉ねぎを入れ、中火にかける。煮立ったら弱火にし、ふたをして3分ほど煮る。

3 小松菜を煮てみそを加える
ふたを取って中火にし、小松菜の根元、葉の順に加える。煮立ったら、1分ほど煮る。みそを煮汁で溶いて加え、器に盛る。茶碗にご飯を盛る。

材料(1人分)と下ごしらえ

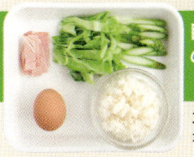

目玉焼きのせ丼
379kcal
塩分1.2g

- ロースハム……1枚(15g)
  半分に切り、1cm幅に切る。
- 卵……1個(50g)
- キャベツ……小1枚(30g)
  6cm長さに切り、1cm幅に切る。
- グリーンアスパラガス……2本(40g)
  根元を切り落とし、根元から1/3のところまで皮をむいて5mm幅の斜め切りにする。
- 温かいご飯……120g
- サラダ油……大さじ1/2
- 塩、こしょう……各少々
- しょうゆ……少々

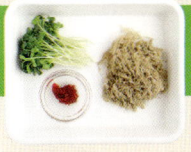

梅肉ととろろ昆布のおすまし
10kcal
塩分1.1g

- 貝割れ菜……1/5パック(10g)
  根元を切り落とす。
- 梅肉(梅干しの果肉を包丁でたたいたもの)……小さじ1/2
- とろろ昆布……5g
  粗くほぐす。
- しょうゆ……少々

朝食 **02** 具だくさんのどんぶり＋クイック汁もので。

目玉焼きのせ丼献立

どんぶりにご飯を盛って、炒めもの→目玉焼きの順にのっけて。
炒めものにはたっぷり野菜を加えて、ビタミン豊富な一品に。
汁ものは器に具を入れ、湯を注げば完成です。これなら、10分もあれば仕上がります。

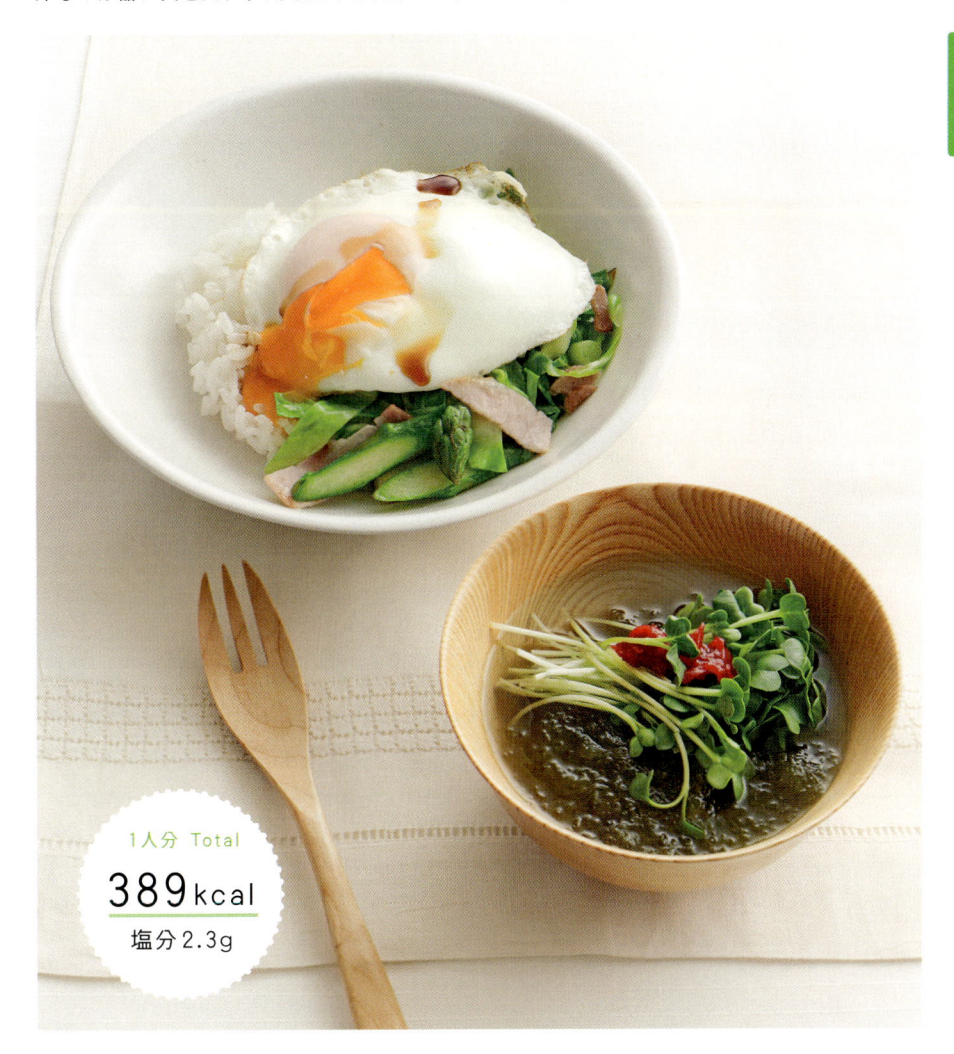

Part3 朝食 おすすめ献立 01 **02**

1人分 Total
389kcal
塩分2.3g

1 炒める
器にご飯を盛っておく。フライパンにサラダ油を中火で熱し、ハム、アスパラガス、キャベツを入れて炒める。
↓
アスパラガスがしんなりとしたら、塩、こしょうを加えて手早く炒め合わせ、ご飯にのせる。

2 目玉焼きを作る
卵は小さめのボウルに割り落とす。フライパンを中火で熱し、卵を入れて弱火にし、ふたをして3分ほど焼く。
↓
卵が好みのかたさになったら、1の器にのせてしょうゆをかける。

3 おすましを作る
器にとろろ昆布、しょうゆを入れる。熱湯適量を注ぎ、貝割れ菜、梅肉をのせる。

朝食 03 | 雑炊にすれば、ご飯控えめでも大充実。
ちくわと野菜のみそ雑炊献立

ご飯に、煮汁と具のおいしさがじんわり。
ふっくらとご飯が煮えるから、ボリュームもアップしてたっぷりと食べられます。箸休めには、歯ごたえもおいしいあえものを添えて。マヨネーズ風味なので、コクも風味もひとしおです。

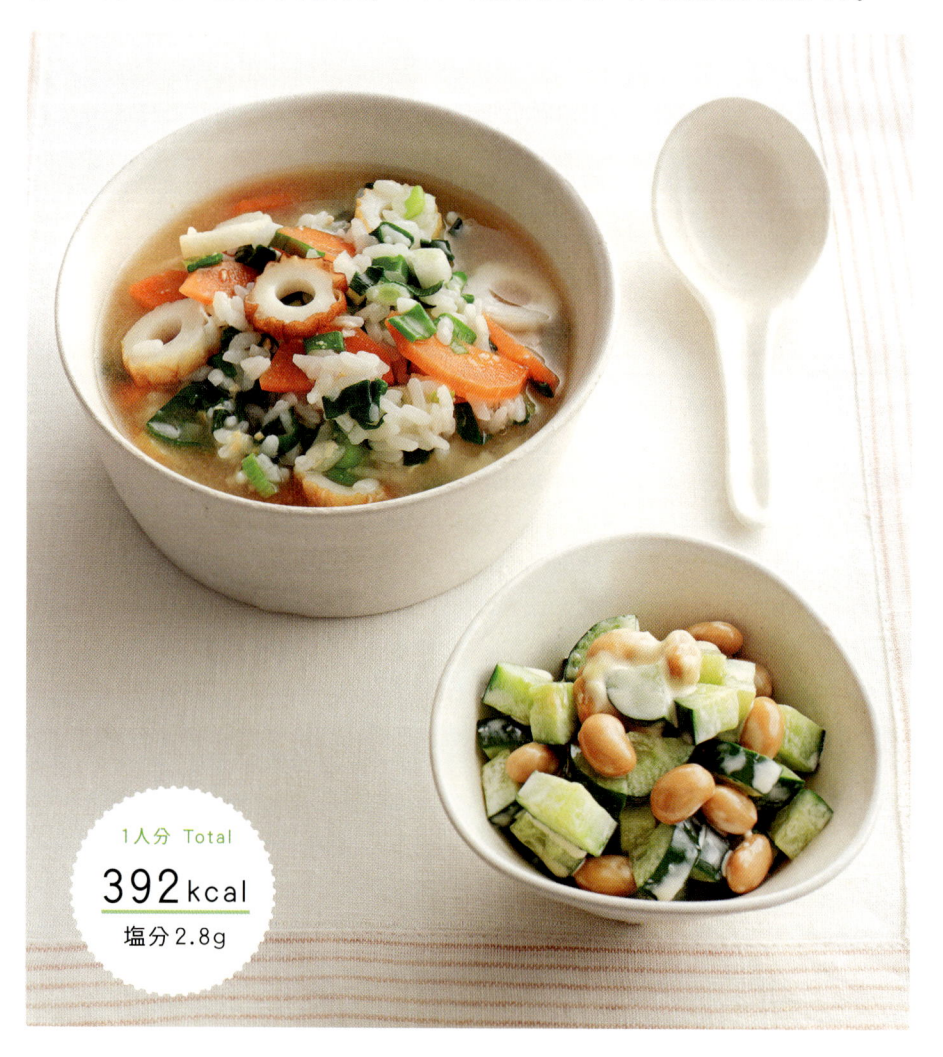

材料(1人分)と下ごしらえ

ちくわと野菜のみそ雑炊 272kcal 塩分2.1g

- ちくわ ……… 小1本(30g)
  5mm幅に切る。
- にんじん ……… 小1/3本(30g)
  皮をむき、3mm幅の半月切りにする。
- わけぎ ……… 2本(50g)
  8mm幅に切る。
- 温かいご飯 ……… 100g
- サラダ油 ……… 小さじ1/2
- だし汁 ……… 1カップ
- みそ ……… 大さじ1/2強

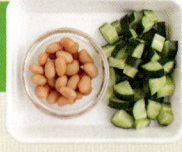

大豆ときゅうりのマヨポン酢あえ 120kcal 塩分0.7g

- 蒸し大豆(ドライパック) ……… 30g
- きゅうり ……… 1/2本(50g)
  縦4等分に切り、8mm幅に切る。
- 調味用
  - マヨネーズ ……… 小さじ2
  - ポン酢しょうゆ(市販品) ……… 小さじ1

1人分 Total 392kcal 塩分2.8g

1 ポン酢あえを作る
ボウルに調味用の材料を入れて混ぜ、大豆、きゅうりを加えてあえる。

2 煮る
鍋にサラダ油を中火で熱し、にんじんを入れてさっと炒め、だし汁を加える。煮立ったら弱火にし、ふたをして2分ほど煮る。
↓
ふたを取り、わけぎ、ちくわを加えて混ぜ、1分ほど煮る。

3 ご飯を加える
わけぎがしんなりとしたら、みそを煮汁で溶いて加え、ご飯を加えて混ぜる。煮立ったら、器に盛る。

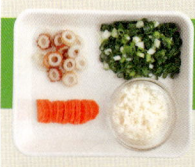

朝食 04 | ゆで卵とハムのオープンサンド献立

献立にスープがあれば、おなかいっぱい。

朝食でおなじみのゆで卵、ハム、きゅうりを使って、おしゃれなトーストに。
腹もちとおいしさをアップさせるために、適量のマヨネーズを使って。
また、スープを添えて体の中から温まると、新陳代謝もスムーズになります。

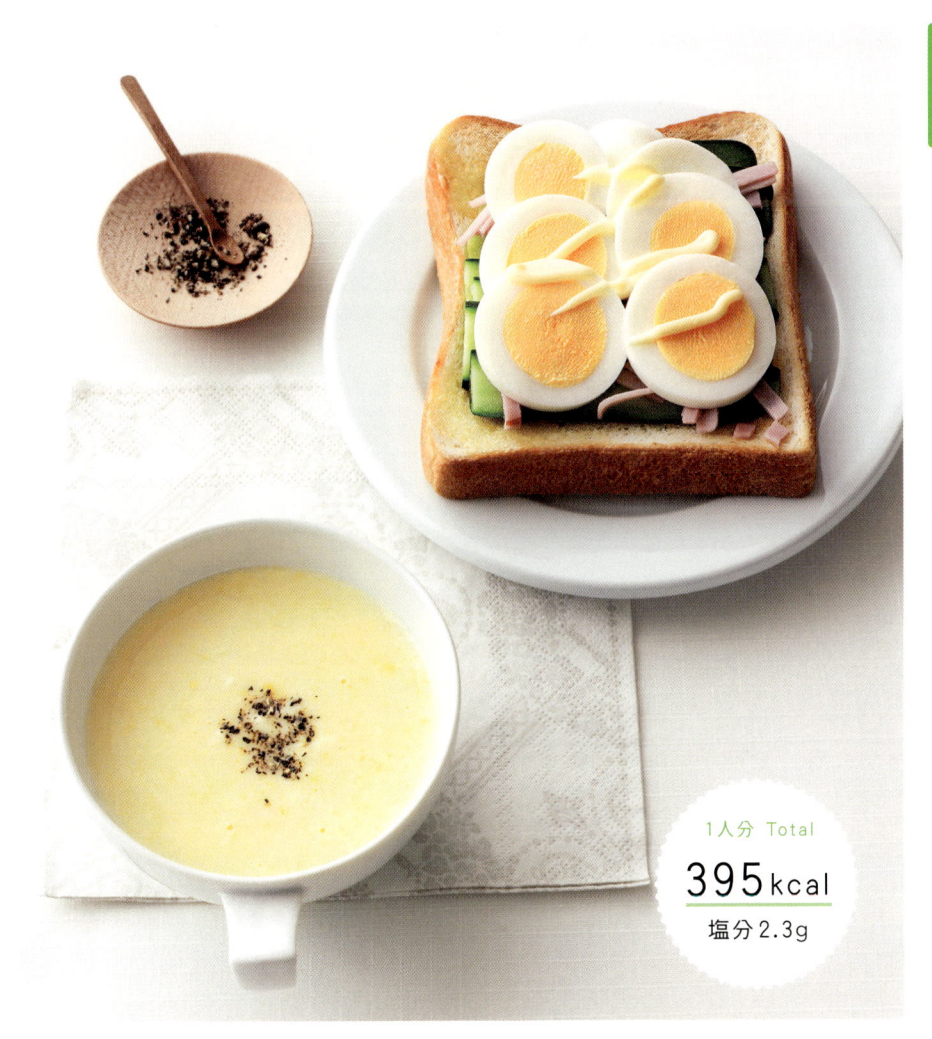

材料(1人分)と下ごしらえ

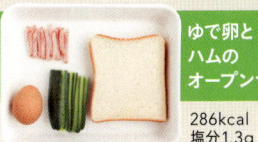

ゆで卵とハムのオープンサンド 286kcal 塩分1.3g

材料	分量
ボンレスハム	1枚(10g)
	半分に切り、5mm幅に切る。
ゆで卵	1個(50g)
きゅうり	1/2本(50g)
	縦に2mm幅に切る。
食パン(6枚切り)	1枚
マヨネーズ	小さじ1強

コーンスープ 109kcal 塩分1.0g

クリームコーン缶詰	40g
牛乳	1/2カップ
鶏ガラスープの素(顆粒)	小さじ1/4
片栗粉	小さじ1/4
塩	少々
こしょう(あれば粗びき黒こしょう)	適量

1人分 Total 395kcal 塩分2.3g

1 食パンを焼く

温めたオーブントースターに食パンを入れ、2分ほど焼く。

↓

ゆで卵は殻をむき、5mm幅に切る。

2 スープを作る

鍋にクリームコーン、牛乳、鶏ガラスープの素、片栗粉、水大さじ2を入れ、よく混ぜながら中火にかける。

↓

煮立ったら、塩を加えて混ぜ、味をととのえる。器に盛り、こしょうをふる。

3 オープンサンドを作る

食パンの片面にマヨネーズ小さじ1弱を塗り、きゅうり、ハム、ゆで卵をのせて残りのマヨネーズを細くかける。

Part3 朝食 おすすめ献立 03 04

朝食 05 | シャキシャキ野菜のシンプルサラダを添えて。
ソーセージと野菜のピザトースト献立

ダイエット献立に仕上げるコツは、パン、ソーセージ、チーズの量をきちんと守ること。
これらを適量とって、野菜を多めに食べれば、ヘルシー、安心、低エネルギーに仕上がります。
サラダはキャベツの代わりに、レタスや水菜でも。

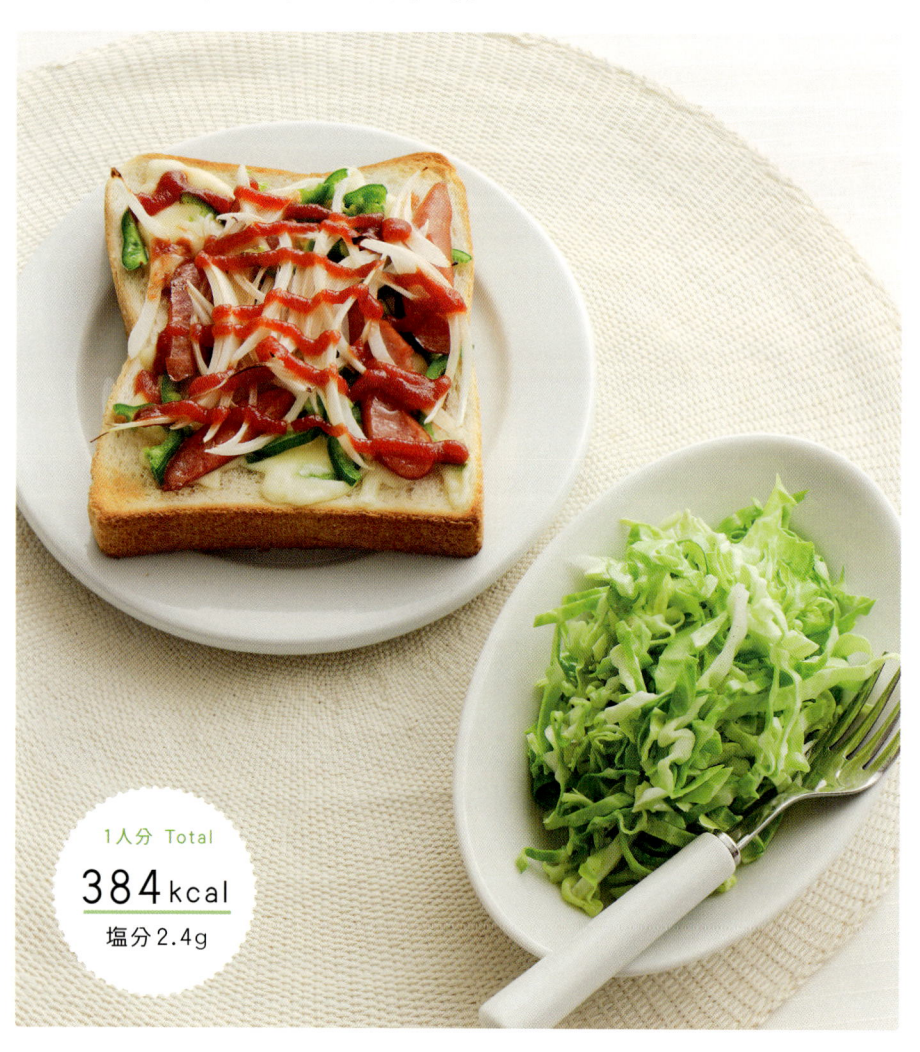

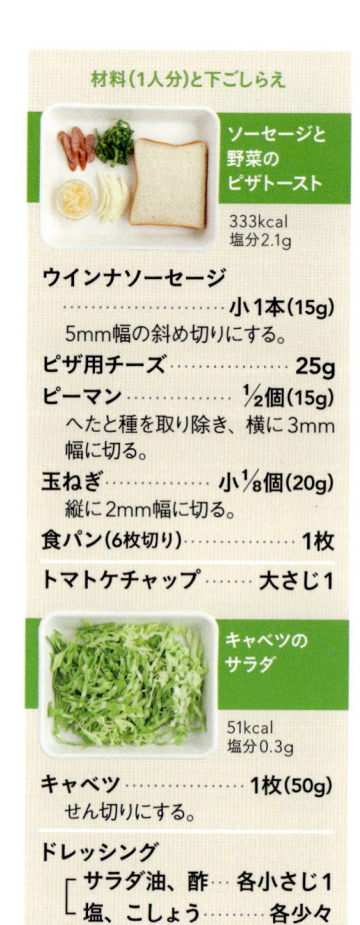

材料(1人分)と下ごしらえ

ソーセージと野菜のピザトースト 333kcal 塩分2.1g

- ウインナソーセージ……小1本(15g)
  5mm幅の斜め切りにする。
- ピザ用チーズ……25g
- ピーマン……1/2個(15g)
  へたと種を取り除き、横に3mm幅に切る。
- 玉ねぎ……小1/8個(20g)
  縦に2mm幅に切る。
- 食パン(6枚切り)……1枚
- トマトケチャップ……大さじ1

キャベツのサラダ 51kcal 塩分0.3g

- キャベツ……1枚(50g)
  せん切りにする。
- ドレッシング
  [サラダ油、酢…各小さじ1
    塩、こしょう……各少々]

1人分 Total 384kcal 塩分2.4g

1 サラダを作る
ボウルにキャベツを入れ、ドレッシングの材料を加えてよくあえる。

2 食パンに具をのせる
食パンにソーセージ、ピーマンをのせる。ピザ用チーズを散らし、玉ねぎをのせる。

3 焼く
温めたオーブントースターに入れて5分ほど焼き、トマトケチャップをかける。

朝食 06 | シリアルのフルーツのせ献立

ほどよい酸味のヨーグルトといっしょに。

食物繊維が豊富なシリアルの上には、カルシウム満点のヨーグルト、ビタミンC豊かなフルーツがいっぱい。甘いもの好きにはぴったりの、スイーツ感覚の一品です。オリーブ油で炒めたソテーも添えて、さらにボリュームアップ。

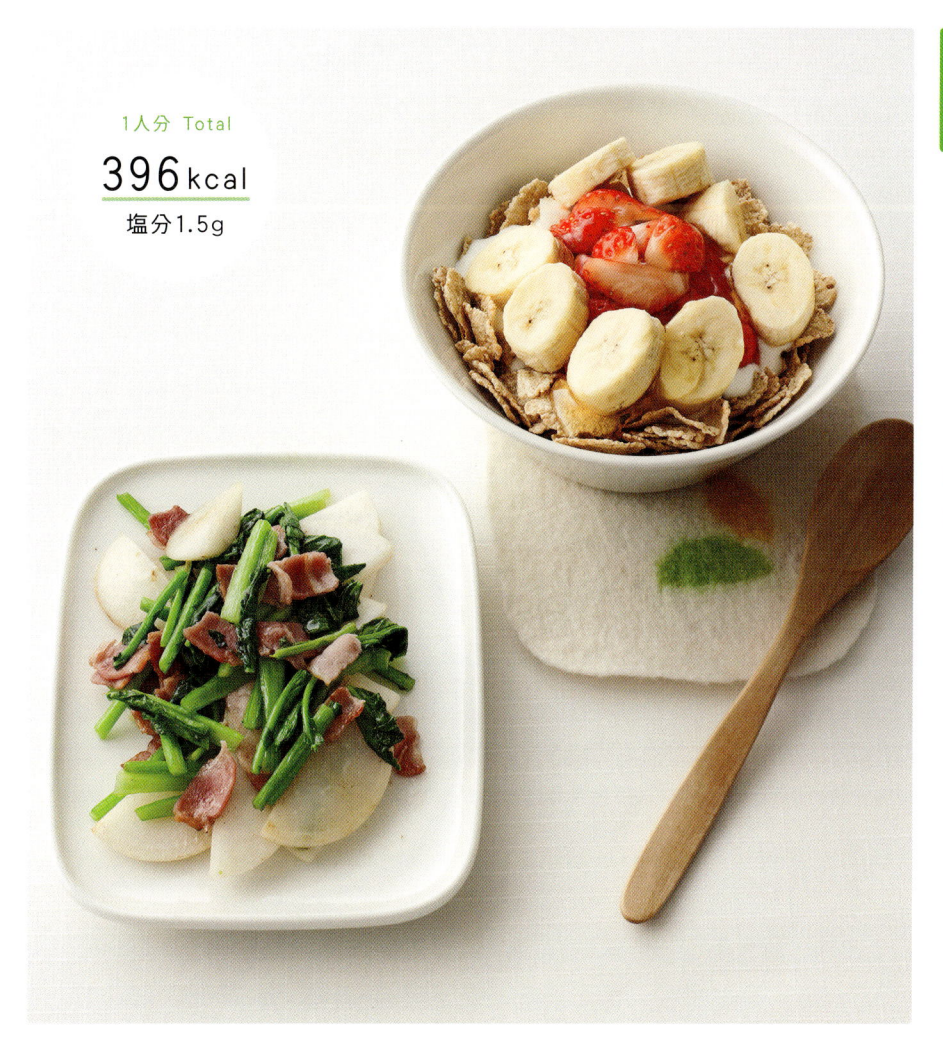

1人分 Total
396 kcal
塩分1.5g

材料(1人分)と下ごしらえ

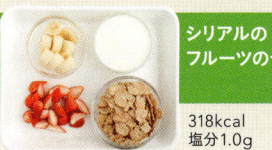

シリアルのフルーツのせ
318kcal　塩分1.0g

- バナナ……50g
  皮をむき、1cm幅に切る。
- いちご……50g
  へたを取り除き、縦4等分に切る。
- プレーンヨーグルト……120g
- 玄米シリアル(市販品)……40g
- はちみつ……大さじ½

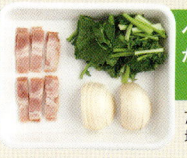

ベーコンとかぶのソテー
78kcal　塩分0.5g

- ベーコン……⅔枚(10g)
  1cm幅に切る。
- かぶの葉……30g
  3cm長さに切る。
- かぶ……1個(60g)
  皮をつけたまま縦半分に切り、横に3mm幅に切る。
- オリーブ油……小さじ½
- 塩、こしょう……各少々

1 シリアルを作る
器にシリアルを入れ、ヨーグルト、いちご、バナナをのせてはちみつをかける。

2 炒める
フライパンにオリーブ油を中火で熱し、ベーコンを入れて炒める。
↓
ベーコンに薄い焼き色がついたら、かぶ、かぶの葉の順に加えて炒める。

3 調味する
全体に油が回ったら、塩、こしょうを加えて手早く炒め合わせる。

Part3 朝食 おすすめ献立 05 06

ササッと食べたい人の具だくさん汁もの

時間のあるときに2食分を作り置きしておいて、食べるときに½量を温め直していただきます。
これ一品でたんぱく質、ビタミン、ミネラル、食物繊維などがとれます。
あとは、甘塩鮭のおにぎり1個(100g)＝178kcalを添えれば、バランス抜群の献立に。
汁ものを保存するときは、よくさまして密閉容器に入れ、冷蔵庫へ。

朝食 07 簡単とん汁

いろんな野菜のうまみと栄養が、詰まっています。

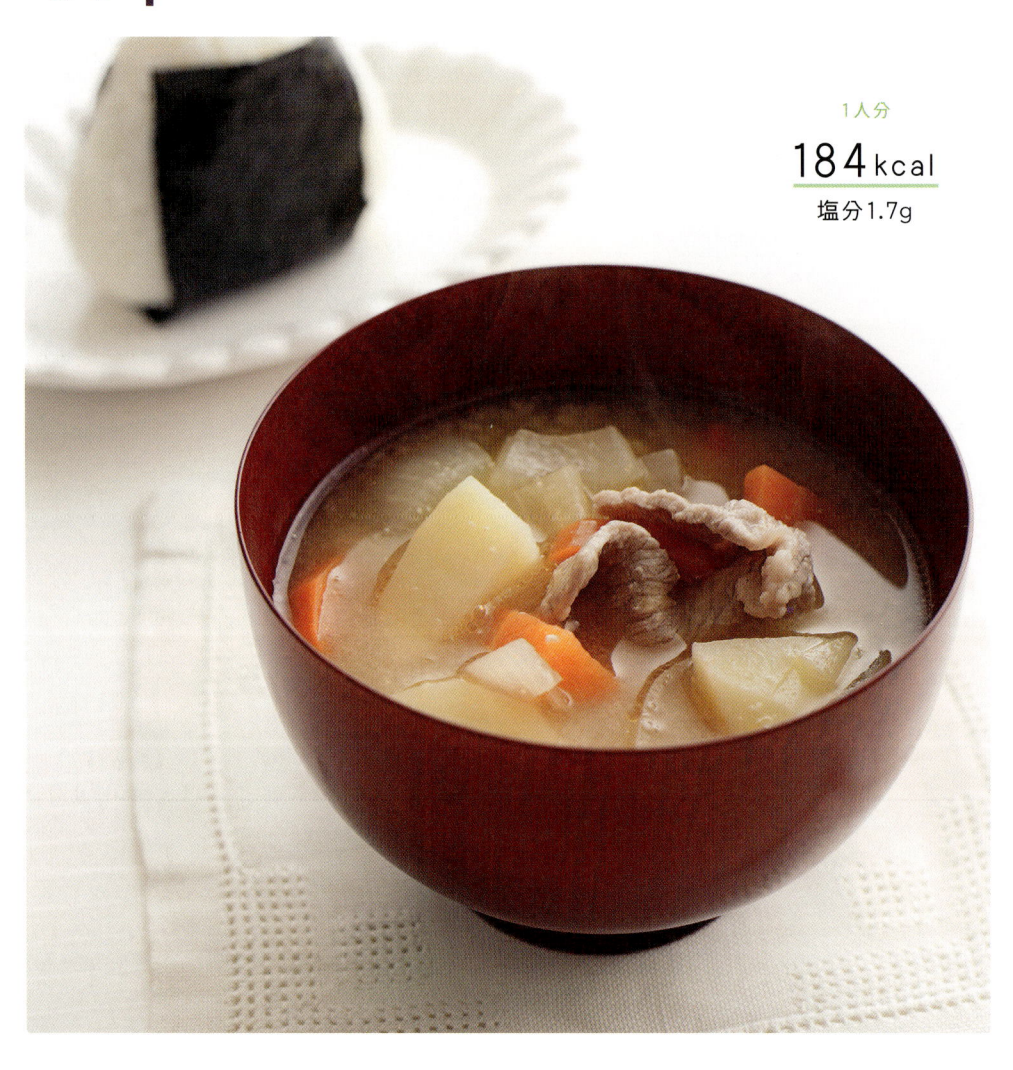

1人分
184 kcal
塩分 1.7g

材料（2回分）と下ごしらえ

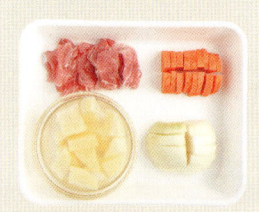

豚もも薄切り肉	70g

2cm幅に切る。

じゃがいも	1個(100g)

皮をむいて1cm幅のいちょう切りにする。かぶるくらいの水に3分ほどさらし、水けを拭く。

にんじん	小½本(50g)

皮をむき、5mm幅のいちょう切りにする。

玉ねぎ	½個(100g)

縦半分に切り、横に1cm幅に切る。

サラダ油	大さじ½
だし汁	2カップ
みそ	大さじ1と⅓

1 炒める

鍋にサラダ油を中火で熱し、じゃがいも、にんじん、玉ねぎを入れて炒める。

2 煮る

全体に油が回ったらだし汁を加えて煮立て、豚肉をほぐしながら加えて混ぜる。再び煮立ったら、弱火にしてアクをすくい、ふたをして8～10分煮る。ふたを取り、みそを煮汁で溶いて加える。

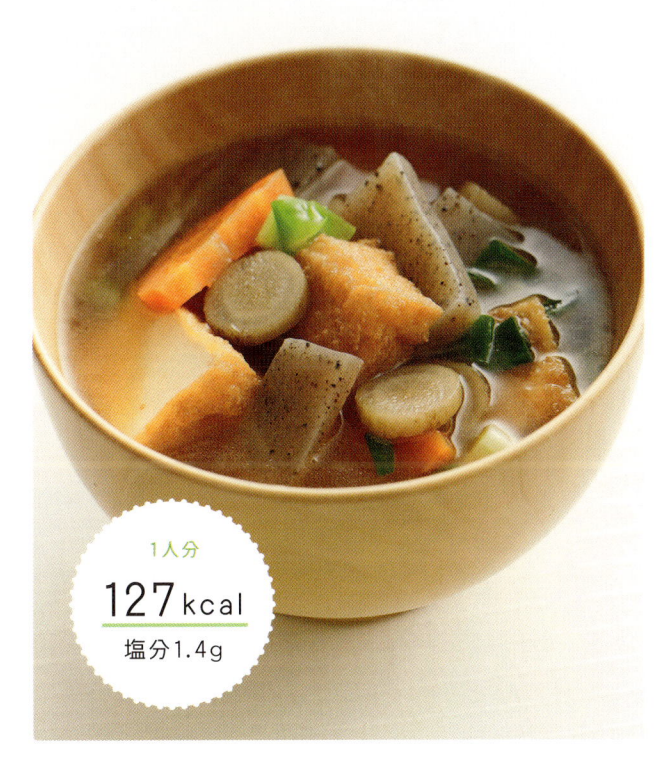

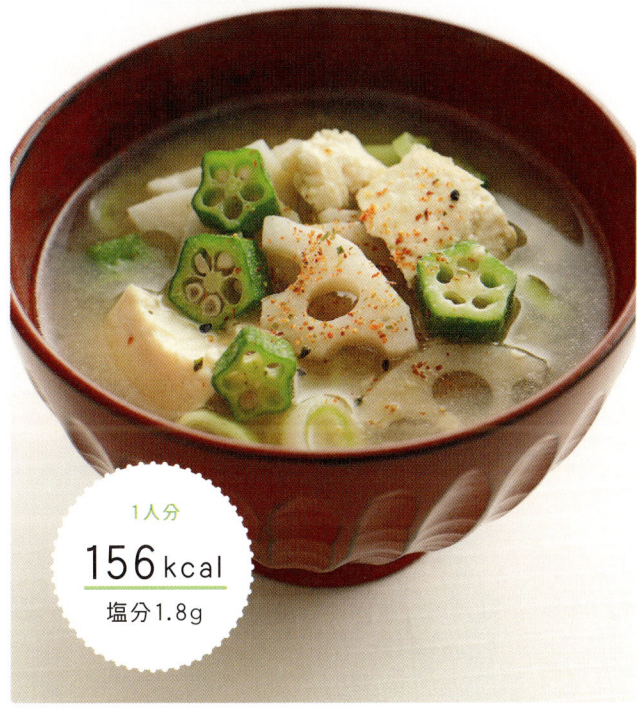

Part3 朝食 具だくさん汁もの 07 08 09

1人分 127 kcal 塩分1.4g

1人分 156 kcal 塩分1.8g

朝食 08 | 食物繊維たっぷりの、ヘルシーな一品。
けんちん汁

材料（2回分）と下ごしらえ

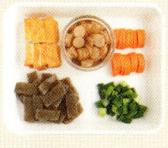

- 厚揚げ（絹揚げ）……… 100g
  ペーパータオルで表面の油を拭き取り、縦半分に切って1cm幅に切る。
- こんにゃく ……… 100g
  3cm長さ、1.5cm幅の薄い短冊切りにする。
- ごぼう ……… 1/5本（30g）
  皮をこそげて3mm幅に切る。かぶるくらいの水に5分ほどさらし、水けを拭く。
- にんじん ……… 小1/2本（50g）
  皮をむき、5mm幅の半月切りにする。
- わけぎ ……… 小1本（20g）
  1cm幅に切る。
- ごま油 ……… 大さじ1/2
- だし汁 ……… 2カップ
- 調味用
  - しょうゆ ……… 小さじ2
  - 塩 ……… 少々

1 ゆでる
鍋にこんにゃくを入れ、かぶるくらいの水を加えて中火にかける。沸騰したらざるに上げ、水けをきる。

2 炒める
鍋にごま油を中火で熱し、こんにゃく、ごぼうを入れて炒める。全体に油が回ったら、にんじんを加えて1分ほど炒め合わせる。

3 煮る
だし汁を加えて煮立て、弱火にしてアクをすくい、ふたをして5分ほど煮る。ふたを取り、厚揚げを加えて、1分ほど煮る。わけぎ、調味用の材料を加えて混ぜる。

朝食 09 | れんこんのシャキシャキ、オクラのネバネバが合う。
くずし豆腐のみそ汁

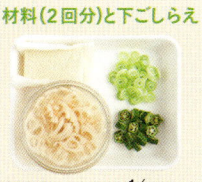

材料（2回分）と下ごしらえ

- 木綿豆腐 ……… 1/2丁（150g）
  ペーパータオルにのせて5分ほどおき、水きりをする。
- れんこん ……… 150g
  皮をむいて3mm幅のいちょう切りにする。酢水（酢大さじ1/2＋水1と1/2カップ）に5分ほどさらし、水けを拭く。
- 長ねぎ ……… 1/3本（30g）
  3mm幅に切る。
- オクラ ……… 2本（20g）
  塩少々をふってこすり、水洗いをする。水けを拭き、へたを切り落として1cm幅に切る。
- サラダ油 ……… 小さじ1
- だし汁 ……… 2カップ
- みそ ……… 大さじ1と1/3
- 七味唐辛子 ……… 少々

1 炒める
鍋にサラダ油を中火で熱し、れんこんを入れて1分ほど炒める。れんこんが透き通ったら、豆腐をちぎりながら加えて炒め合わせる。

2 煮る
全体に油が回ったら、だし汁を加える。煮立ったら、弱火にしてアクをすくい、ふたをして3分ほど煮る。ふたを取り、オクラ、長ねぎを加えて混ぜ、30秒ほど煮る。

3 みそを加える
みそを煮汁で溶いて加え、器に盛って七味唐辛子をふる。

129

1人分
89 kcal
塩分1.5g

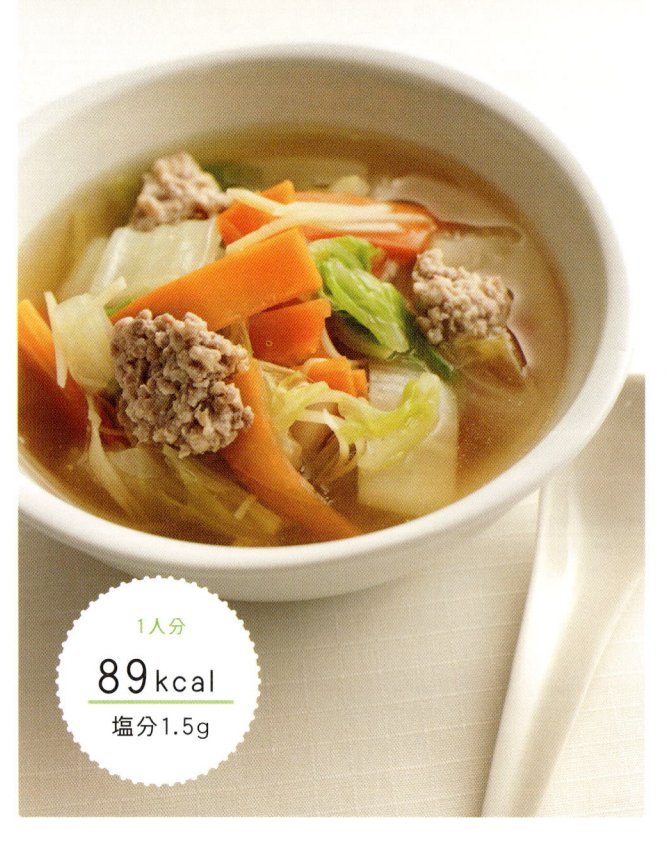

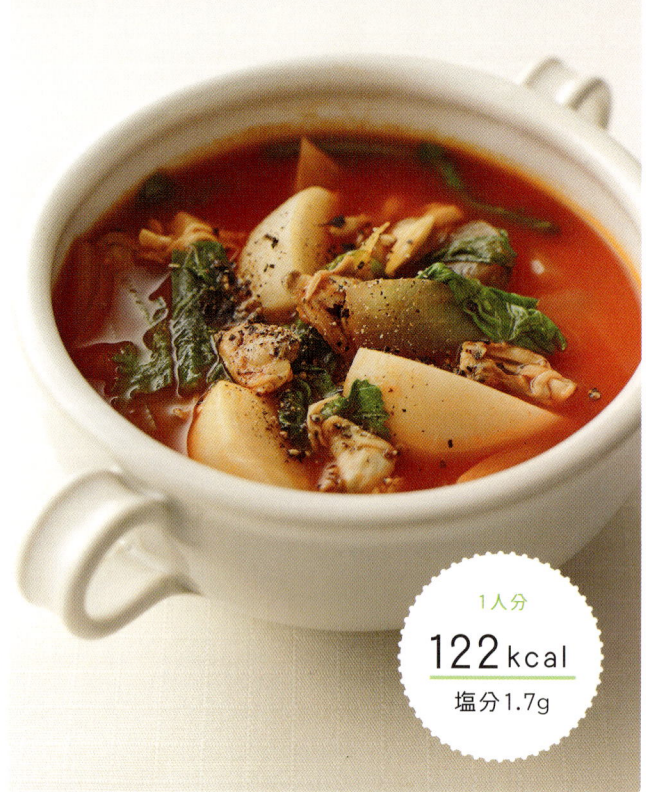

1人分
122 kcal
塩分1.7g

朝食 10	しょうがを加えて、ダイエット効果をアップ。

ひき肉と野菜の中華スープ

材料(2回分)と下ごしらえ

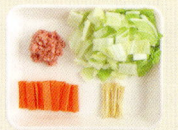

鶏ひき肉 ………………… 60g
にんじん ……… 小½本(50g)
　皮をむいて4cm長さに切り、縦に1cm幅に切って、さらに縦に3mm幅に切る。
白菜 ……………………… 200g
　縦2～4等分に切って、1.5cm幅に切る。
しょうが ………………… 20g
　皮をむいてせん切りにする。
鶏ガラスープの素(顆粒)
　………………………… 小さじ1
調味用
　┌ 酒 …………………… 大さじ1
　└ しょうゆ、塩、こしょう
　　　　　　　　　　 各少々

1 煮る

鍋に水2カップ、鶏ガラスープの素、白菜、しょうがを入れて混ぜ、中火にかける。煮立ったら、ひき肉を菜箸で少量ずつつまみ、間隔をあけて加える。

↓

再び煮立ったら弱火にし、アクをすくう。にんじんを加えて混ぜ、ふたをして5分ほど煮る。

2 調味する

ふたを取り、調味用の材料を加えて混ぜる。

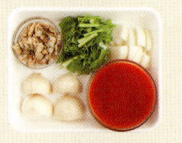

朝食 11	市販のジュース缶で、手軽にビタミンをゲット。

あさり缶とかぶのトマトスープ

材料(2回分)と下ごしらえ

あさりのむき身缶詰(水煮)
　………………………… 60g
　缶汁をきる。
かぶの葉 ………………… 30g
　2cm長さに切る。
かぶ ……………… 2個(120g)
　皮をつけたまま縦8等分のくし形に切る。
玉ねぎ …………… ¼個(50g)
　長さを半分に切り、縦に1cm幅に切る。
トマト野菜ジュース(食塩添加)
　………………… 2缶(380g)
オリーブ油 …………… 大さじ½
スープ用
　┌ 水 …………………… ½カップ
　│ 洋風スープの素(固形・チキン) …………………… ½個
　└ 酒 …………………… 大さじ1
塩、こしょう(あれば粗びき黒こしょう) ……………… 各少々

1 炒める

鍋にオリーブ油を中火で熱し、玉ねぎを入れて炒める。玉ねぎがしんなりとしたら、かぶを加えてさっと炒め合わせる。

2 煮る

全体に油が回ったら、トマト野菜ジュース、スープ用の材料を加えて煮立て、かぶの葉、あさりを加えて混ぜる。再び煮立ったら弱火にし、ふたをして3分ほど煮る。

3 調味する

ふたを取り、塩を加えて味をととのえ、器に盛ってこしょうをふる。

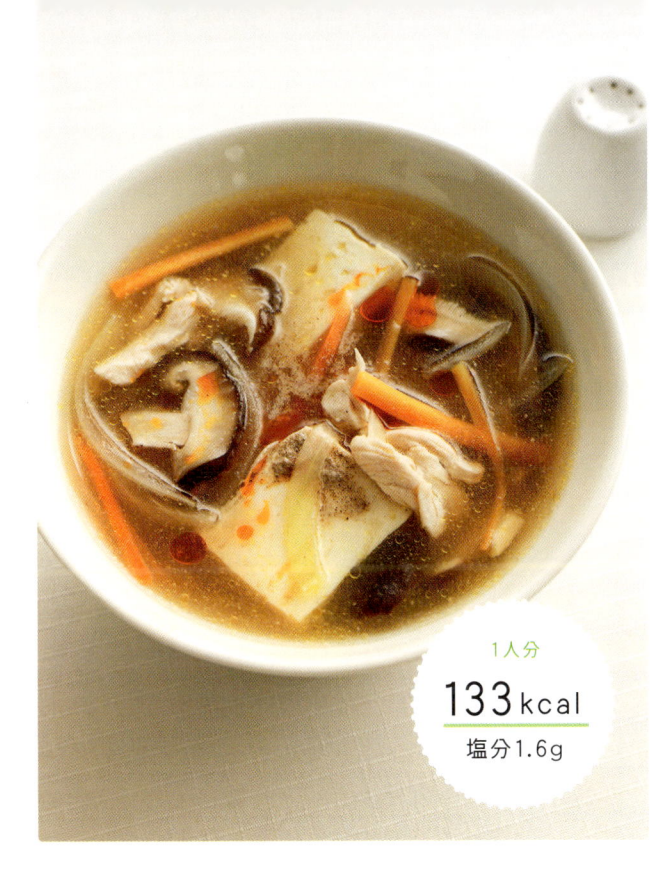

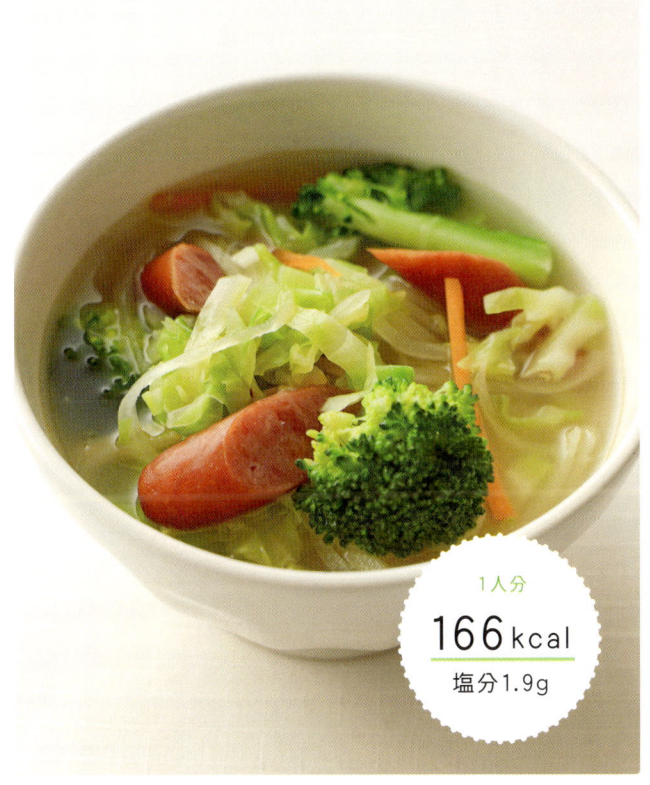

朝食 12 | 体にもいい、お酢のパワーをプラスして。
ささ身と豆腐の酸辣湯風(サンラータン)

1人分 133kcal　塩分1.6g

材料(2回分)と下ごしらえ

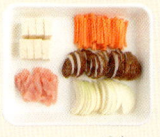

- 木綿豆腐 ……… ⅓丁(100g)
  縦半分に切り、1cm幅に切る。
- 鶏ささ身 ……… 1本(50g)
  5mm幅の斜め切りにする。
- にんじん ……… 5cm(50g)
  皮をむいて細切りにする。
- 生しいたけ ……… 3個(45g)
  石づきを切り落とし、5mm幅に切る。
- 玉ねぎ ……… ¼個(50g)
  縦に3mm幅に切る。
- サラダ油 ……… 小さじ1
- 鶏ガラスープの素(顆粒) ……… 小さじ1
- 片栗粉 ……… 大さじ½
- 調味用
  - 酒 ……… 大さじ1
  - しょうゆ ……… 小さじ1
  - 塩 ……… 少々
- 酢、こしょう、ラー油 各少々

1 炒める
鍋にサラダ油を中火で熱し、にんじん、玉ねぎを入れて炒める。

2 煮る
玉ねぎがしんなりとしたら、水2カップ、鶏ガラスープの素を加えて煮立て、ささ身を加えて混ぜる。再び煮立ったら弱火にし、アクをすくってしいたけを加え、ふたをして2分ほど煮る。

3 調味する
小さめのボウルに片栗粉を入れ、水大さじ1を加えて混ぜ、水溶き片栗粉を作る。ふたを取り、豆腐、調味用の材料を加えて混ぜる。水溶き片栗粉加え、大きく混ぜる。とろみがついたら火を止め、酢を加えて混ぜ合わせる。器に盛り、こしょう、ラー油をふる。

朝食 13 | 冷蔵庫の残り野菜を、おいしく活用。
ソーセージと野菜のスープ

1人分 166kcal　塩分1.9g

材料(2回分)と下ごしらえ

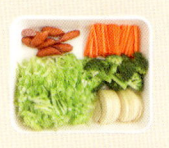

- ウインナソーセージ ……… 小4本(60g)
  斜め半分に切る。
- キャベツ ……… 大2枚(120g)
  6cm長さに切り、5mm幅に切る。
- にんじん ……… 5cm(50g)
  皮をむいて細切りにする。
- ブロッコリー ……… 50g
  小房に分け、大きいものは縦2～4等分に切る。
- 玉ねぎ ……… 小½個(80g)
  縦に3mm幅に切る。
- オリーブ油 ……… 小さじ1
- スープ
  - 水 ……… 2カップ
  - 洋風スープの素(固形・チキン) ……… ½個
- 調味用
  - 塩 ……… 小さじ¼
  - こしょう ……… 少々

1 炒める
鍋にオリーブ油を中火で熱し、にんじん、玉ねぎを入れて炒める。玉ねぎがしんなりとしたら、キャベツを加えてさっと炒め合わせる。

2 煮る
スープの材料を加えて煮立て、弱火にしてアクをすくい、ふたをして2分ほど煮る。ふたを取って弱めの中火にし、ソーセージ、ブロッコリーを加えて混ぜる。再び煮立ったら、1分ほど煮る。

3 調味する
ブロッコリーが少ししんなりとしたら、調味用の材料を加えて混ぜる。

Part3 朝食　具だくさん汁もの　10 11 12 13

とにかく時間がない人の ヘルシードリンク

朝食は、体のためにも、心のケアのためにもぜひとりたいところ。
だけど「どうしても食べる時間がない」というときは、こんな手作りのドリンクを飲みましょう。
空腹すぎると、昼食や夕食のドカ食いの原因にもなるので注意して。

朝食 14 | 代謝をアップするバナナ、イライラ予防のヨーグルトで。
バナナヨーグルトドリンク

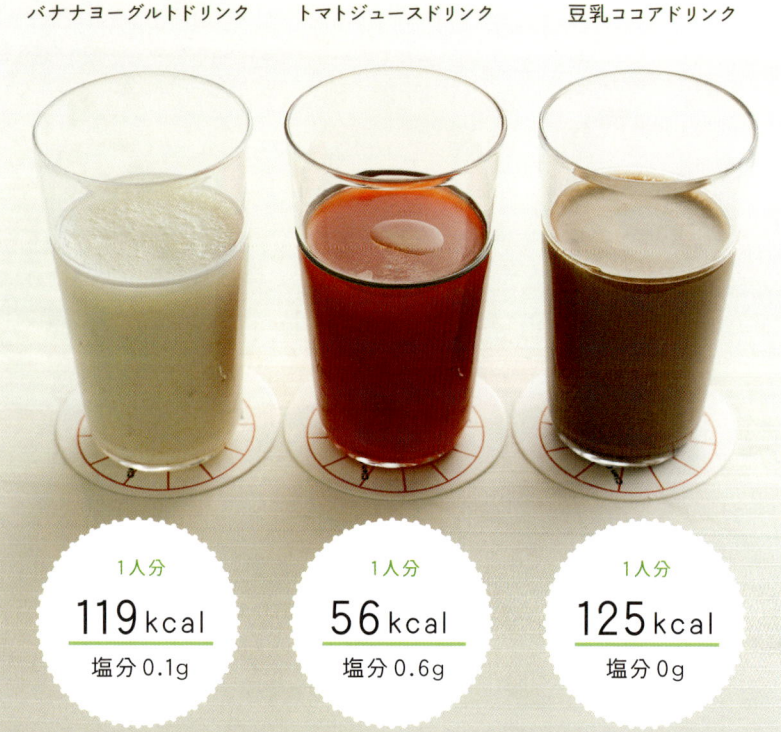

材料（1人分）
- バナナ ……………………… 50g
- プレーンヨーグルト …… 100g
- 砂糖、酢 ………………… 各小さじ1

1. バナナは皮をむき、1cm幅に切る。
2. ミキサー（またはフードプロセッサー）にバナナ、ヨーグルト、砂糖、酢、水¼カップを入れ、かくはんする。

朝食 15 | ビタミンぎっしりの美肌ドリンク。
レモン＋トマトジュースドリンク

材料（1人分）
- レモン汁 ……………………………… 小さじ1
- トマトジュース（食塩添加） ……… 1缶（190g）
- オリーブ油 …………………………… 小さじ½
- こしょう（あれば粗びき黒こしょう） … 少々

グラスに材料をすべて入れる。

朝食 16 | 植物性のたんぱく質がおいしくとれます。
豆乳ココアドリンク

材料（1人分）
- 豆乳（成分無調整） ……………… ¾カップ
- ココアパウダー …………………… 小さじ2
- はちみつ …………………………… 小さじ2

1. 耐熱のボウルに豆乳小さじ2、ココアパウダー、はちみつを入れて混ぜ、ラップをかけずに電子レンジで20秒ほど加熱する。
2. 残りの豆乳を少しずつ加えながら、よく混ぜ合わせる。

バナナヨーグルトドリンク / レモン＋トマトジュースドリンク / 豆乳ココアドリンク

1人分 119kcal 塩分0.1g
1人分 56kcal 塩分0.6g
1人分 125kcal 塩分0g

朝食 17　体の素を作る、たんぱく質がとても豊富。
黒ごま＋豆乳ドリンク

材料（1人分）	
黒すりごま	大さじ1
豆乳（成分無調整）	¾カップ
ゆであずき（市販品）	60g

小さめの鍋に材料をすべて入れて弱めの中火にかけ、あずきをつぶしながら温める。

1人分 233kcal　塩分0.1g

朝食 18　しょうがのポカポカ作用で、冷えを撃退。
しょうが＋ウーロン茶ドリンク

材料（1人分）	
しょうが汁	小さじ1
ウーロン茶（市販品）	1カップ
はちみつ	小さじ1

小さめの鍋に材料をすべて入れて弱めの中火にかけ、ときどき混ぜながら温める。

1人分 24kcal　塩分0g

朝食 19　イライラを鎮め、心をおだやかにする効果も。
シナモン＋ミルクティードリンク

材料（1人分）	
紅茶（あればアールグレイ）のティーバッグ	1袋
黒砂糖（粉末タイプ）	小さじ2
牛乳	½カップ
しょうがのすりおろし	10g
シナモンパウダー	少々

1　小さめの鍋に水½カップ、黒砂糖を入れ、混ぜながら中火にかける。煮立ったら火を止め、ティーバッグを加えてふたをし、1分ほど蒸らす。

2　牛乳、しょうがを加えて混ぜ、弱火にかけて温め、ティーバッグを取り出す。カップに注ぎ、シナモンパウダーをふる。

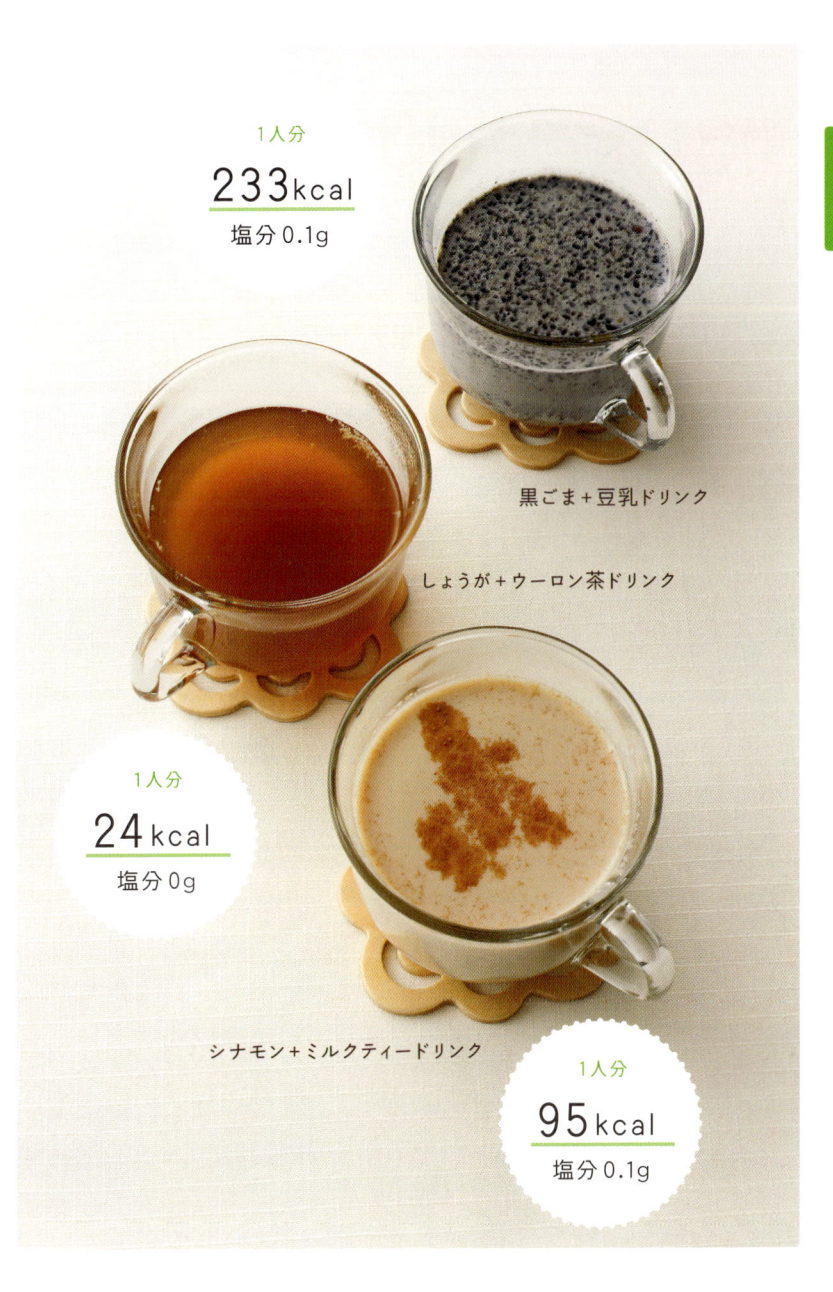

1人分 95kcal　塩分0.1g

Part3 朝食　具だくさん汁もの　14 15 16 17 18 19

> あまった分は、これを食べても

これなら安心
30kcal以下のおつまみメニュー

お酒は気持ちをリラックスさせるのに効果的ですが、食欲を増進させる働きもあるので、ダイエット中は要注意。こってりとした揚げものや塩けの強いものは避け、野菜や海藻などをとるように心がけましょう。

あまった分は 28　ピリッと辛みをきかせた、みそをつけて。
ちぎりキャベツ

材料(1人分)
- キャベツ……1枚(50g)
- みそ……小さじ½
- 豆板醤(トウバンジャン)……少々

1. キャベツは食べやすい大きさにちぎり、器に盛る。
2. みそ、豆板醤を混ぜて添える。

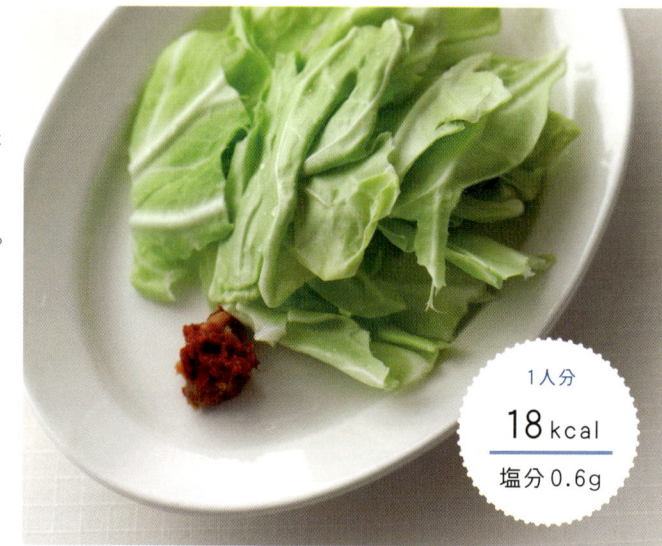

1人分　**18 kcal**　塩分 0.6g

あまった分は 29　しょうがをのせて、代謝をアップ。
もずく酢

材料(1人分)
- もずく(味のついていないもの)……100g
- しょうがのすりおろし……小さじ1
- ポン酢しょうゆ(市販品)……小さじ1

1. もずくはざるに入れて水洗いをし、しっかりと水けをきる。
2. 器にもずくを盛り、ポン酢しょうゆをかけてしょうがをのせる。

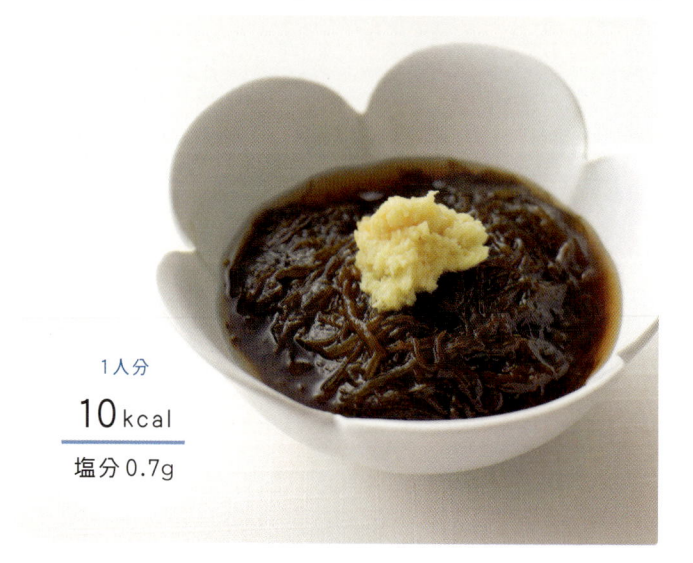

1人分　**10 kcal**　塩分 0.7g

30 冷やしトマトのポン酢かけ

あまった分は／青じその豊かな香りで、満足度たっぷり。

材料(1人分)
- トマト ………… ½個(75g)
- 青じそ ………… 1枚
- ポン酢しょうゆ(市販品) ………… 小さじ1

1. トマトはへたを取り除き、縦半分に切って1cm幅に切る。青じそは縦半分に切り、横に3mm幅に切る。
2. 器にトマトを盛り、青じそをのせてポン酢しょうゆをかける。

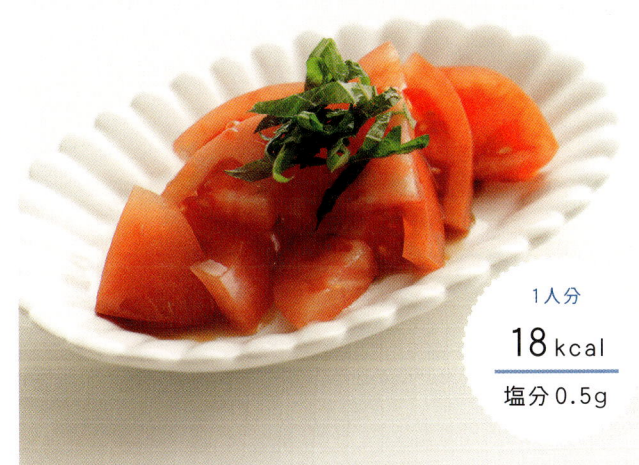

1人分 **18 kcal** 塩分 0.5g

---

31 きゅうりのみそマヨあえ

あまった分は／高エネルギーのマヨも、少量使いで安心メニューに。

材料(1人分)
- きゅうり ………… ½本(50g)
- 調味用
  - みそ、マヨネーズ ………… 各小さじ½

1. きゅうりはすりこ木などでたたいてひびを入れ、食べやすい大きさに裂く。
2. ボウルに調味用の材料を入れて混ぜ、きゅうりを加えてあえる。

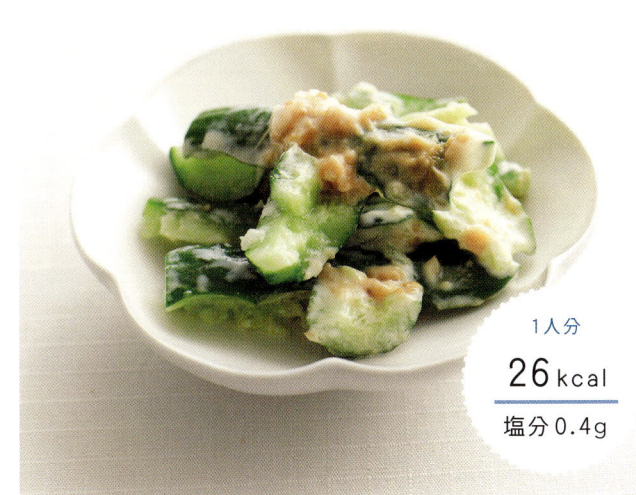

1人分 **26 kcal** 塩分 0.4g

---

32 野菜スティック

あまった分は／食べごたえたっぷり、塩であっさりと。

材料(1人分)
- セロリ ………… 50g
- 大根 ………… 50g
- 塩 ………… 少々

1. セロリは筋を取り除き、縦に5mm幅に切る。大根は皮をむき、5mm幅の輪切りにしてから1cm幅に切る。
2. 器にセロリ、大根を盛り、塩をふる。

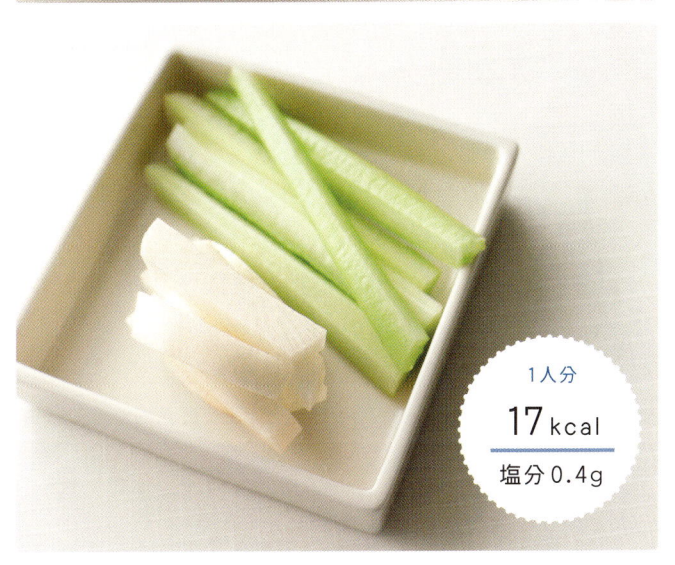

1人分 **17 kcal** 塩分 0.4g

あまった分は 33 | おかかのうまみをきかせて、薄味仕立てに。
焼きピーマンのおかかのせ

材料(1人分)
- ピーマン……………2個(60g)
- 削り節………………1g
- しょうゆ……………小さじ1/3

1. ピーマンは縦半分に切り、へたと種を取り除く。オーブントースターの天板にアルミホイルを敷き、ピーマンをのせる。温めたオーブントースターに入れて4分ほど焼く。
2. ピーマンがしんなりとしたら器に盛り、削り節をのせてしょうゆをかける。

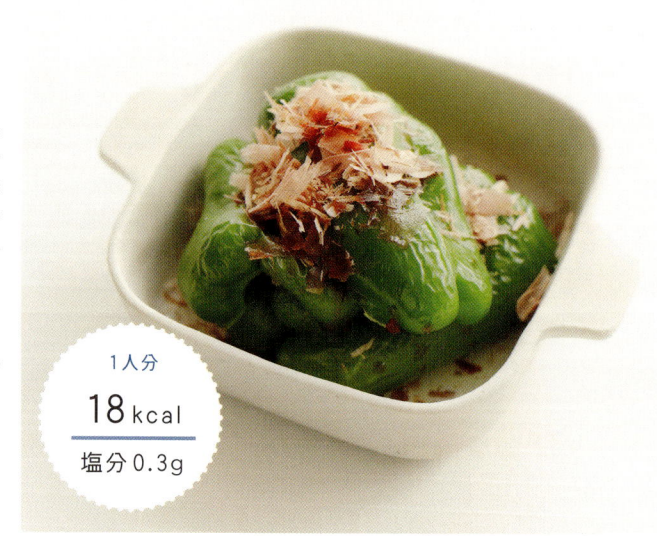

1人分 **18 kcal** 塩分 0.3g

あまった分は 34 | ポン酢しょうゆで食べて、塩分控えめに。
しらすおろし

材料(1人分)
- しらす干し…………5g
- 大根…………………100g
- ポン酢しょうゆ(市販品)
  ……………………小さじ1

1. 大根は皮をむいてすりおろし、汁けをきる。
2. 器に大根を盛ってしらす干しをのせ、ポン酢しょうゆをかける。

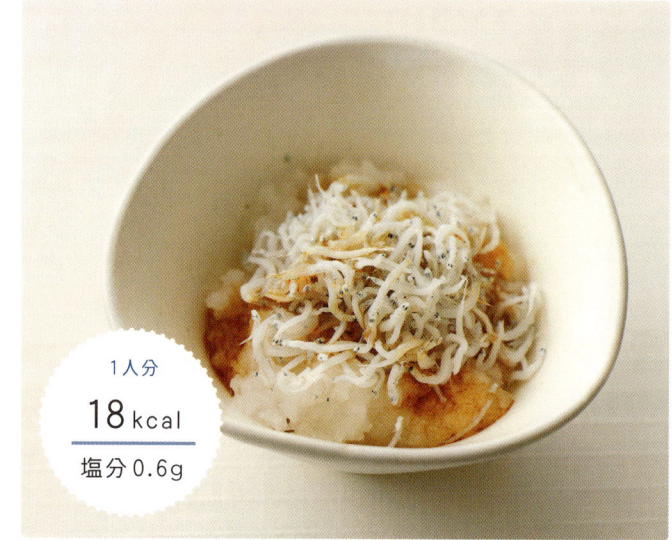

1人分 **18 kcal** 塩分 0.6g

あまった分は 35 | 低エネルギーののりは、栄養価もうまみも豊富。
貝割れ菜ののりあえ

材料(1人分)
- 貝割れ菜………1/4パック(25g)
- 焼きのり(全形)………1/2枚
- めんつゆ(市販品・3倍濃縮タイプ)
  ……………………小さじ1

1. 貝割れ菜は根元を切り落とす。焼きのりは細かくちぎる。
2. 器に貝割れ菜と焼きのりを合わせて盛り、めんつゆをかける。

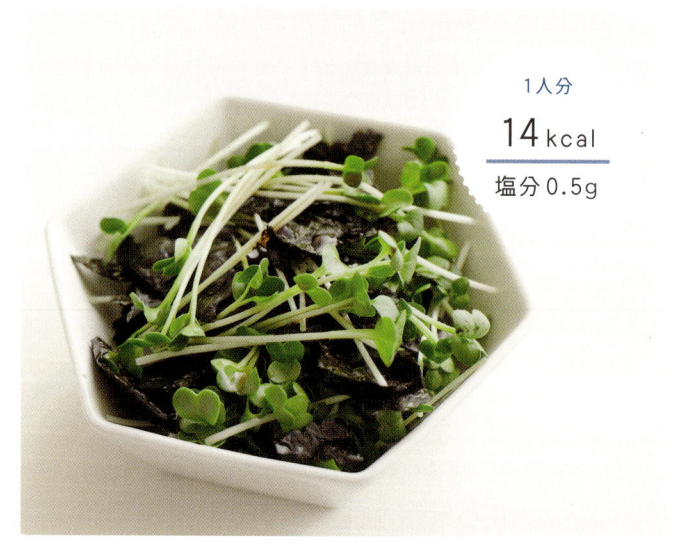

1人分 **14 kcal** 塩分 0.5g

36 かぶの塩昆布あえ

あまった分は

ビタミン豊富なかぶの葉も加えて、彩りよく。

材料(1人分)
- かぶ……………… 1個(60g)
- かぶの葉………………… 10g
- 塩昆布の細切り…………… 3g

1. かぶは皮をつけたまま、横に3mm幅に切る。かぶの葉は5mm幅に切る。塩昆布は1cm幅に切る。
2. ボウルにかぶ、かぶの葉、塩昆布を入れてあえる。

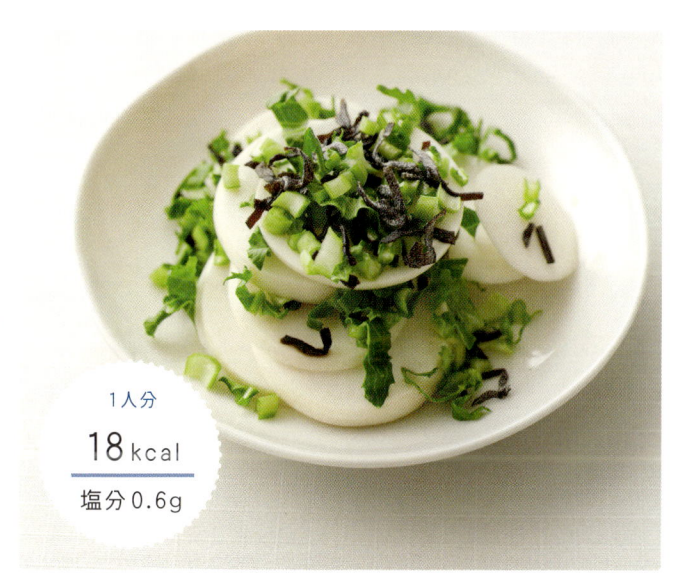

1人分 18kcal　塩分0.6g

37 なすとみょうがの塩もみ

あまった分は

ほどよい酸味、塩けで素材のおいしさを堪能。

材料(1人分)
- なす……………… 1本(80g)
- みょうが………… 1個(15g)
- 塩………………… 小さじ½
- 酢………………… 大さじ1
- ポン酢しょうゆ(市販品)
  ……………… 小さじ⅓

1. なすはへたを切り落とし、縦半分に切って2mm幅の斜め切りにする。みょうがは縦半分に切り、2mm幅の斜め切りにする。ボウルに水½カップ、塩、酢を入れて混ぜ、なす、みょうがを加えて20回ほどかるくもむ。
2. なすがしんなりとしたら水けを絞り、ボウルに入れる。ポン酢しょうゆを加えてあえる。

1人分 21kcal　塩分0.4g

38 長いものポン酢かけ

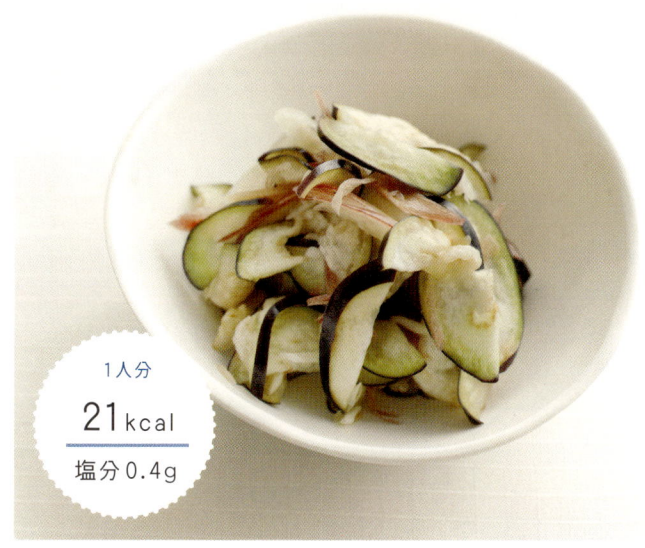

あまった分は

あっさり味なら、こんなに量が食べられます。

材料(1人分)
- 長いも………… 2～3cm(40g)
- ポン酢しょうゆ(市販品)
  ……………… 小さじ⅔

長いもは皮をむき、横に2～3mm幅に切る。器に盛り、ポン酢しょうゆをかける。

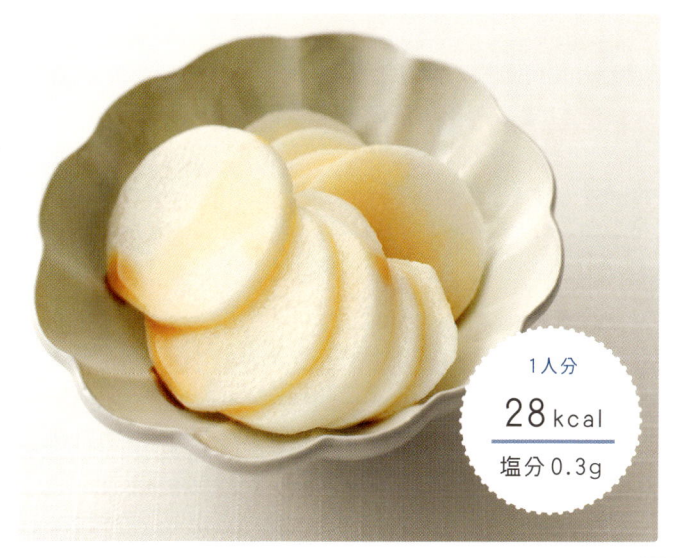

1人分 28kcal　塩分0.3g

知っておきたい、すぐ実践したい
ダイエットの基礎知識

健康的にダイエットをするために、守っておきたい基本のルールをご紹介します。
無理をせず、焦らず、ゆったり気分で始めてみてください。

まず、あなたの肥満度をチェック！

肥満とは、単に体重があるということではなく、体脂肪の量が多いということ。体を構成する成分のうち、体脂肪が男性なら25％以上、女性では30％以上あると肥満です。体脂肪はある程度必要なものですが、生活習慣病の原因にもなりかねません。日々の体重チェックとともに、定期的に測定したいもの。

ここでは、肥満測定法の中で最もポピュラーなBMI（Body Mass Index）をご紹介します。BMIで最も理想的な数値は22。この数値をもとに、標準体重が算出できます。標準体重＝身長（m）×身長（m）×22。身長160cmの人なら、1.6×1.6×22＝約56.3kgが標準体重。この数値を目安に、ダイエットをスタートさせましょう。

BMIによる肥満の判定

$$BMI = 体重（kg） \div 身長（m） \div 身長（m）$$

（例）身長1.6m、体重50kgの人の場合、BMIは 50÷1.6÷1.6＝19.5。

判定	BMI
低体重	18.5未満
普通	18.5以上25未満
肥満	25以上

食べ方ポイント ① 「ご飯茶碗など、盛りつける器は小ぶりに」

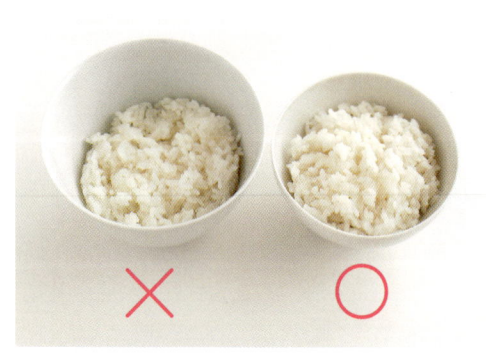

同じご飯120gでも、見た目でこんなに違います！

この本で紹介したお料理を作ってみてください。「食べごたえがあって、これがダイエットメニュー!?」と、びっくりする人も多いはず。

今までの食事と比べるとボリューム（重量）はほぼ変わらないはずですが、クオリティー（質）がまったく異なるのが、最大のポイント。

肉や魚などのたんぱく質素材、ご飯などの主食の量をやや少なめにし、その分、たっぷりの野菜を使っているのが特徴です。結果、ボリューム満点、低エネルギーのメニューが実現しました。

「ご飯大好き」な人は、最初、抵抗を感じるかもしれませんが、写真のように、茶碗を小さめにして見た目にも満足感を出すのがコツ。そのほかのおかずの器も、小さめをチョイスすると、充実感がアップします。

食べ方ポイント ② 「エネルギー量はもちろん、栄養バランスが大事」

　食べものから摂取するエネルギーが、体内で消費されるエネルギーより上回ると、余分なエネルギーが体内に蓄積、体脂肪となって太る原因になります。とはいえ、エネルギー量だけを控えればいいというものではありません。体に必要な栄養素、たんぱく質、炭水化物、脂質、ビタミン、ミネラルの5つの栄養素に加え、食物繊維もダイエットには不可欠なもの。

　また、私たちの体は体温を維持したり、呼吸をしたりするために最低限のエネルギー（基礎代謝量）が必要です。成人女性の場合は約1200kcalなので、最低でもこれだけはとるように心がけましょう。

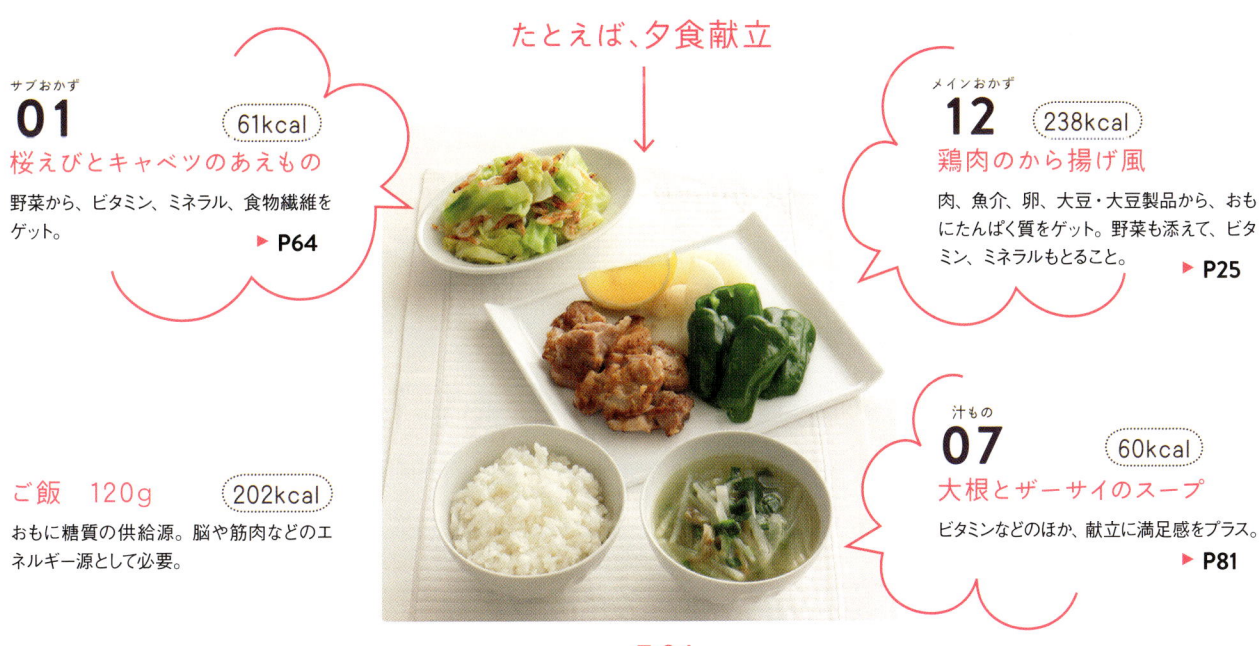

たとえば、夕食献立

サブおかず
01 (61kcal)
桜えびとキャベツのあえもの
野菜から、ビタミン、ミネラル、食物繊維をゲット。
▶ P64

ご飯 120g (202kcal)
おもに糖質の供給源。脳や筋肉などのエネルギー源として必要。

メインおかず
12 (238kcal)
鶏肉のから揚げ風
肉、魚介、卵、大豆・大豆製品から、おもにたんぱく質をゲット。野菜も添えて、ビタミン、ミネラルもとること。
▶ P25

汁もの
07 (60kcal)
大根とザーサイのスープ
ビタミンなどのほか、献立に満足感をプラス。
▶ P81

Total 561kcal

食べ方ポイント ③ 「料理は、計量して作ること」

　この本で1日1500kcalの食事を実践するなら、料理の材料の分量をきちんと守ることが大切です。はかり以外にも、計量カップ（200㎖）、計量スプーン（大さじ＝15㎖、小さじ＝5㎖の2本）をそろえて。はかりは、1g単位で量れる、デジタル式のものが便利です。最初はちょっと億劫でも慣れれば、スムーズに作業ができるようになるはず。

　なお、この本の材料の分量は、皮や種、わたなどを取り除いた正味（実際に食べる量）で記しています。

食べる量をきちんと量って

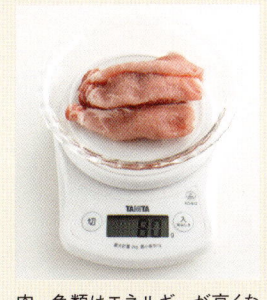

肉、魚類はエネルギーが高くなりがちなので、必ず量って。

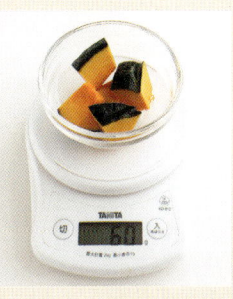

かぼちゃやいも類はエネルギーが高めなので、目分量は避けて。

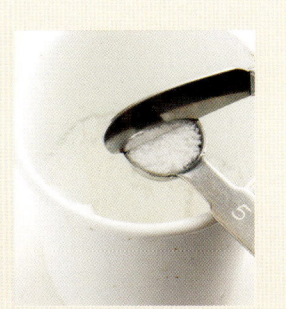

調味料もきちんと計量して、エネルギー量と味つけを守ること。

食べ方ポイント ④ 「肉の脂肪は、とことん避ける」

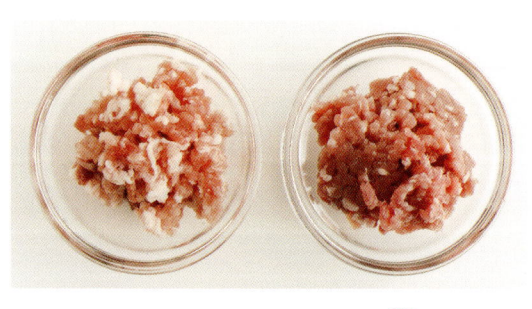

80gで普通の豚ひき肉は、177kcal（左）、豚ひき肉（赤身）は、118kcal。

エネルギーのとり過ぎを防ぐには肉の脂肪を避けることが、最も効果的な方法のひとつ。まず、ひき肉。栄養成分表には基準としてのエネルギー量が記載されていますが、加工時にどの部位を使うかで、大きく差が出てきます。どの部位か表示されていない場合は、脂肪の少ないものを選ぶこと。または、脂肪の少ない部位をお店の人にひいてもらいましょう。

また、ロース肉など脂肪のついた肉は、調理をする前に取り除いておくこと（写真・下左）。

鶏もも肉は、皮の部分が高エネルギーなので、皮の面をカリカリに焼いて、余分な脂肪を落とすこと（写真・下中央）。

調理中に出た脂肪は、こまめにペーパータオルで拭き取ること。これには調味料がからみやすくなる利点もあります（写真・下右）。

肉の脂肪をカットするコツ

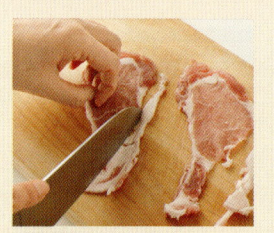

肉の脂肪分は、高エネルギーなことはもちろん、コレステロールのとり過ぎの原因にも。

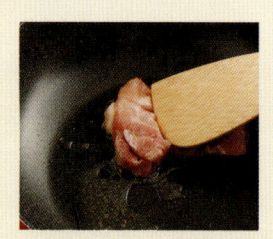

鶏もも肉小1枚の皮の面をカリカリに焼けば、約30kcalダウン。鶏肉のくさみも取れて、一挙両得。

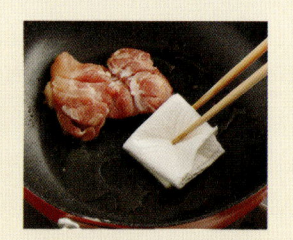

肉から出た脂肪分を拭き取って、ヘルシーな仕上がりに。

食べ方ポイント ⑤ 「油、砂糖の量も、きちんと守って」

計量スプーンで量って調理を

油を使うソテーや炒めもの、砂糖を使う煮ものなどを作るときは、どちらも高エネルギーなので必ず計量して調理をしましょう。

市販のお総菜がこってりとしていたり、甘辛かったりするのは、油や砂糖をたくさん使っているから。料理は手作りを心がけ、徐々にその味に慣れていくのが、大切です。

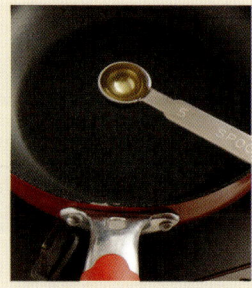

サラダ油やごま油などは、小さじ1杯で37kcal。1人分のソテーや炒めものは、これで充分。

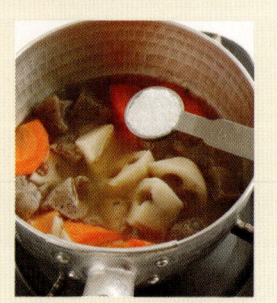

砂糖は小さじ1杯で12kcal。煮ものを作るときは、素材のおいしさを生かして、控えめに。

食べ方ポイント 6 「薄味に慣れることも、大事」

　料理の味つけが濃いと、ご飯がついつい進みがち。塩分とり過ぎ防止のためにも、薄味に慣れておくのがおすすめです。

　調理に香味野菜を効果的に使ったり、カレー粉などのスパイスを加えると、物足りなさがカバーできます。

　また、汁もののとき、和風ならだしをきかせたり、少量の洋風や中華風スープの素をうまみ出しに使うと、コクが出て満足感もアップ。

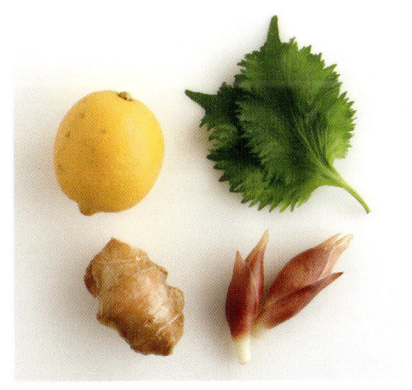

レモン、青じそ、しょうが、みょうがなどを加えると献立にアクセントもつきます。

カレー粉の風味で薄味に

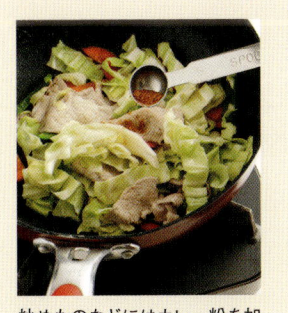

炒めものなどにはカレー粉を加えて、スパイシーな味つけに。

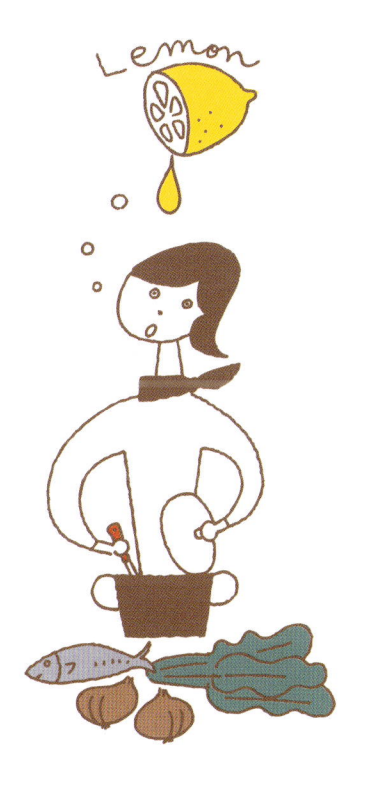

食べ方ポイント 7 「見えない塩分にも、要注意」

　調味料の塩分を加減することはできますが、食品に含まれる塩分は、なかなかわかりづらいもの。特に、肉や魚の加工品は、注意が必要です。

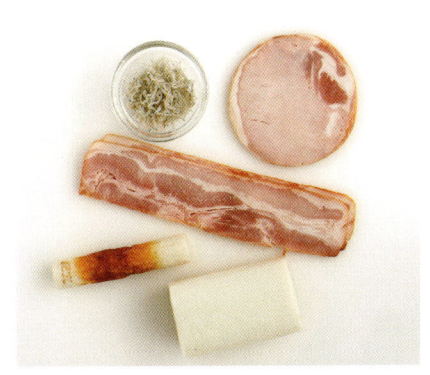

気をつけたいそれぞれの塩分。ちりめんじゃこ10gは0.7g。ロースハム1枚（15g）は0.4g。ベーコン1枚（15g）は0.3g。ちくわ小1本（30g）は0.6g。かまぼこ20gは0.5g。

そのほか、気をつけたい塩分

材料	重量	塩分
ボンレスハム	1枚（10g）	0.3g
生ハム	1枚（8g）	0.4g
はんぺん	100g	1.5g
さつま揚げ	1枚（90g）	1.7g
魚肉ソーセージ	1本（90g）	1.9g

Basic Knowledge of Diet

食べ方ポイント ❽ 「野菜は1日、たっぷり350g」

　野菜は、ダイエットに欠かせない主役級の素材です。献立のボリュームをアップし、健康的にやせるために必要なビタミン、ミネラル、食物繊維などがとても豊富。1日にとりたい目安は、350g。そのうち緑黄色野菜を⅓量（約120g）、残りを淡色野菜で。いも類はそれとは別に約100gが必要です。

　また、野菜は加熱をしてたっぷりの量をとることが大事ですが、サラダなど、生食のものも必ず食べるように心がけて。加熱すると破壊されやすい、ビタミンCや葉酸などをとることができます。これらは、美肌、イライラや貧血予防に効果的なビタミンです。

緑黄色野菜

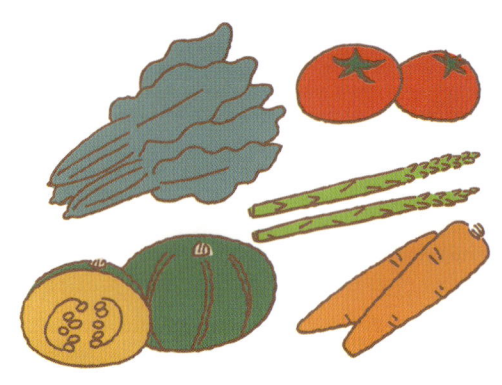

青菜、かぼちゃ、トマト、アスパラガス、にんじんなど。β-カロテン、ビタミンC、食物繊維などが豊富。油で調理をすると、β-カロテンの吸収がアップする。

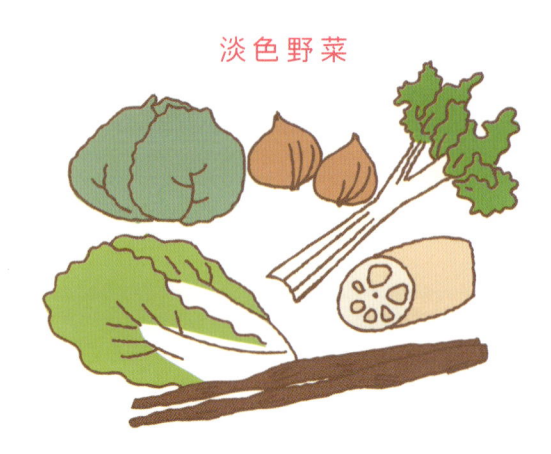

淡色野菜

キャベツ、白菜、玉ねぎ、セロリ、れんこん、ごぼうなど。ビタミンC、食物繊維などがたっぷり。くせがないので、どんな調理にも。

食べ方ポイント ❾ 「かみごたえのあるもの、食物繊維が豊富なものを積極的に」

　「早食いは肥満のもと」と言っても過言ではありません。私たちの食欲は、食欲中枢によってコントロールされています。食事をして血糖値が上がると「満腹中枢」が刺激され、逆に血糖値が下がると「摂食中枢」が刺激される仕組み。

　「満腹中枢」から、「もう食べなくていいよ」と司令が届くのは、食事を始めてから15～30分後と言われています。早食いをすると、この司令が届く前にたくさんのものを食べてしまい、肥満の原因に。

　そこで、食べるペースがゆっくりとなる食材をチョイスして、調理をすること。根菜や乾物などを積極的にとりましょう。また、野菜を大ぶりに切って、歯ごたえよく仕上げるのもおすすめ。

　また、ダイエットにパワーを発揮するのが、食物繊維を多く含む食材です。腸内をきれいにお掃除をしてくれ、コレステロール、塩分などを排出する働きも期待できます。

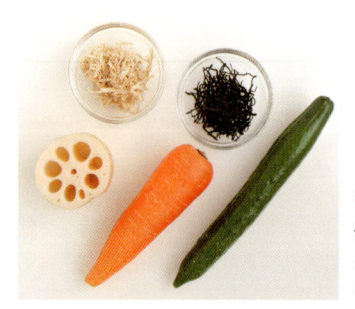

かみごたえのあるもの
切り干し大根、ひじき、れんこん、にんじん、きゅうりなどは、かみごたえ抜群。

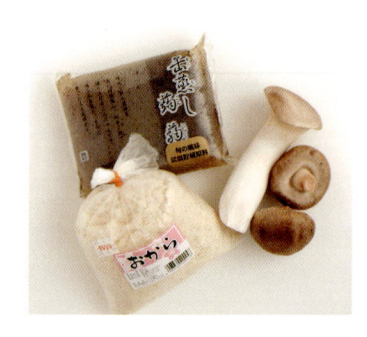

食物繊維が豊富なもの
こんにゃく類、きのこ、おからは食物繊維の宝庫。低エネルギーでむくみ解消にも役立つ。

食べ方ポイント ⑩　「朝、昼、夜を3食きっちりと」

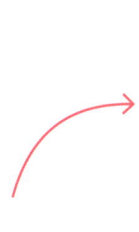

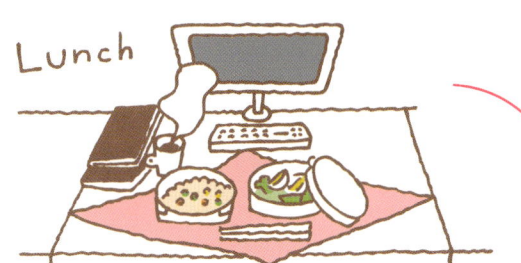

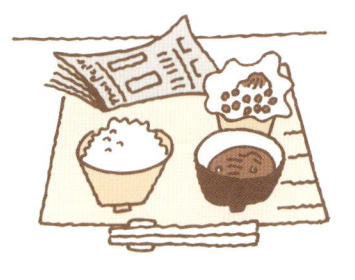

規則正しい3回の食事は、生活にリズムを作り、自律神経のバランスを整えるために大切です。自律神経がきちんと働くと、血液中の脂質や糖質がエネルギーになりやすく、結果、ダイエットにもつながります。

食事が不規則になると、体はエネルギーをため込もうとして、肥満を作る原因に。また、食事の間があき過ぎたり、ドカ食いをしたりすると血糖値が不安定になり、体への負担が増加します。

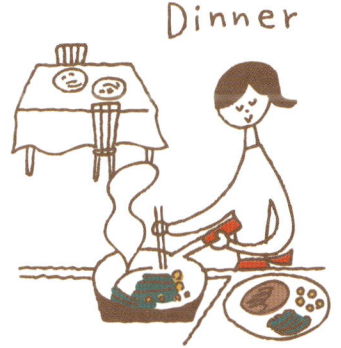

食べ方ポイント ⑪

「料理を食べる順番にも、ルールがある」

食事の満足度は、料理を食べる順番がキーポイント。まずは、食事を始める前に1杯のお茶や水を口にしましょう。体が冷えないように、常温より温かいものがベター。胃の容量を水分で満たしておけば、飢餓感をやわらげる効果もあります。

食べ過ぎを防止するために、まず汁ものを食べて、おなかも心も落ち着かせること。そのあとは、ゆっくりのペースを守ったまま、お茶や水を飲みながら、サブおかず→メインおかず＋ご飯の順に適量ずつを食べ進めていきましょう。

1 汁もの
お茶や水を飲んだら、最初は汁ものからスタート。野菜は食物繊維などが豊富で、デトックス効果もあり。

2 サブおかず
満足感をアップする、野菜のおかず。低エネルギーでビタミン、ミネラルたっぷり。歯ごたえもあるので、ゆっくりと食べられます。

3 メインおかず＋ご飯

メインおかず
肉、魚介、卵、大豆・大豆製品がメインのおかず。これも、野菜→たんぱく質素材の順に食べるとよい。

ご飯
糖質食品なので、最初に食べると血糖値が急激に上昇しやすい。するとインスリンが一気に分泌され、あまった糖質を脂肪にしてしまう。なので、ご飯は最後に食べるのがおすすめ。

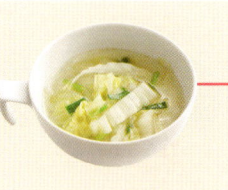

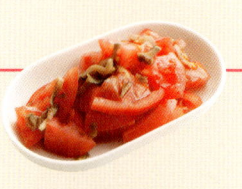

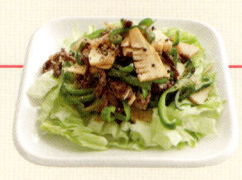

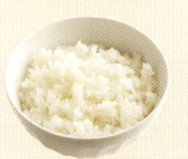

食べ方ポイント ⑫　「夜遅くに食べないよう、心がけて」

　私たちの自律神経は、交感神経と副交感神経に分けられます。昼は交感神経が優位になり、食べたものを消化してエネルギーに替えます。

　また夜は、副交感神経が優位になり、翌日に備えて栄養分を体に蓄積しようとする働きがあります。それに加えて、夜は活動量が少ないので、エネルギーとして消費されることがあまりありません。

　そのため、夜に過食してしまうと、その分、体脂肪となって蓄えられやすいもの。肥満予防のためにも、夕食はなるべく早くとることが大切です。寝る3時間前には、食べ終えておきましょう。ただ、仕事などで難しい場合は、夕方にかるく「つなぎの食事」を食べておき、帰ってからの食事はごくかるめにするのがおすすめの方法です。

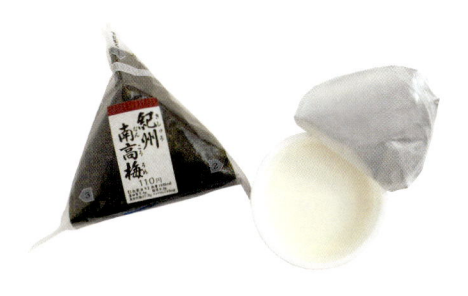

夕食が夜遅くなってしまうときは、夕方につなぎ食を。おにぎり、ヨーグルトのほか、バナナなどのフルーツがおすすめ。

食べ方ポイント ⑬　「外食するときは、エネルギー、バランスをチェック」

　ダイエット中は、自分で作ったものを食べるのが理想的ですが、どうしても外食をするときは、次のことに気をつけて。

　まず、食べものに表示されたエネルギー量をチェックする習慣を身につけましょう。最近のコンビニのお弁当やサンドイッチ、ファミレスのメニューなどには、表示されている場合がほとんど。それを目安に食べものをチョイスすれば、エネルギーオーバーを避けることができます。

　また、メニューをチョイスするなら、どんぶりものやチャーハン、パスタなどの一皿盛りのものよりも、定食スタイルのものを選んで。定食は、汁もの、おかず、ご飯の順にゆっくりと味わうことができ、見た目にも満足感があります。小鉢やサラダなどもつくので、野菜もとれて栄養面もまずまず。ただし、ご飯の量が多かったり、塩分が高かったりするのでとり過ぎに注意しましょう。

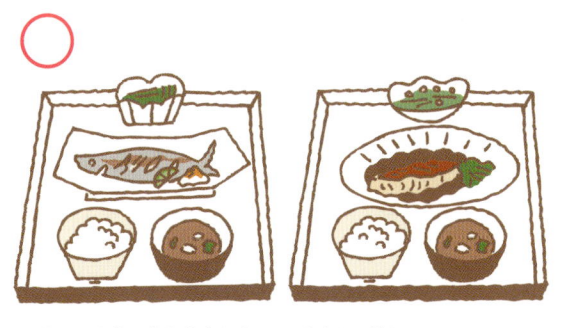

焼き魚定食、煮魚定食などは、おすすめの外食メニュー。

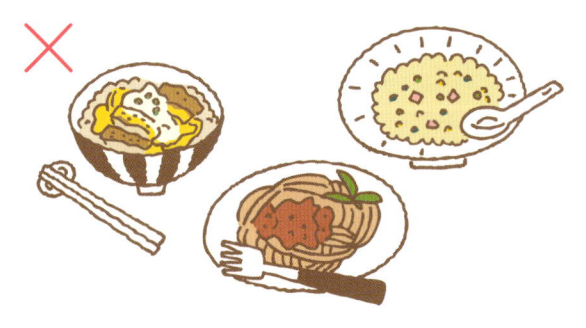

カツ丼や牛丼は、味の濃い煮汁がご飯にしみて、ぺろりと食べてしまいがち。チャーハン、パスタも油を多く使っているので避けて。

食べ方ポイント ⑭ 「お菓子、お酒はほどほどに」

　子どもは成長をサポートするために間食が必要ですが、おとなは栄養的には必要ありません。厚生労働省が定めた「食事栄養バランスガイド」には、お菓子やアルコールは「楽しく適度に」と記されていて、合わせて200kcalまでが目安です。

　ただし、あまり無理をしてストレスをためるよりも、「心のリラックス」としておいしく、上手に利用したいもの。1日の摂取エネルギーの範囲で、食事と照らし合わせて上手に調整しましょう。

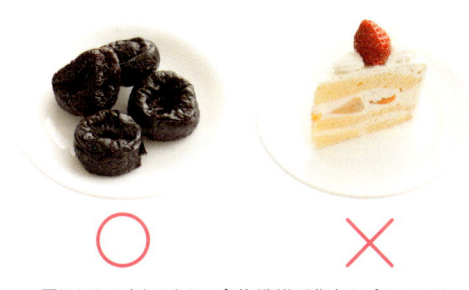

○
同じおやつをとるなら、食物繊維が豊富なプルーンがおすすめ。34gで80kcal。一方、ショートケーキは100gで344kcalものエネルギー量。

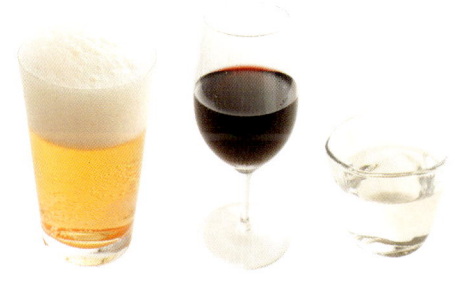

×

200kcalの目安は、ビール350mℓ缶は約1.5本、ワインはグラス2杯強、日本酒は1合強。おつまみのエネルギーにも、要注意。

食べ方ポイント ⑮ 「体をこまめに動かして、消費をアップ」

　代謝をアップさせるためには、筋肉が必要です。筋肉はエネルギーを消費してくれるエンジンのようなものなので、減少すると代謝も低下してしまいます。代謝の低下を防ぐためにも、体をこまめにキビキビと動かすことが大切。

　毎日の家事の中でも、少しずつ積み重ねれば、かなりの消費エネルギーになります。体や心に負担を感じない程度に、楽しく、ずっと続けられるものを見つけましょう。

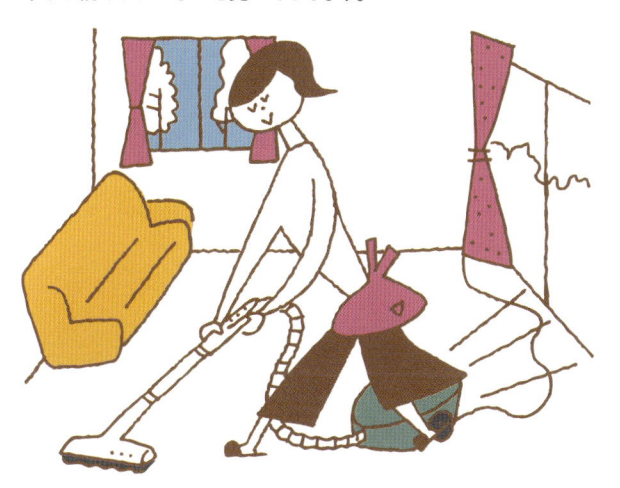

消費エネルギーの目安
（体重50kg、30代の女性が30分行った場合）

掃除機がけ	69kcal
炊事	43kcal
仕事（デスクワーク）	16kcal
ゆっくりとした歩行	55kcal
普通歩行	62kcal
急ぎ足	78kcal
ジョギング	161kcal
自転車こぎ（普通の速さ）	82kcal
入浴（座位）	16kcal

資料／エクササイズガイド2006（厚生労働省）

知っておきたい
食品のエネルギー量

乳製品やフルーツ、お菓子など、ポピュラーな食品のエネルギー量を紹介します。
食事やおやつをとるときにぜひ、参考にしてみてください。

牛乳・乳製品

● 80kcalの目安

吸収のよいたんぱく質や、カルシウムがとれるので、1日の摂取エネルギー量を守りながら、ぜひ朝食やおやつに食べましょう。

牛乳	120g（115㎖）
濃厚加工乳	110g（105㎖）
低脂肪加工乳	170g（162㎖）
プレーンヨーグルト（無糖）	130g
加糖ヨーグルト	120g
カッテージチーズ	76g
プロセスチーズ	23g
ピザ用チーズ	20g

フルーツ

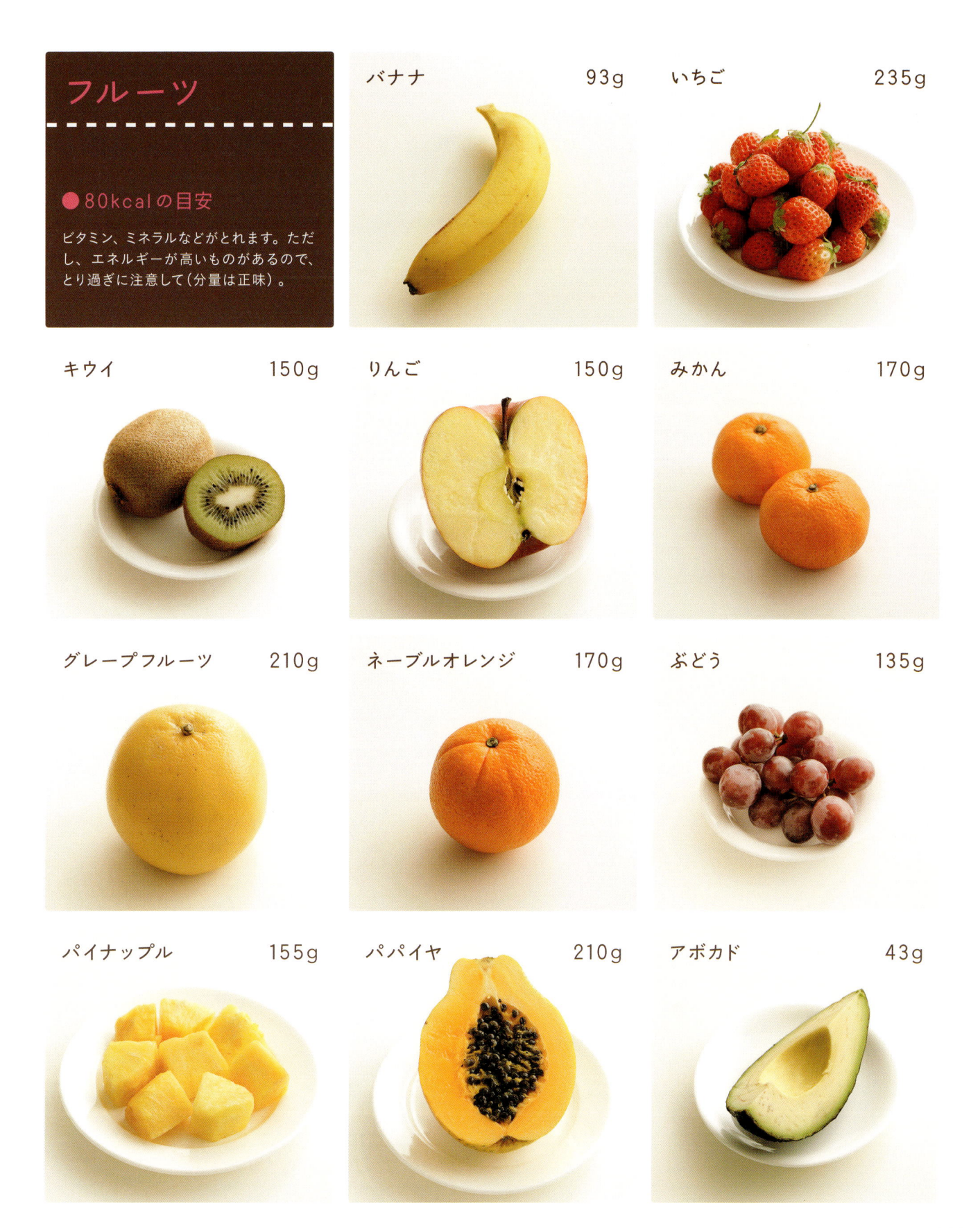

● 80kcalの目安

ビタミン、ミネラルなどがとれます。ただし、エネルギーが高いものがあるので、とり過ぎに注意して（分量は正味）。

バナナ	93g
いちご	235g
キウイ	150g
りんご	150g
みかん	170g
グレープフルーツ	210g
ネーブルオレンジ	170g
ぶどう	135g
パイナップル	155g
パパイヤ	210g
アボカド	43g

おやつ

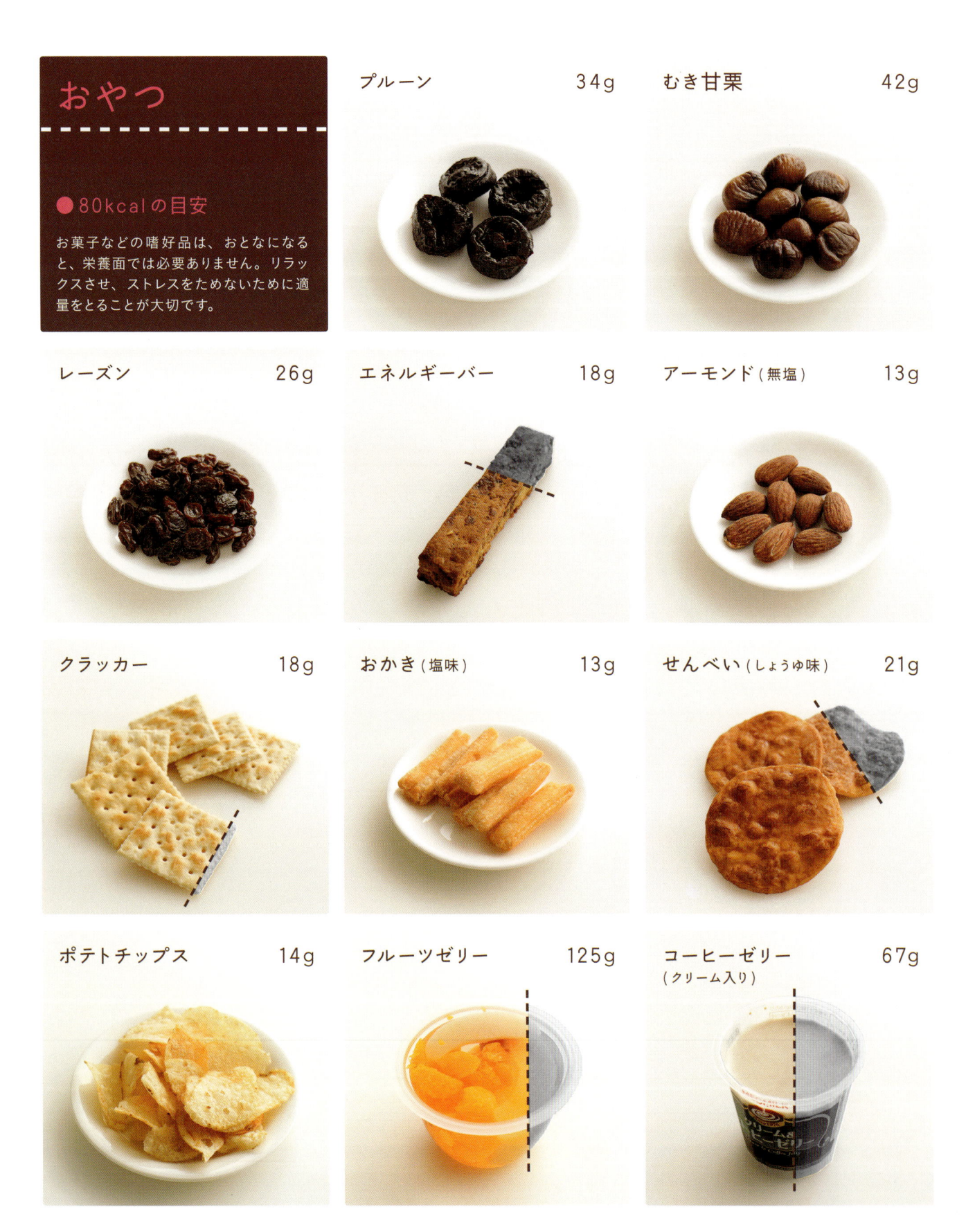

● 80kcalの目安

お菓子などの嗜好品は、おとなになると、栄養面では必要ありません。リラックスさせ、ストレスをためないために適量をとることが大切です。

プルーン	34g
むき甘栗	42g
レーズン	26g
エネルギーバー	18g
アーモンド（無塩）	13g
クラッカー	18g
おかき（塩味）	13g
せんべい（しょうゆ味）	21g
ポテトチップス	14g
フルーツゼリー	125g
コーヒーゼリー（クリーム入り）	67g

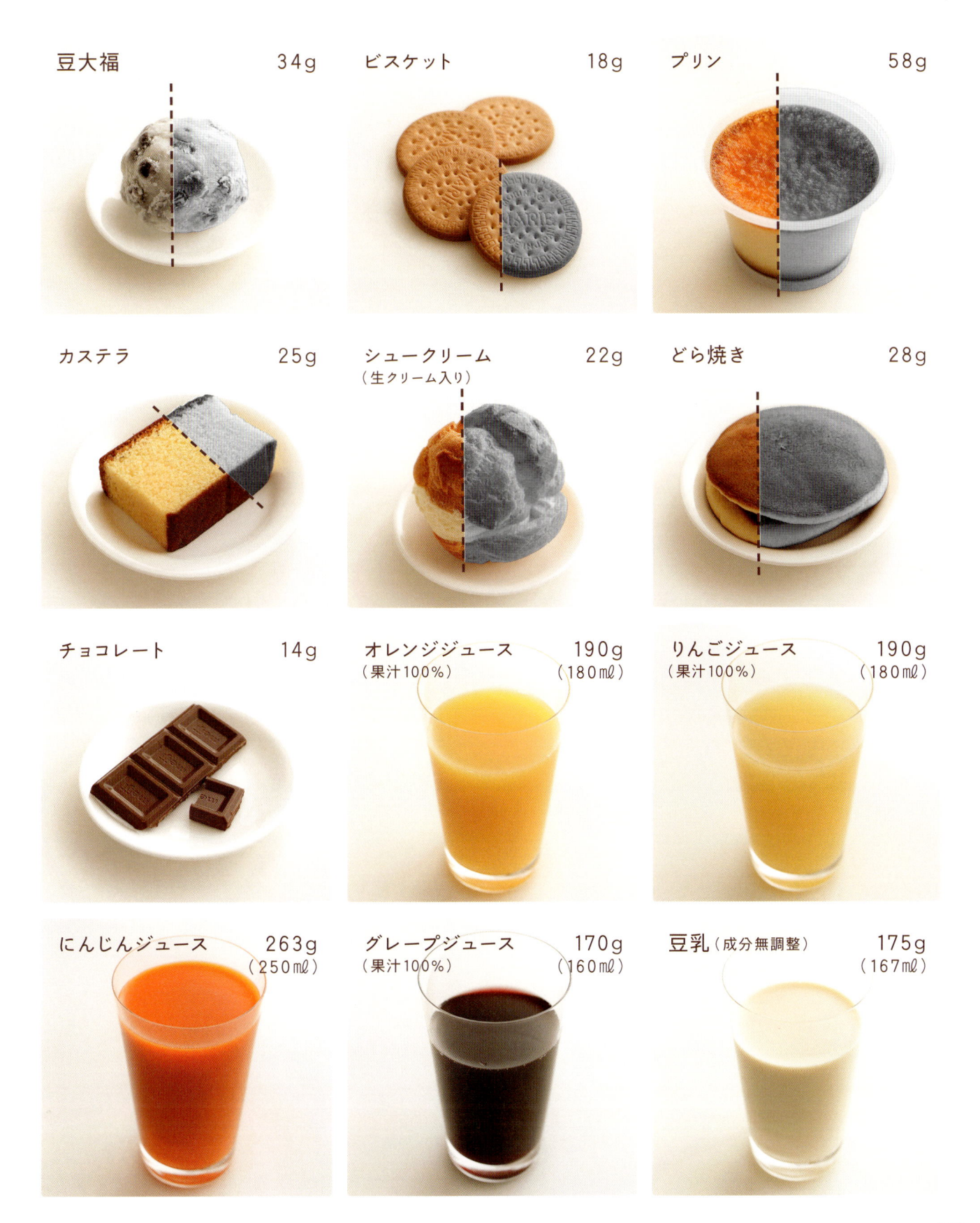

豆大福 34g	ビスケット 18g	プリン 58g
カステラ 25g	シュークリーム（生クリーム入り） 22g	どら焼き 28g
チョコレート 14g	オレンジジュース（果汁100%） 190g（180㎖）	りんごジュース（果汁100%） 190g（180㎖）
にんじんジュース 263g（250㎖）	グレープジュース（果汁100%） 170g（160㎖）	豆乳（成分無調整） 175g（167㎖）

お酒

● エネルギーの目安

健康によいとされるお酒の量は、1日200kcalまで。アルコール度の高いものほど、高エネルギー。1日の摂取エネルギー量を守って、とり過ぎに注意を。

品目	量	エネルギー
ビール	350㎖	141kcal
黒ビール	350㎖	163kcal
発泡酒	350㎖	159kcal
チューハイ	350㎖	179kcal
焼酎	50㎖	100kcal
ウイスキー	30㎖	66kcal
ブランデー	30㎖	69kcal
日本酒	180㎖	185kcal
白ワイン	100㎖	73kcal
赤ワイン	100㎖	73kcal
紹興酒	60㎖	76kcal

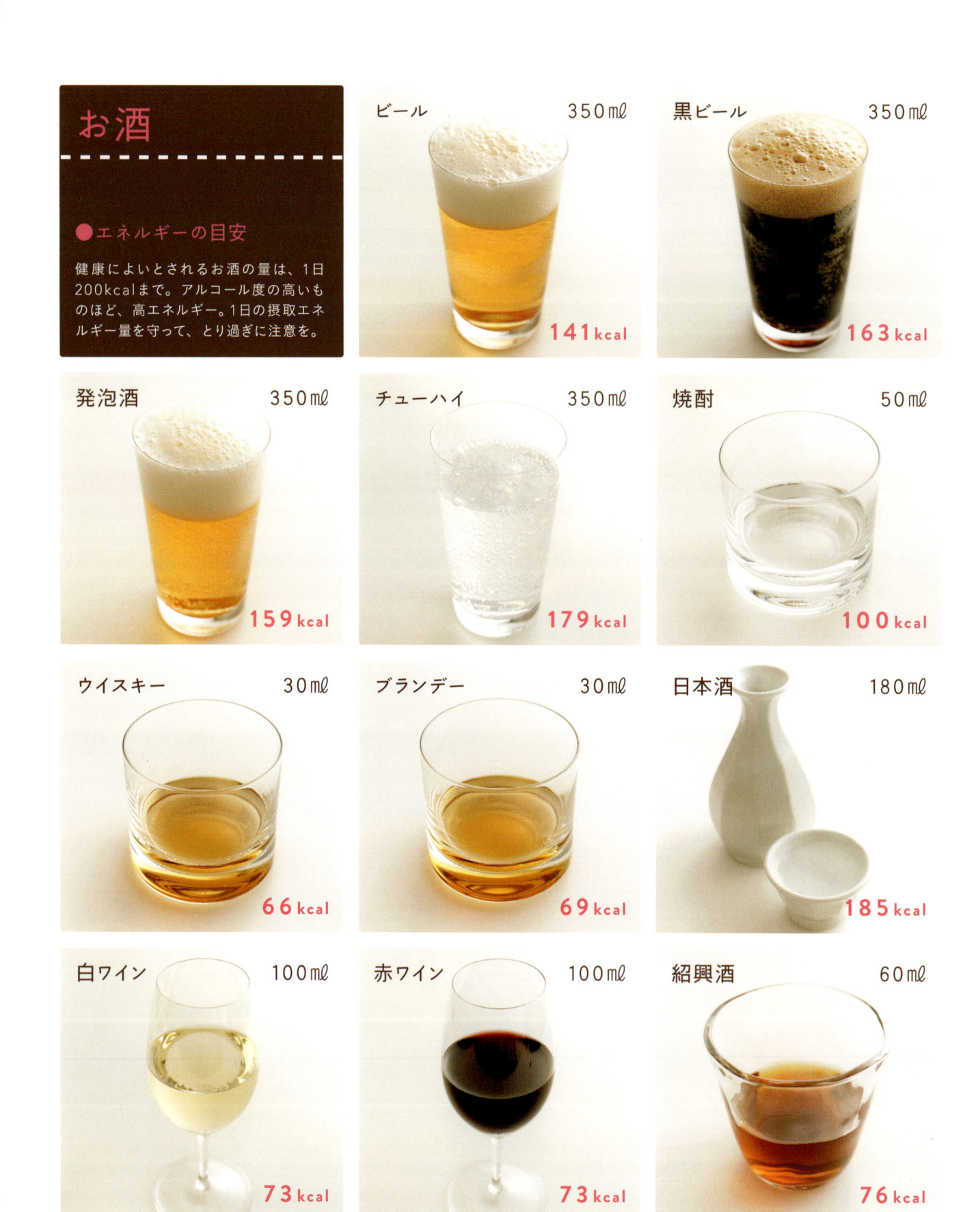

そのほか

● エネルギーの目安

よく食べる食品や素材のエネルギー量も知っておくと、とても便利。食事を作ったり、外食をしたりするときの参考に。

ご飯	茶碗1杯分（120g）	202 kcal
ご飯	どんぶり1杯分（200g）	336 kcal
ご飯	皿1杯分（250g）	420 kcal
食パン（8枚切り）	1枚（45g）	119 kcal
食パン（6枚切り）	1枚（60g）	158 kcal
フランスパン	30g	84 kcal
ロールパン	1個（30g）	95 kcal
ベーグル	1個（85g）	257 kcal
おにぎり（市販品・梅）	1個（100g）	168 kcal
卵	1個（50g）	76 kcal
納豆	40g	80 kcal

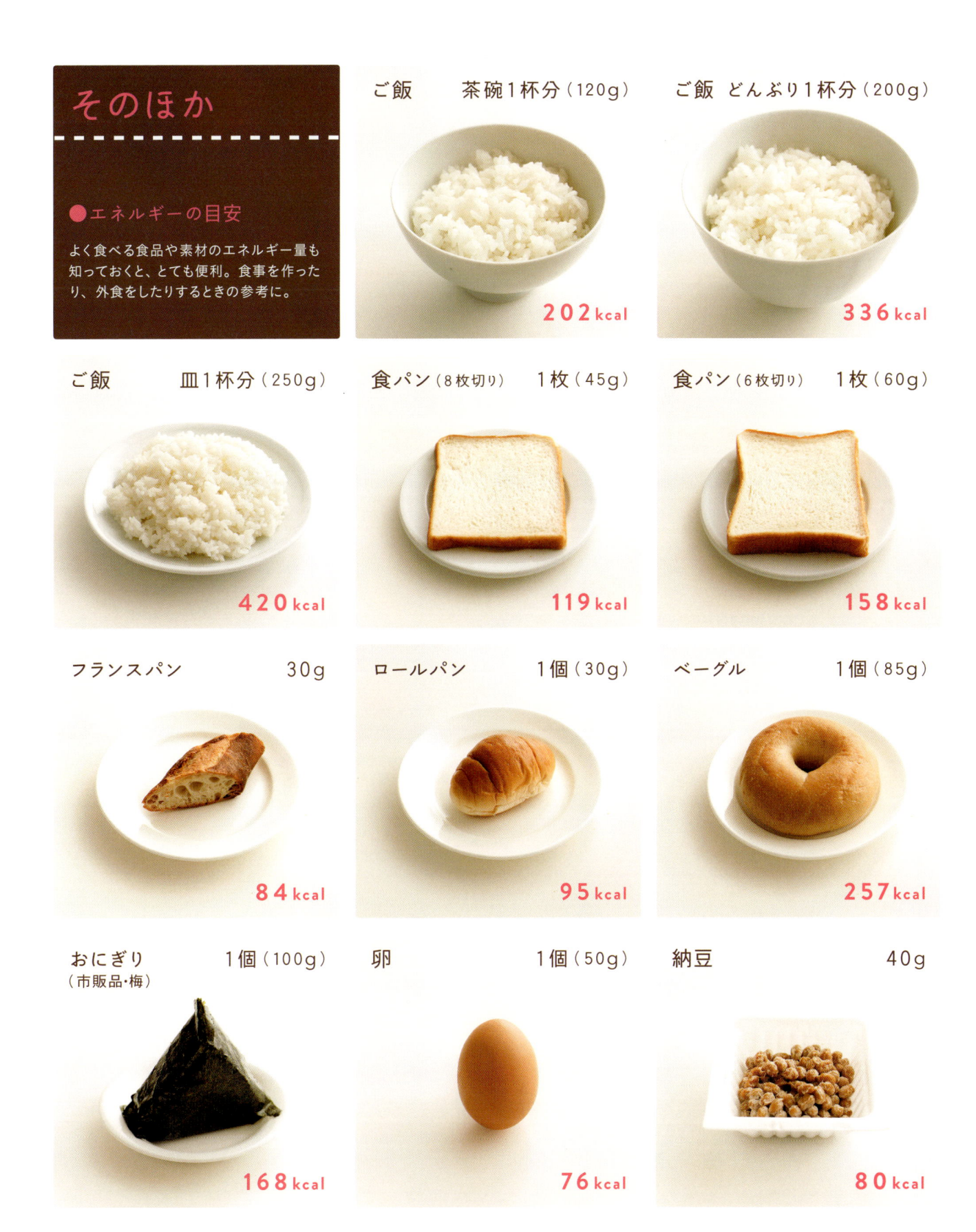

Index エネルギー量つき 素材・料理別さくいん

夕食　250kcal以下のメインおかず

豚肉
- エリンギとオクラの豚肉巻き　249kcal……014
- カキの豚肉巻きソテー　236kcal……051
- 豚しゃぶのせおかずサラダ　240kcal……017
- 豚肉、キャベツ、ピーマンのみそ炒め　245kcal……016
- 豚肉と玉ねぎのしょうが焼き　238kcal……012
- 豚肉とブロッコリーのスープ煮　243kcal……018
- 豚肉ともやしのケチャップ炒め　248kcal……015
- 豚肉、れんこん、小松菜のにんにく炒め　243kcal……019

鶏肉
- ささ身のチーズ焼き　244kcal……022
- ささ身の筑前煮風　249kcal……020
- チキンソテー 焼きトマト添え　230kcal……026
- 鶏肉と青梗菜の塩炒め　231kcal……024
- 鶏肉のから揚げ風　238kcal……025
- 鶏肉の南蛮漬け風　240kcal……023
- 鶏レバー、もやし、にらの炒めもの　241kcal……027

牛肉
- 牛肉、青梗菜、プチトマトの炒めもの　250kcal……032
- 牛肉とこんにゃくのステーキ　235kcal……028
- 牛肉とまいたけのトマト煮　247kcal……031
- 牛もも肉の青椒肉絲風　243kcal……030
- 肉じゃが　250kcal……033

ひき肉
- 合いびき肉とキャベツの炒めもの　230kcal……039
- おからとコーンのしっとり煮（鶏ひき肉）　237kcal……063
- しいたけ入りレンジシューマイ（鶏ひき肉）　245kcal……037
- 豚ひき肉といんげんのカレー煮　239kcal……036
- 麻婆なす豆腐（豚ひき肉）　249kcal……058
- もやしと赤ピーマンのひき肉あんかけ（豚ひき肉）　241kcal……038
- れんこん入りハンバーグ（鶏ひき肉）　236kcal……034

魚介
- あじのソテー 野菜あんかけ　241kcal……043
- カキの豚肉巻きソテー　236kcal……051
- かじきのチーズ焼き　237kcal……044
- 鮭のみそマヨネーズ焼き　238kcal……046
- さばのみそ煮風　250kcal……045
- たいと帆立て貝のお刺し身サラダ　230kcal……042
- たことセロリのソテー　241kcal……048
- ブロッコリー入りえびチリ　243kcal……047
- 帆立て貝とかぶのオイスターソース炒め　231kcal……050
- まぐろのステーキ　244kcal……040

魚介の加工品
- シーフードミックスのうま煮　230kcal……049
- しらすと野菜入りオムレツ　240kcal……056
- ちくわと三つ葉の卵とじ　234kcal……055
- 豆腐、ツナ、ゴーヤのチャンプルー　247kcal……060

卵
- しらすと野菜入りオムレツ　240kcal……056
- 卵とトマトの中華炒め　236kcal……052
- 卵とブロッコリーのカレー炒め　234kcal……057
- ちくわと三つ葉の卵とじ　234kcal……055
- ほうれん草の落とし卵焼き　249kcal……054

大豆・大豆製品
- おからとコーンのしっとり煮　237kcal……063
- 大豆とポテトのトマト煮　245kcal……062
- 豆腐ステーキ きのこソース　247kcal……061
- 豆腐、ツナ、ゴーヤのチャンプルー　247kcal……060
- 麻婆なす豆腐　249kcal……058

野菜

オクラ
- エリンギとオクラの豚肉巻き　249kcal……014

かぶ
- 帆立て貝とかぶのオイスターソース炒め　231kcal……050

キャベツ
- 合いびき肉とキャベツの炒めもの　230kcal……039
- しらすと野菜入りオムレツ　240kcal……056
- 豚肉、キャベツ、ピーマンのみそ炒め　245kcal……016

ゴーヤ（にがうり）
- 豆腐、ツナ、ゴーヤのチャンプルー　247kcal……060

コーン
- おからとコーンのしっとり煮　237kcal……063

小松菜
- 豚肉、れんこん、小松菜のにんにく炒め　243kcal……019

さやいんげん
- 豚ひき肉といんげんのカレー煮　239kcal……036

しょうが
- 豚肉と玉ねぎのしょうが焼き　238kcal……012

セロリ
- たことセロリのソテー　241kcal……048

玉ねぎ
- 鶏肉の南蛮漬け風　240kcal……023
- 肉じゃが　250kcal……033
- 豚肉と玉ねぎのしょうが焼き　238kcal……012

青梗菜
- 牛肉、青梗菜、プチトマトの炒めもの　250kcal……032
- 鶏肉と青梗菜の塩炒め　231kcal……024

トマト・プチトマト・トマトの加工品
牛肉、青梗菜、プチトマトの炒めもの　250kcal……032
牛肉とまいたけのトマト煮（トマトジュース）　247kcal‥031
大豆とポテトのトマト煮（トマトジュース）　245kcal……062
卵とトマトの中華炒め　236kcal……………………052
チキンソテー　焼きトマト添え　230kcal……………026

なす
麻婆なす豆腐　249kcal……………………………058

にら
鶏レバー、もやし、にらの炒めもの　241kcal………027

にんじん
あじのソテー　野菜あんかけ　241kcal……………043
ささ身の筑前煮風　249kcal………………………020
鶏肉の南蛮漬け風　240kcal………………………023

にんにく
豚肉、れんこん、小松菜のにんにく炒め　243kcal‥019

白菜
シーフードミックスのうま煮　230kcal………………049

ピーマン・赤ピーマン
あじのソテー　野菜あんかけ　241kcal……………043
牛もも肉の青椒肉絲風　243kcal……………………030
豚肉、キャベツ、ピーマンのみそ炒め　245kcal……016
もやしと赤ピーマンのひき肉あんかけ　241kcal……038

ブロッコリー
卵とブロッコリーのカレー炒め　234kcal……………057
豚肉とブロッコリーのスープ煮　243kcal……………018
ブロッコリー入りえびチリ　243kcal…………………047

ほうれん草
ほうれん草の落とし卵焼き　249kcal………………054

三つ葉
ちくわと三つ葉の卵とじ　234kcal……………………055

もやし
鶏レバー、もやし、にらの炒めもの　241kcal………027
豚肉ともやしのケチャップ炒め　248kcal……………015
もやしと赤ピーマンのひき肉あんかけ　241kcal……038

ゆでたけのこ
牛もも肉の青椒肉絲風　243kcal……………………030

れんこん
ささ身の筑前煮風　249kcal………………………020
豚肉、れんこん、小松菜のにんにく炒め　243kcal‥019
れんこん入りハンバーグ　236kcal…………………034

いも類
大豆とポテトのトマト煮　245kcal……………………062
肉じゃが　250kcal…………………………………033

きのこ
エリンギとオクラの豚肉巻き　249kcal………………014
牛肉とまいたけのトマト煮　247kcal…………………031
ささ身の筑前煮風（生しいたけ）　249kcal…………020
しいたけ入りレンジシューマイ　245kcal……………037
豆腐ステーキ　きのこソース（えのきだけ・しめじ）　247kcal‥061

こんにゃく類
牛肉とこんにゃくのステーキ　235kcal………………028
肉じゃが（しらたき）　250kcal………………………033

夕食　80kcal以下のサブおかず

肉の加工品
ソーセージとレタスの炒めもの　79kcal……………068
ハムといんげんのサラダ　69kcal…………………073
ハムとかぶのバターソテー　64kcal…………………076
ベーコンとピーマンの炒めもの　69kcal……………067
焼き豚ともやしのあえもの　71kcal…………………066

魚介の加工品
かにかまとブロッコリーのレンジ蒸し　69kcal………072
魚肉ソーセージとセロリの炒めもの　76kcal………071
桜えびとキャベツのあえもの　61kcal………………064
さつま揚げと小松菜の煮もの　63kcal………………075
ツナと白菜の煮もの　74kcal………………………074

大豆製品
油揚げと青梗菜の煮びたし　60kcal………………070
大根と厚揚げの煮もの　72kcal……………………072
にらの納豆あえ　70kcal……………………………076

野菜
かぶ
ハムとかぶのバターソテー　64kcal…………………076
かぼちゃ
かぼちゃのポン酢あえ　75kcal……………………065
キャベツ
桜えびとキャベツのあえもの　61kcal………………064
きゅうり
コーンときゅうりの黒ごまあえ　69kcal………………074
グリーンアスパラガス
アスパラのマヨネーズ炒め　76kcal…………………066
ゴーヤ（にがうり）
ゴーヤの酢みそあえ　66kcal………………………077
コーン
コーンときゅうりの黒ごまあえ　69kcal………………074

Index エネルギー量つき 素材・料理別さくいん

ごぼう
ごぼうのきんぴら　79kcal……070

小松菜
さつま揚げと小松菜の煮もの　63kcal……075

さやいんげん
ハムといんげんのサラダ　69kcal……073

セロリ
魚肉ソーセージとセロリの炒めもの　76kcal……071

大根
大根と厚揚げの煮もの　72kcal……072

青梗菜
油揚げと青梗菜の煮びたし　60kcal……070

トマト・プチトマト
トマトとザーサイのあえもの　65kcal……067
プチトマトのにんにく炒め　67kcal……071

なす
なすのピリ辛あえ　63kcal……065

にら
にらの納豆あえ　70kcal……076

にんじん
にんじんとピーナッツのサラダ　80kcal……069

にんにく
プチトマトのにんにく炒め　67kcal……071

白菜
ツナと白菜の煮もの　74kcal……074

ピーマン
ベーコンとピーマンの炒めもの　69kcal……067

ブロッコリー
かにかまとブロッコリーのレンジ蒸し　69kcal……072

ほうれん草
ほうれん草のすりごまあえ　66kcal……069

もやし
焼き豚ともやしのあえもの　71kcal……066

レタス
ソーセージとレタスの炒めもの　79kcal……068

れんこん
れんこんの梅あえ　61kcal……073

いも類
里いもの甘みそかけ　61kcal……077
じゃがいものナムル　74kcal……068
長いものりあえ　72kcal……075

海藻
長いものりあえ　72kcal……075

夕食　70kcal以下の汁もの

肉の加工品
ベーコンとレタスのスープ　64kcal……082

魚介
あさりと豆腐のみそ汁　53kcal……080

魚介の加工品
じゃこと絹さやのみそ汁　54kcal……079

大豆製品
あさりと豆腐のみそ汁　53kcal……080
厚揚げと小松菜のみそ汁　66kcal……080
じゃこと絹さやのみそ汁（油揚げ）　54kcal……079
豆腐ともやしのスープ　54kcal……083

麩
麩とわかめのみそ汁　53kcal……078

野菜
厚揚げと小松菜のみそ汁　66kcal……080
キャベツと玉ねぎのスープ　70kcal……082
じゃこと絹さやのみそ汁　54kcal……079
大根とザーサイのスープ　60kcal……081
豆腐ともやしのスープ　54kcal……083
トマトとわかめのスープ　63kcal……081
なすとみょうがのみそ汁　67kcal……079
白菜と春雨のスープ　52kcal……083
ベーコンとレタスのスープ　64kcal……082

海藻
トマトとわかめのスープ　63kcal……081
麩とわかめのみそ汁　53kcal……078

昼食　ご飯で

豚肉
豚肉と野菜の中華風混ぜご飯　416kcal……099
豚肉と野菜のみそ雑炊　420kcal……102

鶏肉
ささ身とアスパラガスのリゾット風　412kcal……103
ささ身のソースカツ丼　375kcal……105

牛肉
簡単ビビンバ　462kcal……097

ひき肉
しめじ入り親子丼（鶏ひき肉）　474kcal……094
ドライカレー（豚ひき肉）　449kcal……104

肉の加工品
焼き豚と野菜のチャーハン　465kcal……098

魚介
えびとミックスベジタブルの炒めピラフ　381kcal……100
まぐろとオクラのちらしずし　385kcal……………101

魚介の加工品
鮭フレークとれんこんの焼きめし　463kcal………096

卵
しめじ入り親子丼　474kcal…………………………094
焼き豚と野菜のチャーハン　465kcal………………098

野菜
えびとミックスベジタブルの炒めピラフ　381kcal……100
簡単ビビンバ（にんじん・ほうれん草）　462kcal……097
鮭フレークとれんこんの焼きめし　463kcal………096
ささ身とアスパラガスのリゾット風　412kcal………103
ささ身のソースカツ丼（キャベツ）　375kcal………105
ドライカレー（にんじん・ピーマン・玉ねぎ）　449kcal……104
豚肉と野菜の中華風混ぜご飯（ゆでたけのこ・小松菜）　416kcal……099
豚肉と野菜のみそ雑炊（長ねぎ・春菊）　420kcal……102
まぐろとオクラのちらしずし　385kcal……………101
焼き豚と野菜のチャーハン（ピーマン・にんじん）　465kcal……098

きのこ
しめじ入り親子丼　474kcal…………………………094

昼食　麺で

豚肉
豚肉、油揚げ、小松菜のうどん　421kcal……………109
豚肉と野菜のほうとう風　476kcal……………………112

鶏肉
ささ身ときのこのパスタ　398kcal……………………106

牛肉
牛肉とにらの焼きそば　490kcal………………………110

ひき肉
ひき肉と野菜のそうめんチャンプルー（豚ひき肉）　464kcal……111

魚介の加工品
かにかま入りサラダそば　430kcal……………………113
明太子とポテトのペンネ　402kcal……………………108

卵
かにかま入りサラダそば　430kcal……………………113
牛肉とにらの焼きそば　490kcal………………………110

大豆製品
豚肉、油揚げ、小松菜のうどん　421kcal……………109

野菜
かにかま入りサラダそば（きゅうり・貝割れ菜）　430kcal……113
牛肉とにらの焼きそば　490kcal………………………110

ひき肉と野菜のそうめんチャンプルー（にんじん・ピーマン）　464kcal……111
豚肉、油揚げ、小松菜のうどん　421kcal……………109
豚肉と野菜のほうとう風（大根・にんじん）　476kcal……112

いも類
豚肉と野菜のほうとう風（里いも）　476kcal………112
明太子とポテトのペンネ　402kcal……………………108

きのこ
ささ身ときのこのパスタ（しめじ）　398kcal………106

昼食　小さなおかず

豚肉
ゆで豚とレタスのサラダ　86kcal……………………108

肉の加工品
ハムとカリフラワーのサラダ　74kcal………………103

魚介の加工品
切り干し大根とじゃこの煮もの　110kcal……………105
小松菜ののりあえ（ちりめんじゃこ）　26kcal……096
ツナときゅうりのサラダ　78kcal……………………099
ツナとにんじんのサラダ　87kcal……………………106
白菜のおかかあえ　22kcal……………………………097

卵
ゆで卵とレタスのサラダ　112kcal……………………100

大豆製品
油揚げと青梗菜（チンゲンサイ）のソテー　101kcal……101
油揚げと水菜のポン酢あえ　50kcal…………………113

野菜・乾物
油揚げと青梗菜（チンゲンサイ）のソテー　101kcal……101
油揚げと水菜のポン酢あえ　50kcal…………………113
エリンギと長ねぎのスープ　35kcal…………………111
かぶの浅漬け　18kcal…………………………………094
かぼちゃときゅうりのごまあえ　72kcal……………109
キャベツのポン酢炒め　66kcal………………………102
きゅうりとプチトマトのサラダ　32kcal……………098
切り干し大根とじゃこの煮もの　110kcal……………105
小松菜ののりあえ　26kcal……………………………096
大根のゆかり粉あえ　10kcal…………………………112
たたききゅうりの塩昆布あえ　9kcal………………110
ツナときゅうりのサラダ　78kcal……………………099
ツナとにんじんのサラダ　87kcal……………………106
にんじんとセロリのレンジピクルス　31kcal………104
白菜のおかかあえ　22kcal……………………………097
ハムとカリフラワーのサラダ　74kcal………………103

Index エネルギー量つき 素材・料理別さくいん

ゆで卵とレタスのサラダ　112kcal ･･････････････ 100
ゆで豚とレタスのサラダ　86kcal ･･･････････････ 108

きのこ・海藻
エリンギと長ねぎのスープ　35kcal ･･････････････ 111
小松菜ののりあえ　26kcal ･･････････････････････ 096
たたききゅうりの塩昆布あえ　9kcal ･････････････ 110

昼食　お弁当

えびとミックスベジタブルの炒めピラフ弁当　493kcal ･･ 100
かにかま入りサラダそば弁当　480kcal ･････････ 113
簡単ビビンバ弁当　485kcal ･････････････････････ 097
牛肉とピーマンの焼きそば弁当　499kcal ･･･････ 110
鮭フレークとれんこんの焼きめし弁当　489kcal ･･････ 096
ささ身とアスパラガスの炒めもの弁当　489kcal ･･････ 103
ささ身ときのこのパスタ弁当　485kcal ･････････ 106
ささ身のソースカツ丼弁当　487kcal ･･･････････ 105
しめじ入り親子丼弁当　495kcal ･････････････････ 094
ツナとオクラのちらしずし弁当　483kcal ･･･････ 101
ドライカレー弁当　469kcal ･････････････････････ 104
ひき肉と野菜のそうめんチャンプルー弁当　480kcal ･･ 111
豚肉と小松菜の焼きうどん弁当　489kcal ･･･････ 109
豚肉と野菜の中華炒め弁当　495kcal ･･･････････ 099
豚肉と野菜のみそ炒め弁当　497kcal ･･･････････ 102
豚肉と野菜の焼きうどん弁当　478kcal ･････････ 112
明太子とポテトのペンネ弁当　488kcal ･････････ 108
焼き豚と野菜のチャーハン弁当　499kcal ･･･････ 098

朝食　おすすめ献立

肉の加工品
ソーセージと野菜のピザトースト　333kcal ･････ 126
ベーコンとかぶのソテー　78kcal ･･･････････････ 127
目玉焼きのせ丼（ロースハム）　379kcal ･･･････ 123
ゆで卵とハムのオープンサンド　286kcal ･･･････ 125

魚介の加工品
じゃことこ小松菜のみそ汁　42kcal ･･･････････････ 122
ちくわと野菜のみそ雑炊　272kcal ･･････････････ 124

卵
目玉焼きのせ丼　379kcal ･･･････････････････････ 123
ゆで卵とハムのオープンサンド　286kcal ･･･････ 125

大豆・大豆製品
大豆ときゅうりのマヨポン酢あえ　120kcal ･････ 124
納豆おろし　88kcal ･････････････････････････････ 122

野菜
キャベツのサラダ　51kcal ･･･････････････････････ 126
コーンスープ（クリームコーン缶詰）　109kcal ･････ 125
じゃことこ小松菜のみそ汁　42kcal ･･･････････････ 122
ソーセージと野菜のピザトースト（ピーマン・玉ねぎ）　333kcal ･･ 126
大豆ときゅうりのマヨポン酢あえ　120kcal ･････ 124
ちくわと野菜のみそ雑炊（にんじん・わけぎ）　272kcal ･･ 124
納豆おろし　88kcal ･････････････････････････････ 122
ベーコンとかぶのソテー　78kcal ･･･････････････ 127

海藻
梅肉ととろろ昆布のおすまし　10kcal ･･･････････ 123

フルーツ
シリアルのフルーツのせ（バナナ・いちご）　318kcal ･･ 127

ご飯・食パン・シリアル
シリアルのフルーツのせ　318kcal ･･････････････ 127
ソーセージと野菜のピザトースト　333kcal ･････ 126
ちくわと野菜のみそ雑炊　272kcal ･･････････････ 124
目玉焼きのせ丼　379kcal ･･･････････････････････ 123
ゆで卵とハムのオープンサンド　286kcal ･･･････ 125

朝食　具だくさん汁もの

豚肉
簡単とん汁　184kcal ･･･････････････････････････ 128

鶏肉
ささ身と豆腐の酸辣湯風　133kcal ･･････････････ 131

ひき肉
ひき肉と野菜の中華スープ（鶏ひき肉）　89kcal ･･････ 130

肉の加工品
ソーセージと野菜のスープ　166kcal ････････････ 131

魚介の加工品
あさり缶とかぶのトマトスープ　122kcal ･･･････ 130

大豆製品
くずし豆腐のみそ汁　156kcal ･･･････････････････ 129
けんちん汁（厚揚げ）　127kcal ･･････････････････ 129
ささ身と豆腐の酸辣湯風　133kcal ･･････････････ 131

野菜
あさり缶とかぶのトマトスープ　122kcal ･･･････ 130
簡単とん汁（にんじん・玉ねぎ）　184kcal ･････ 128
くずし豆腐のみそ汁（れんこん・長ねぎ・オクラ）　156kcal ･･ 129
けんちん汁（ごぼう・にんじん・わけぎ）　127kcal ･･ 129

ソーセージと野菜のスープ（キャベツ・にんじん）　166kcal　…　131
ひき肉と野菜の中華スープ（にんじん・白菜）　89kcal　…　130

いも類
簡単とん汁（じゃがいも）　184kcal　…　128

こんにゃく類
けんちん汁（こんにゃく）　127kcal　…　129

朝食　ヘルシードリンク

黒ごま＋豆乳ドリンク　233kcal　…　133
シナモン＋ミルクティードリンク　95kcal　…　133
しょうが＋ウーロン茶ドリンク　24kcal　…　133
豆乳ココアドリンク　125kcal　…　132
バナナヨーグルトドリンク　119kcal　…　132
レモン＋トマトジュースドリンク　56kcal　…　132

あまった分は、これを食べても
30kcal以下のお助けおかず

魚介の加工品
しらたきのおかかあえ　18kcal　…　088
ほうれん草のおひたし（削り節）　27kcal　…　090

きのこ
えのきの梅あえ　21kcal　…　084
エリンギのオイスターソースあえ　27kcal　…　085
しめじのにんにく炒め　28kcal　…　085
ミックスきのこのめんつゆ煮（しめじ・えのきだけ）　18kcal　…　085
焼きしいたけのポン酢かけ　15kcal　…　084

海藻
切り昆布の梅じょうゆ煮　26kcal　…　087
ひじきのカレー炒め　27kcal　…　086
もずくのわさびあえ　14kcal　…　086
わかめとみょうがのポン酢あえ　12kcal　…　086
わかめのしょうが炒め　26kcal　…　087

こんにゃく類
糸こんにゃくのウスターソース炒め　24kcal　…　089
しらたきのおかかあえ　18kcal　…　088
しらたきのにんにく炒め　30kcal　…　089
玉こんにゃくのみそ煮　27kcal　…　088
ピリ辛こんにゃく　24kcal　…　088

野菜
キャベツのごまあえ　26kcal　…　090
きゅうりのピクルス　16kcal　…　090
トマトのナムル　27kcal　…　091
ほうれん草のおひたし　27kcal　…　090
レタスのしょうがあえ　23kcal　…　091

あまった分は、これを食べても
80kcal以下のお楽しみおやつ

野菜
かぼちゃの茶巾　72kcal　…　114

いも類
さつまいものはちみつ焼き　76kcal　…　115

フルーツ
いちごのシロップ煮　55kcal　…　118
オレンジシャーベット　60kcal　…　116
キウイのカッテージチーズかけ　73kcal　…　119
グレープフルーツゼリー　62kcal　…　117
りんごのバターソテー　70kcal　…　119

あまった分は、これを食べても
30kcal以下のおつまみメニュー

魚介の加工品
しらすおろし　18kcal　…　136
焼きピーマンのおかかのせ　18kcal　…　136

海藻
貝割れ菜ののりあえ　14kcal　…　136
かぶの塩昆布あえ　18kcal　…　137
もずく酢　10kcal　…　134

野菜
貝割れ菜ののりあえ　14kcal　…　136
かぶの塩昆布あえ　18kcal　…　137
きゅうりのみそマヨあえ　26kcal　…　135
しらすおろし　18kcal　…　136
ちぎりキャベツ　18kcal　…　134
なすとみょうがの塩もみ　21kcal　…　137
冷やしトマトのポン酢かけ　18kcal　…　135
焼きピーマンのおかかのせ　18kcal　…　136
野菜スティック（セロリ・大根）　17kcal　…　135

いも類
長いものポン酢かけ　28kcal　…　137

▶ CHIRITSUMO DIET

ちょっとずつ積み重ねて、エネルギー消費
即実践「ちり積も」ダイエット集

この本を指導、監修した今泉久美先生に、いつも行っている「ダイエットの小ネタ」を紹介してもらいました。どれも、すぐに役立つ、簡単なものばかり。さっそく、きょうから試してみて。

いつも目につくところに置いておく
ダンベル＆チューブ

もう20年ものおつき合いのダンベル。1個1kgの軽いもので、ゆっくりと行います。

料理を作ったり、原稿を書いたりすると、すごい肩凝りに。チューブはストレッチに、大活躍。軽いので、出張に持って行くことも。

エクササイズをする時間をわざわざ作ろうとすると、義務感に押しつぶされてストレスになってしまいがち。私は、いつも目につくテレビの横やキッチンの隅に置いておきます。

テレビを見ながらダンベルをしたり、煮ものを煮る間、チューブをやったり。「〜しながら」行えば、ちょっとトクをした気分になれますよ。ただし、何となくではなく、○回行うなど、具体的な目標を持つと達成感があって、いいですね。

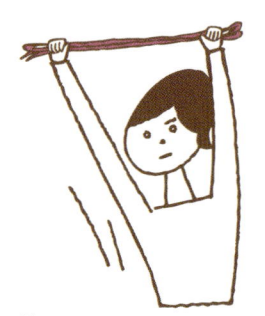

肩周りのストレッチに。伸縮性があるので負荷がかからず、可動域がラクラク広がります。

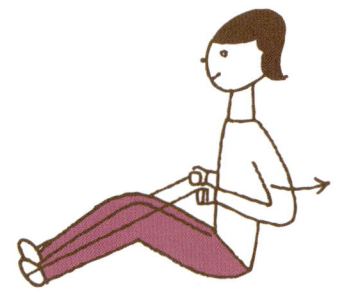

いろんなエクササイズができるのも、楽しい。これは、二の腕を鍛える運動。

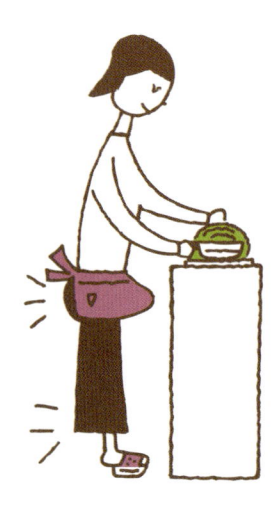

仕事柄、キッチンに立っていることがとても多いので、そんな時間も有効利用。流行のダイエットスリッパで、料理を作りながら筋力を鍛えています。

ご存じのように、かかと部分がないこのスリッパ。履くと少し不安定になるので、自然と足首、ふくらはぎ、腰やお尻が引き締められます。最初はふくらはぎなどが痛くなるけど、徐々に履いている時間を長くするといいですよ。足裏のツボの刺激にもなります。

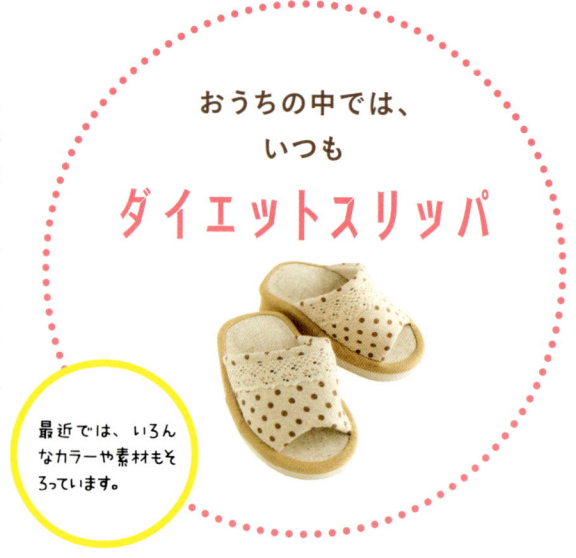

おうちの中では、いつも
ダイエットスリッパ

最近では、いろんなカラーや素材もそろっています。

最寄りの駅まで ウォーキング20分

　食事でダイエットをしたのに体重が減らない人は、毎日の生活に「歩くこと」を取り入れて、体に刺激を与えるのがおすすめです。
　私のうちは、最寄りの駅まで片道20分。ウォーキングには、最適の距離です。買いものや、電車に乗るときに歩くようにしていますが、どうしても時間のないときは、歩く距離をバス停ひとつ分だけにすることも。
　歩くときは、日陰のところを選ぶのも大事です。涼しいと大きく腕を振って歩くことができ、代謝もアップします。日焼けも予防できて安心。

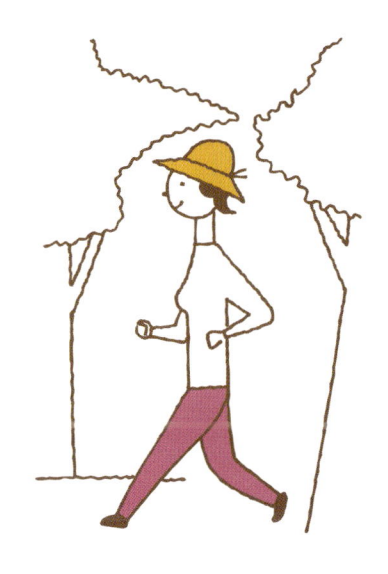

時間がないときの朝食は インスタントみそ汁を活用

きょうは、厚揚げ、小松菜、長ねぎなど。たんぱく質素材＋緑黄色野菜＋淡色野菜の組み合わせになるようにします。

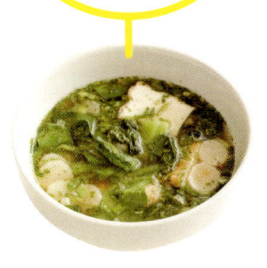

　何度も言いますが、「朝食抜きはデブのもと」です。朝食は、頭と体をキビキビと動かすための大事なエネルギー源なので、決して抜かないでください。
　とはいえ、「どうしても朝食を作る時間がない」ということが、私にもあります。そんなときは、緊急時用にストックしておいた「インスタントみそ汁」が大活躍。
　耐熱の器に青菜や玉ねぎなどの野菜を入れ、ラップをして電子レンジでチン。あとは、加熱をしなくてもいい具とみそ汁の素を入れ、熱湯をかけてでき上がり。これに、冷凍しておいたご飯をチンして、いっしょに食べれば、超クイック朝食の完成です。

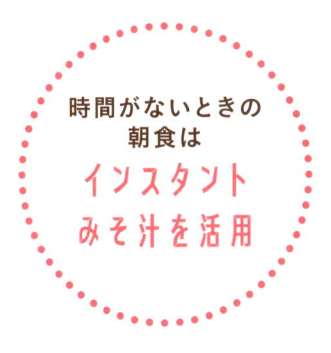

外食するときは ノンオイル調理が多い和食をチョイス

　お呼ばれをされる場合は別ですが、私が人を誘って外食をするときは、必ず和食を選びます。行きつけの店が最寄りの駅のそばにあるのでよく利用するのですが、そのときも、もちろん片道ウォーキング。
　和食のいいところは、油を使わない料理がたくさんあるところ。刺し身やおひたし、煮ものなど、どれもヘルシーなものばかり。それを一品ずつ頼んで、何人かでいただけば、いろんな素材が食べられて、さまざまな栄養素がゲットできます。ただし塩分が高い場合があるので、それには注意が必要です。
　お酒を飲むときは、なるべくペースをゆっくりにして、水やお茶のチェイサーといっしょに楽しみます。

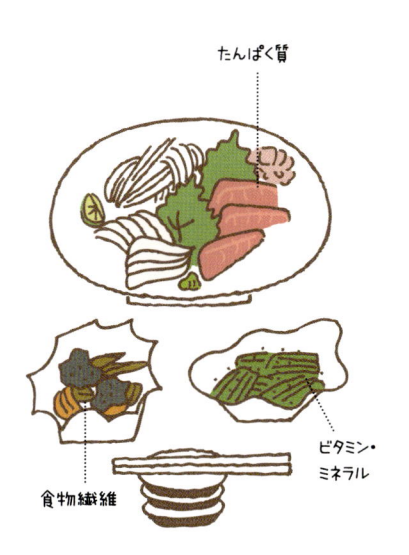

たんぱく質
食物繊維
ビタミン・ミネラル

監修・料理

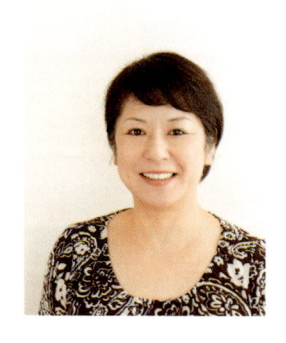

今泉久美（いまいずみ くみ）・料理研究家

栄養士。テレビ、雑誌、料理本、講習会などで活躍中。2004年から女子栄養大学の栄養クリニックの料理を担当。身近な素材で手軽に作れる、ヘルシーな家庭料理が人気。著書に『超ラクチン!!続・太らないレシピ110』（オレンジページ）、『デパ地下&デリおかず』（西東社）など多数。
「この本の料理を実践して、私も2ヶ月で3kgの減量に成功しました。あまり自分を追いこまず、たまには外食したり、スイーツを食べたりして、翌日から頑張る原動力を作ることも大事です」
http://www.imaizumi-kumi.com/

制作スタッフ

撮影	原 ヒデトシ
スタイリング	宮澤由香
アートディレクション	大薮胤美（フレーズ）
デザイン	増喜尊子（フレーズ）
イラスト	シュクヤフミコ
エネルギー・塩分計算	女子栄養大学 栄養クリニック
構成・制作	園田聖絵（FOODS FREAKS）、佐藤トモエ
企画・編集	成美堂出版編集部（端 香里）

1日1500kcalのらくらくダイエットごはん

監修・料理　今泉久美（いまいずみ くみ）
発行者　風早健史
発行所　成美堂出版
　　　　〒162-8445　東京都新宿区新小川町1-7
　　　　電話(03)5206-8151　FAX(03)5206-8159
印　刷　大日本印刷株式会社

©SEIBIDO SHUPPAN 2011　PRINTED IN JAPAN
ISBN978-4-415-31045-9
落丁・乱丁などの不良本はお取り替えします
定価はカバーに表示してあります

・本書および本書の付属物を無断で複写、複製（コピー）、引用することは著作権法上での例外を除き禁じられています。また代行業者等の第三者に依頼してスキャンやデジタル化することは、たとえ個人や家庭内の利用であっても一切認められておりません。